Die Untersuchung des Pulses

und ihre

Ergebnisse in gesunden und kranken Zuständen.

Von

Dr. M. v. Frey,
Privatdocent der Physiologie an der Universität Leipzig.

Mit zahlreichen in den Text gedruckten Holzschnitten.

Berlin.
Verlag von Julius Springer.
1892.

ISBN-13: 978-3-642-89706-1 e-ISBN-13: 978-3-642-91563-5
DOI: 10.1007/978-3-642-91563-5

Buchdruckerei von Gustav Schade (Otto Francke) Berlin N.
Softcover reprint of the hardcover 1st edition 1982

Meinen Lehrern

E. v. Brücke und **C. Ludwig**

in Verehrung und Dankbarkeit

gewidmet.

Vorwort.

Seit der Erfindung des Sphygmographen durch R. Vierordt und der Verbesserung des Instrumentes durch Marey ist eine umfängliche Pulslitteratur entstanden, deren Ergebniss als ein wenig befriedigendes bezeichnet werden muss. Nach welchen Grundsätzen die Leistungsfähigkeit eines Instrumentes beurtheilt werden soll, wie es zu gebrauchen ist, welche Vorgänge der Entstehung des Pulses zu Grunde liegen, und über welche Geschehnisse im Körper er Auskunft zu geben vermag — über alle diese Fragen ist noch kein Einvernehmen erzielt, und es ist angesichts der herrschenden Unsicherheit nicht zu verwundern, wenn hervorragende Aerzte die graphische Darstellung des Pulses als etwas Nutzloses verwerfen.

Dieser skeptische Standpunkt ist aber heutzutage nicht mehr berechtigt. Einerseits hat es keine Schwierigkeit, von der Zuverlässigkeit eines Apparates und von den Grenzen, innerhalb deren er brauchbar ist, sich ein Urtheil zu bilden, anderseits sind durch neue und alte Methoden eine Anzahl von Thatsachen bekannt geworden, welche auf Grund unanfechtbarer Voraussetzungen zu einer ganz bestimmten, einheitlichen Auffassung der Pulscurven hindrängen.

Es scheint mir daher an der Zeit die sicheren Ergebnisse der Pulsschreibung von dem neuen Standpunkt zu ordnen und zu untersuchen, welche Aufschlüsse über den Zustand des Kreislaufes sie liefern können. Dabei ergibt sich, dass die Abhängigkeit des Pulses von örtlichen Veränderungen des Blutumlaufes eine viel grössere und daher die Pulscurve viel inhaltreicher ist, als für gewöhnlich angenommen wird.

Die Einsicht in den erwähnten Zusammenhang ist allerdings noch eine sehr mangelhafte und es bedarf vielseitiger Arbeit, wenn die Pulscurve wirklich als verstanden gelten soll. Namentlich dürfte ein Blick in den vierten Abschnitt des Buches zeigen, wieviel selbst an Pulsen, welche dem Arzt so geläufig sind, wie z. B. der dikrote, noch zu erklären bleibt. Im Interesse derjenigen, welche in der Lage sind, neue Beobachtungen beizubringen, habe ich es für richtiger gehalten, überall auf die bestehenden Lücken hinzuweisen, als über die Schwierigkeiten hinwegzugleiten. So ist am ehesten zu hoffen, dass sich ein Einvernehmen über die Fragestellung erzielen lässt.

Auch bezüglich des Herzstosses, dem im zweiten Theil eine ausführliche Besprechung gewidmet ist, bedarf die bisherige Auffassung wesentlicher Modifikationen. Im Allgemeinen ist zu sagen, dass das Cardiogramm sich gegen die Analyse viel spröder verhält als die Pulscurve. Es ist schwieriger darzustellen als diese und so wandelbar in seiner Form, dass eine feste Beziehung zur Pulsbewegung vorläufig nicht herstellbar ist. Der breite Raum, der dem Cardiogramm augenblicklich in der klinischen Litteratur gegönnt wird, steht nicht im Verhältniss zu seiner Bedeutung, wenigstens nicht zu seiner gegenwärtigen. Ich halte die Pulscurve für ein viel dankbareres Gebilde, und würde mich freuen, wenn diese Schrift dazu beitragen sollte, der Untersuchung des Pulses zu dem Rechte zu verhelfen, das ihr gebührt, nämlich ebenso wichtig zu sein, als die Beobachtung irgend eines anderen Symptoms des gesunden oder kranken Körpers.

Leipzig, im Oktober 1891.

M. v. Frey.

Inhalt.

Seite

Einleitung.

Die Pulsbewegung 1
Die unmittelbare Wahrnehmung des Pulses 3
I. Beobachtung mit dem Auge, Inspection des Pulses 3
II. Beobachtung mit dem Ohre, Auscultation des Pulses . . . 6
III. Beobachtung mit dem Gefühl, Palpation des Pulses 10
Litteraturverzeichniss 15

Erster Theil.

Methoden der Pulsschreibung 16
I. Druckpulse 17
Das Sphygmogramm 17
Einige Verbesserungen, die neuerdings an den Sphygmographen angebracht worden sind 23
Prüfung der Sphygmographen 30
1. Auf der Arterie 30
2. Prüfung durch künstliche Pulse 32
3. Prüfung des Hebels allein 34
Discussion der sphygmographischen Curve 35
Das Tonogramm 42
Prüfung der Tonographen 51
II. Volumpulse 55
III. Strompulse 61
Discussion der tachographischen Curve 67
Litteraturverzeichniss zum ersten Theil 70

Zweiter Theil.

Die Herzbewegung 72
Die Druckmessung im Herzen 80
Die Druckpulse des Ventrikels 83
Die negative Phase 91
Die Klappenschlüsse 96
Die Untersuchung des Herzstosses (Cardiographie) 102

Seite

Ergebnisse der Cardiographie 108
Litteraturverzeichniss zum zweiten Theil 123

Dritter Theil.

Der Arterienpuls und seine örtlichen Verschiedenheiten 125
I. Die Pulswelle 125
1. Absolute Werthe für die Geschwindigkeit der Pulswelle. Oertliche Verschiedenheit derselben 127
2. Einfluss des Blutdrucks 131
3. Einfluss des Gefässtonus 137
4. Fortpflanzungsgeschwindigkeit bei Erkrankungen des Circulationssystems 138
5. Die Pulswelle erleidet bei der Ausbreitung eine Aenderung der Form 139
II. Die Pulse der Aorta 144
Systolischer Theil des Aortenpulses 147
Diastolischer Theil des Aartenpulses 153
III. Die Pulse peripherer Arterien 159
Ueber den Nachweis und den Ort der Reflexionen . . . 164
Einfluss der Reflexionen auf die Form der Pulscurven . . 178
Litteraturverzeichniss zum dritten Theil 192

Vierter Theil.

Die zeitliche Verschiedenheit des Pulses, Semiotik des Pulses . . 194
I. Einfluss der Herzthätigkeit auf den Puls 195
II. Einfluss der Respiration auf den Puls 203
Das Steigen und Sinken der Curvenreihen 203
Die Aenderungen der Pulsform 208
III. Einfluss der Körperlage auf den Puls 212
Einwirkung der Körperlage auf den Blutdruck 212
Einfluss der Körperstellung auf die Pulsform 217
IV. Einfluss körperlicher Arbeit auf den Puls 222
V. Einfluss der Temperatur auf den Puls 227
Die Dikrotie des Radialispulses 228
VI. Dauernd veränderte Arterienpulse 233
1. Der Puls bei Klappenfehlern des Herzens 233
2. Der Puls bei Aneurysmen grosser Arterien 238
3. Der Greisenpuls und verwandte Pulsformen 241
Schlussbemerkungen 248
Litteraturverzeichniss zum vierten Theil 251
Autoren- und Sachregister 254

Einleitung.

Die Pulsbewegung.

Legt man eine Hand an die linke Brustseite, so fühlt der Finger in der Regel im fünften Intercostalraum nahe der Mamilla das periodische Andrängen eines umschriebenen Theils der Brustwand, welches unter dem Namen des *Herz-* oder *Spitzenstosses* bekannt ist. Letztere Bezeichnung weist darauf hin, dass die Erscheinung in der Regel von der Herzspitze herrührt, wie J. *Meyer* (3)*) durch Versuche an Leichen festgestellt hat. Ausser an diesem Orte finden sich aber noch an sehr vielen anderen Stellen des Körpers Bewegungen von regelmässig wiederkehrender Art, welche als *Pulsbewegungen* oder kurz als *Pulse* bezeichnet werden, *sofern sie mit dem Herzstoss stets gleiche Perioden innehalten.*

Durch diese Bedingung werden von der Benennung als Pulse ausgeschlossen eine ganze Anzahl rhythmischer Bewegungen, welche mit der Athmung, der Locomotion, der Gefässinnervation, der Stimmgebung u. s. w. verknüpft sind.

Die Forderung der gleichen Periode für alle Pulse eines Organismus folgt unmittelbar aus der Erkenntniss, dass das Herz das Pumpwerk für das in sich geschlossene System der Blutröhren darstellt. Die Anstösse, welche dasselbe der Flüssigkeitssäule ertheilt, müssen daher an allen Orten, an welchen sie überhaupt nachweisbar sind, in denselben Intervallen wiederkehren. Dagegen ist nicht zu erwarten, dass die Pulse an allen Orten gleichzeitig auftreten, weil die Fortleitung der Stösse eine gewisse Zeit in Anspruch nehmen wird.

---

*) Siehe das Litteraturverzeichniss S. 15.

Die Pulsbewegungen beschränken sich nicht auf das Herz und die grossen Arterien. Jedes Organ, jeder Theil des menschlichen Körpers erfährt isochron mit dem Pulse Aenderungen seines Ortes oder seines Volums, deren Geschwindigkeit freilich in der Regel so klein ist, dass sie ohne besondere Hilfsmittel nicht wahrnehmbar werden. Nicht selten werden sie aber ohne Weiteres sinnenfällig. Das Auf- und Niederwogen der Seitencontouren des Halses ist bei Menschen, die in Erregung sind, oft schon auf grössere Entfernung zu sehen. Leicht zu beobachten ist der Puls an der grossen Fontanelle des Kindes. Das Pulsiren des Gehirns sowie gewisser Geschwülste ist eine dem Chirurgen wohlbekannte Erscheinung. Schlägt man im Sitzen die Beine übereinander, so kann man den ganzen Unterschenkel mit dem Pulse schwingen lassen. Ausgestreckt auf leicht beweglicher Unterlage geräth bei Leuten mit kräftigem Puls nicht selten der ganze Körper mit sammt dem Lager in Pulsation.

Wird eine Arterie geöffnet, so zeigt sich der Puls als periodisches Steigen und Fallen des Blutstrahles, das sog. Spritzen der Arterien.

Von den mannigfaltigen Erscheinungsformen des Pulses, welche hier genannt sind oder noch aufgezählt werden könnten, kommen für die Pulslehre nur diejenigen in Betracht, welche über die Vorgänge in der Arterie sichere Aufschlüsse zu geben im Stande sind. So hat z. B. die Bewegung des pulsirenden Unterschenkels nur eine sehr entfernte Aehnlichkeit mit den Schwankungen des Durchmessers der Arteria poplitea, weil das massige Pendel nach jedem Anstoss seine eigenen Wege geht. Aus der Curve des Beines die Aenderungen des Druckes oder der Stromgeschwindigkeit in der Art. poplitea ableiten zu wollen, würde eine hoffnungslose Aufgabe sein. Aehnlich verhält es sich mit der hämautographischen Curve von Landois (2). Auf derartig complicirte Functionen der Blutbewegung wird im Folgenden nicht eingegangen werden.

Die unmittelbare Wahrnehmung des Pulses.

Wie eben erwähnt, drängen sich gewisse Arten der Pulsbewegung dem Beobachter so zu sagen von selbst auf, so dass zu ihrer Feststellung der Arzt keiner besonderen Ausrüstung bedarf; er kann sich hierbei auf seine unmittelbaren Sinneseindrücke verlassen. Von dieser einfachen Beobachtungsmethode hat jede Pulsuntersuchung auszugehen und mit ihr begnügt man sich gegenwärtig in weitaus den meisten Fällen. An dieser unmittelbaren Wahrnehmung des Pulses betheiligen sich das Auge, das Ohr und der Tastsinn.

Es ist vielleicht nicht unnöthig zu bemerken, dass jede der 3 Sinnespforten besondere, mit den andern zunächst nicht vergleichbare Eindrücke liefert. Donner und Blitz sind zwei durchaus verschiedene, nicht commensurable Empfindungen, welche erst vergleichbar werden, wenn man sie auf ein gemeinschaftliches Drittes, die Entladung bezieht. Ganz ebenso verhält es sich mit den verschiedenen Sinneseindrücken, aus welchen die Pulsbewegung construirt wird. So lange letztere nicht vollkommen verstanden ist, muss jeder Eindruck, den uns dieselbe liefert, als eine selbständige und ursprüngliche Erscheinung aufgefasst und demgemäss mit aller Unbefangenheit verfolgt werden. Wer an die Beobachtung des Herzstosses geht in der Ueberzeugung, dass derselbe zu den Herztönen in einer festen, ein für allemal gegebenen Beziehung steht, oder wer bei Auscultation der Arterie alle Eigenthümlichkeiten des Tastbildes nach dem Vorgange von O. J. B. Wolff (8 S. *146*) wiederzufinden hofft, lässt sich durch vorzeitige Analogien beirren.

I. Beobachtung mit dem Auge.

Inspection des Pulses.

Wird der Körper in günstige Lage und Beleuchtung gebracht, so lässt sich fast bei allen Menschen mit blossem Auge nicht allein die als Herzstoss bezeichnete Bewegung, sondern auch das Pulsiren der Arterien an vielen Stellen wahrnehmen.

Am leichtesten gelingt es an den grossen Halsarterien; günstig für die Beobachtung liegt ferner die Schläfenarterie, sowie die Radialis dicht oberhalb des Handgelenks. Blossliegende Arterien pulsiren sehr stark, indem sie nicht allein ihren Durchmesser, sondern auch ihre Lage verändern. Das Pulsiren der kleinen Arterien bis zu den Capillaren hin lässt sich an durchsichtigen Geweben unter dem Mikroskope vortrefflich studiren. Die Ausbeute aller dieser Beobachtungen für die Pulslehre ist sehr gering, weil das Auge ein wenig geeignetes Organ ist zur Auflösung rasch verlaufender, verwickelter Bewegungen. Die unerwarteten Ergebnisse der photographischen Momentaufnahmen in Bewegung befindlicher Menschen und Thiere sind dafür ein sprechendes Zeugniss. Die Beobachtung beschränkt sich auf folgende Punkte:

1. Zahl, Lage und Ausdehnung der Stellen, welche pulsiren.

Die Stelle des Herzstosses verbreitert und verschiebt sich bei hypertrophischen und dilatirten Herzen. Es tritt dann auch Pulsation an neuen Stellen der Herzgegend auf. Bei Insufficienz der Aortenklappe ist der Puls der Arterien nicht nur an den gewöhnlichen Stellen, sondern auch an vielen anderen Orten mit grösster Deutlichkeit zu sehen. Pulsiren gewisse Stellen, welche in der Nähe grosser Gefässe liegen, ungewöhnlich stark und nicht im Verhältniss zu dem Pulse an anderen Orten des Körpers, so entsteht Verdacht auf ein Aneurysma. Erscheinen oberflächliche Arterien wie z. B. die Temporalis ungewöhnlich prominent, wie an Injectionspräparaten geschlängelt und stark pulsirend, so haben sie wahrscheinlich erkrankte Wände.

Was speciell die rhythmische Bewegung betrifft, so kann das Auge unterscheiden:

2. Die Zahl der Perioden in der Zeiteinheit — F r e q u e n z d e s P u l s e s. Die Zählung geschieht besser durch Vermittlung des Tastsinnes.

3. Den Umfang der Bewegung, d. h. die Länge des Weges zwischen dem höchsten und dem niedrigsten Stande der pulsirenden Stelle. — G r ö s s e d e s P u l s e s.

4. Gewisse Eigenthümlichkeiten der Bewegung, wie ihr asymmetrischer Verlauf, das eventuelle Vorhandensein eines Nachschlages, der Eintritt von Unregelmässigkeiten u. dgl. m. — F o r m d e s P u l s e s.

Das, was man an der Pulsbewegung sehen kann, ist also einer mehrfachen Bestimmung fähig. Man pflegt Empfindungen, einfacher wie zusammengesetzter Natur, wenn sie sich so sehr unterscheiden, dass sie nicht ohne Weiteres ihrer Intensität nach mit einander verglichen werden können, als qualitativ verschieden zu bezeichnen. So spricht man z. B. von der Empfindung des Süssen, des Sauren, des Bitteren als von verschiedenen Qualitäten der Geschmacksempfindung. Ebenso lassen sich auch bei der Inspection des Pulses verschiedene Qualitäten der Wahrnehmung, oder kurzweg objectivirend verschiedene Qualitäten des Pulses aufstellen. Es wird aber dann nöthig sein sich zu erinnern, dass es sich hierbei in vielen Fällen nicht um klar definirte Merkmale, nach Art der physikalischen Dimensionen handelt, sondern nur um vorläufige Abgrenzungen innerhalb der Mannigfaltigkeit der Sinneseindrücke. Eine solche „Qualität" ist zunächst nur giltig für das betreffende Sinnesgebiet und lässt die Beziehung auf Eigenthümlichkeiten der Pulsbewegung, welche auf anderem Wege wahrgenommen sind, nur unter gewissen Voraussetzungen zu. Ich werde später zeigen, dass die Ausserachtlassung dieses Grundsatzes zu Missverständnissen geführt hat, welche allgemein verbreitet sind und wohl auch gefühlt werden. Hier ist also Vorsicht dringend geboten.

Am zweckmässigsten ist es, nur solche Merkmale der Bewegung als besondere Qualitäten aufzustellen, welche den Werth von physikalischen Grössen haben oder doch zu solchen in einfachen Beziehungen stehen. In diesem Sinne werde ich versuchen, soweit es möglich ist zu verfahren. Wenn ich also z. B. soeben für die Besichtigung des Pulses 4 Qualitäten aufgestellt habe, welche sich auf die räumliche Ausbreitung, die Länge der Periode, die Amplitude und den näheren zeitlichen Verlauf der oscillirenden Bewegung beziehen, so sind damit Merkmale festgelegt, welchen eine ganz allgemeine Bedeutung zukommt und einer Bestimmung nicht allein mit dem Auge zugänglich sind.

Eine Inspection auf die unter No. 1 aufgezählten Erscheinungen darf niemals unterlassen werden.

Die in No. 2 und 3 bezeichneten Qualitäten des Pulses werden genauer und ausserdem bequemer durch den Tastsinn wahrgenommen. Zur Beobachtung der vierten Qualität, der Pulsform, ist ebenfalls das Auge wenig geschickt. Lässt sich aber die Bewegung ohne Störung verlangsamen, oder nach Art der Momentphotographie in einem beliebigen Augenblick zur Erstarrung bringen, so dass der Ort des bewegten Körpers für jeden Zeitpunkt festgelegt werden kann, so geschieht die

Bestimmung der Pulsform durch das Auge genauer als durch irgend ein anderes Sinnesorgan. Diesem Zwecke dienen die verschiedenen Arten der Pulsschreibung, die später betrachtet werden sollen.

II. Beobachtung mit dem Ohre.

Auscultation des Pulses.

Ueber den grösseren Arterien vernimmt man vermittelst des Stethoskops sehr mannigfaltige Schallerscheinungen, welche als Töne und Geräusche unterschieden werden. Als Töne bezeichnet man nach der gebräuchlichen Terminologie alle kurzdauernden und scharf begrenzten Schälle, während die langgezogenen, weniger scharf abgeschlossenen zu den Geräuschen gerechnet werden. Ferner unterscheidet man zwischen Spontanschällen, welche schon bei ganz leichter, nicht drückender Aufsetzung des Stethoskops zu beobachten sind und Druckschällen. Letztere treten nur auf, wenn durch das Stethoskop die Blutbewegung gestört wird, wie sich durch die Schwächung oder das Verschwinden des Pulses in der Peripherie constatiren lässt.

Nach Adolf Weil (6), welcher seine Beobachtungen in einer sehr lesenswerthen Schrift gesammelt hat, hört man über Carotis und Subclavia in etwa 80 Proc. der Fälle 2 Töne, welche in die Zeit des Anschwellens (Diastole) bez. des Abschwellens (Systole) der Arterie oder, was bei dem geringen Abstand nahezu dasselbe ist, in die Zeit der Systole bez. der Diastole des Herzens fallen. Der erste Ton ist schwach und dumpf, der zweite kräftig und sehr kurz. Das Intensitätsverhältniss ist dasselbe wie der beiden Töne an der Basis des Herzens, doch sind letztere noch etwas lauter. Nur wenn durch Emphysem die Schallleitung im Thorax verschlechtert ist, kann auch das Umgekehrte vorkommen, nämlich, dass die Carotidentöne laut sind, während an der Basis des Herzens schwache Töne oder gar keine gehört werden. Kommt auf jede Herzrevolution in der Carotis nur ein Ton, so ist es ausnahmslos der zweite arteriensystolische Ton, der bleibt. Tritt am Herzen an Stelle des ersten Tones ein Geräusch, so gilt dasselbe auch für die Schälle in Carotis und Subclavia.

Alle diese Erfahrungen lassen die an den grossen Halsarterien hörbaren Spontantöne als vom Herzen fortgeleitet erkennen. Es wird dadurch die Möglichkeit der Entstehung von Tönen in der Arterie selbst nicht in Abrede gestellt. Für ihre Beobachtung scheinen aber die Halsgefässe nicht günstig zu sein, wohl desshalb, weil die lauten Herztöne die eventuell vorhandenen Eigentöne der Arterie überdecken und jedenfalls zeitlich mit ihnen zusammenfallen.

Letztere werden besser in der vom Herzen entfernteren Cruralis studirt. Hierbei ergibt sich, dass in den meisten Fällen (in 86 Proc. nach Weil) die Cruralis überhaupt nicht tönt. Dies weist neuerdings darauf hin, dass die deutlichen Schallerscheinungen an den Halsarterien vom Herzen herkommen. Auf dem Wege bis zur Cruralis werden die Herztöne so schwach, dass sie unter die Hörschwelle fallen. Im Ganzen hat Weil unter 600 untersuchten Fällen nur 81 mal einen Ton in der Cruralis gehört, von welchen 72 mit dem Anschwellen (Diastole) der Arterie, nicht aber mit dem Herzton zusammenfielen. Das selbständige Tönen der Arterien beim Eindringen der Pulswelle kann also nicht als eine normale Erscheinung betrachtet werden. Sie ist in der That auch selten bei Gesunden, relativ häufig dagegen bei Fiebernden, ferner bei Anämie, Chlorose und Herzkrankheiten.

Der Ursprung der Eigentöne ist völlig dunkel. Es ist nur eine einzige Erscheinung bekannt, welche hier möglicherweise in Betracht kommt und daher von den meisten Autoren angeführt wird: strömt Flüssigkeit durch ein Rohr in gleichmässigem Strahle, so treten, wenn gewisse sehr hohe Geschwindigkeiten erreicht werden, Geräusche auf. Diese Thatsache scheint Theodor Weber (5) zuerst genauer festgestellt zu haben. Der kritische Werth der Stromgeschwindigkeit wird für weite Röhren früher erreicht als für enge, er ist auch von der Beschaffenheit der Flüssigkeit abhängig. Es dürfte dies derselbe Werth sein, für welchen die Voraussetzung einer gleichen (der Axe parallelen) Bewegungsrichtung aller Flüssigkeitstheilchen nicht mehr giltig ist, so dass sehr unregelmässige Strömungsvorgänge, Wirbel und dgl. entstehen können. Die Frage ist nur: wie hoch liegt der Grenzwerth für die betr. Arterie und für das Blut als strömende Flüssigkeit und wird dieser Grenzwerth auch wirklich erreicht? Sind die Fälle, in welchen spontane Eigentöne der Arterie gehört werden, durch besonders grosse Stromgeschwindigkeit ausgezeichnet? Nach den Angaben, die Weil macht, kann man dies nicht gut voraussetzen. Die Herzkranken, bei welchen er einen Cruralton fand, hatten alle sehr wenig gespannte Arterien und „eher“ kleinen Puls; bei Herzhypertrophie mit stark gespannten Arterien (Atherom, Nephritis) hat er den Ton stets vermisst. Dagegen fanden sich Töne häufig bei Chlorotischen und Anämischen, bei welchen man keine abnorm hohe Stromgeschwindigkeit wird voraussetzen wollen. Weil (6 S. *62*) ist daher selbst der Meinung, dass es nicht auf den absoluten Werth der Stromgeschwindigkeit ankommt, sondern nur auf möglichst grosse und rasch eintretende Unterschiede und er beruft sich auf ein anderes experimentelles Ergebniss, nach welchem Flüssigkeitswirbel und Geräusche in einem Schlauche stets entstehen, wenn die Flüssigkeit aus einer engen Stelle in eine weitere austritt. Er stellt sich vor, dass die Arterie in dem Momente, in welchem die Pulswelle unter dem Stethoskope hindurchgeht, eine umschriebene Erweiterung erfährt; indem das Blut in diese erweiterte Stelle einströmt, entsteht eine Schallerscheinung. Diese Vorstellung ist unhaltbar aus 2 Gründen: erstens bewegt sich die Pulswelle sehr viel rascher als der Strom des Blutes. Das Blut kann also nicht in die erweiterte Stelle eindringen, sondern es eilt umgekehrt die Welle über den Strom hinweg. Zweitens stellt die Welle keine derart umschriebene Erweiterung dar; sie ist, wie schon E. H. Weber (4 S. *196*) ausführt, länger als der Weg vom Herzen zu den Capillaren. Thatsächlich langt unter normalen Verhältnissen der Anfang der Welle schon in der Peripherie des Arteriensystems an, bevor noch die Aorta in das Maximum ihrer Erweiterung eingetreten ist.

Trotzdem kann Weil Recht haben in der Anschauung, dass rasche Aenderungen des Drucks und demgemäss auch der Geschwindigkeit innerhalb einer Pulsperiode die Voraussetzung für das Auftreten eines Eigentones in den Arterien sind. Es bedeutet dies, dass die Welle sehr steil einsetzt und es ist denkbar, dass unter solchen Umständen in der Front der Welle beträchtliche Unregelmässigkeiten der Flüssigkeitsbewegung und Geräusche entstehen, namentlich dann, wenn in der Nähe der auscultirten Stelle grössere Aeste (Muskeläste der Cruralis) abgehen. (Man vgl. darüber auch Heynsius, Ueber die Ursachen der Töne etc., Leiden 1878.)

Von einigen Autoren insbesondere von Kiwisch (1) ist die Schallerzeugung geradezu in die Arterienwand verlegt worden. Es ist aber ersichtlich, dass der Anstoss zur Schwingung von der Flüssigkeit kommen muss, welche in Bewegung ist und dass die Arterienwand nicht wie eine in Luft gespannte Membran ertönen kann. Sie ist in ihren Excursionen von den Bewegungen der eingeschlossenen Flüssigkeit durchaus abhängig, es kann daher nur von Schwingungen der Wand und der Flüssigkeit gesprochen werden.

Viel kürzer kann ich mich über die auf Druck eintretenden Schallerscheinungen fassen. Bedingt das Stethoskop eine Einschnürung der Arterie, so entspricht das Ergebniss dem Versuche am verengten Schlauche. Die hinter der verengten Stelle befindliche Flüssigkeitssäule wird durch den austretenden Strahl gewissermassen angeblasen, wie dies Wertheim (7) bei Orgelpfeifen unter Wasser gelang. Ein so unregelmässig gebautes und im Verhältniss zum Querschnitt so langes Rohr wie die Arterie kann aber natürlich keinen Ton im musikalischen Sinne, sondern nur ein Geräusch geben, das sich mit jeder Pulswelle verstärkt.

Wird die Arterie vollkommen zusammengedrückt, so wird die Pulswelle an dem verschlossenen Ende zurückgeworfen und durch Interferenz verstärkt. Ihr Anschlagen an das Stethoskop wird als kurzer klappender „Ton" im Momente der Diastole der Arterie vernommen.

Die Behorchung der Arterien ist nach den aufgezählten Erfahrungen für die Diagnose von Klappenfehlern, Aneurysmen, überhaupt von Circulationsstörungen in der Nähe des Herzens von grosser Wichtigkeit, die Aufschlüsse, die sie über den Arterienpuls als solchen gibt, sind dagegen ausserordentlich spärlich. Soweit die Herztöne in den grossen Arterien vernommen werden können, ist aus dem Rhythmus der Schälle die Frequenz des Pulses und eventuelle Unregelmässigkeiten desselben leicht festzustellen, da das Ohr kleine Zeitdifferenzen sehr scharf wahrnimmt. Zu demselben Zwecke lassen sich auch die auf Druck eintretenden Schallerscheinungen gebrauchen.

Von Wichtigkeit für das Verständniss des Arterienpulses könnten die spontanen Eigentöne der Arterien werden, wenn sie nicht eine so grosse Seltenheit darstellten. Der aus den klinischen Beobachtungen mit grosser Wahrscheinlichkeit abgeleitete Satz, dass sie bei wenig gespannten aber grossen und hüpfenden Pulsen auftreten, würde sich am Thiere wohl nur schwierig sicherstellen lassen. Immerhin beschränkt sich die Schallerscheinung nur auf einen sehr kleinen Theil der Pulsperiode und gibt daher über eine Menge charakteristischer Details des Pulses, welche anderen Beobachtungsmethoden leicht zugänglich sind, keine Auskunft. Es wird zwar angegeben, dass in etwa 1 Proc. der Fälle Doppeltöne oder Doppelgeräusche spontan als Eigenschälle der Arterien auftreten, welche als Ausdruck bald des Dikrotismus bald des An- und Abschwellens der Arterie betrachtet werden. Eine genauere Feststellung dieses Vorganges, namentlich in Bezug auf die zeitlichen Verhältnisse bleibt aber noch abzuwarten.

III. Beobachtung mit dem Gefühl.

Palpation des Pulses.

Die Beobachtung einer Bewegung durch den Tastsinn ist ein ziemlich verwickelter Akt, bei welchem mehr als eine Sinnesqualität Antheil nimmt. Es handelt sich zunächst um die Wahrnehmung eines localisirten Druckes und dessen örtlichen wie intensiven Aenderungen; daneben kommen aber auch Muskelgefühle bez. Widerstandsgefühle in Betracht, denn die durch Muskelkräfte erzwungene Ruhelage der beobachtenden Tastfläche wird durch den bewegten Körper stets gestört. Es kann daher nicht Wunder nehmen, dass auf diesem Wege sehr mannigfaltige Auskünfte über die Pulsbewegung gewonnen werden. Die Punkte, auf welche die Untersuchung zu richten ist, können etwa wie folgt aufgezählt werden:

1. Zahl und Ausdehnung der Stellen, an welchen die Pulsbewegung gefühlt wird. — Topographie des Pulses.

2. Gestalt und Beschaffenheit des pulsirenden Gebildes.

Die Untersuchung nach diesen beiden Richtungen hat festzustellen, ob der Herzstoss von normaler Ausdehnung oder verbreitert, an gehöriger Stelle oder verschoben ist; ob es sich um pulsirende Gebilde an normalen, dem Verlauf der Arterien entsprechenden Stellen oder an ungewöhnlichen Orten handelt; ob die Arterien in grösserer Ausdehnung pulsiren als bei Gesunden. Ferner ob die Arterien sich dicker, praller anfühlen als gewöhnlich oder klein und contrahirt; ob ihre Wände weich oder durch Kalkeinlagerung steif sind; ob ihr Verlauf gerade gestreckt oder geschlängelt ist u. s. w.

3. Zahl der Oscillationen in der Zeiteinheit, gewöhnlich in der Minute. — Frequenz des Pulses.

Obwohl nichts einfacher zu sein scheint, als die Zählung der Pulsschläge, so stösst man doch zuweilen auf nicht unbedeutende Schwierigkeiten. So lange der Puls kräftig und langsam ist, bleibt die Aufgabe freilich eine der leichtesten zahlenmässigen Bestimmungen, die der Arzt zu machen hat. Bei schwachem, raschem und namentlich bei unregelmässigem Puls geräth der Zählende leicht in Verwirrung. Es dürfte sich daher empfehlen, auf gewisse Vorsichtsmassregeln aufmerksam zu machen:

a) Möglichste Bewegungslosigkeit des Beobachters wie des Beobachteten.

Dieser Bedingung lässt sich um so vollkommener genügen, je bequemer die Körperlage ist, d. h. mit je weniger Muskelanstrengung sie verbunden ist. Um kleine unvermeidliche Bewegungen, welche nicht vom Pulse herstammen, als solche zu erkennen, berührt man nicht allein die pulsirende Stelle, sondern auch (mit anderen Fingern, der Handfläche, der anderen Hand) benachbarte nicht pulsirende Körpertheile.

b) Zählung des eigenen Pulses statt des fremden kann leicht passiren, wenn letzterer sehr schwach und der eigene Puls aufgeregt ist. Ein Vergleich mit dem fremden Herzstoss oder auch mit dem eigenen, durch die gleichzeitig aufgelegte zweite Hand, wird dann sofort Klarheit schaffen.

c) Die übliche Zählung unter gleichzeitiger Betrachtung einer Sekundenuhr beginnt, sobald ein Pulsschlag mit einem Sekundenschlag zusammenfällt. Dieser Puls erhält die Zahl Null nicht Eins. Es sollen die beiden Zeitmaasse miteinander verglichen werden, wie man 2 Längenmaasse vergleicht, indem man ihre Nullpunkte zusammenfallen lässt.

4. Die Härte des Pulses. Wird eine Arterie an einem Punkte ihres Verlaufes zusammengedrückt, so sinkt peripher

von der verschlossenen Stelle der Blutdruck bis auf den Werth herab, den er in der nächsten Anastomose besitzt. Ist dieselbe von capillarer oder nahezu capillarer Feinheit, so verschwindet gleichzeitig der Puls oder er wird doch fast unwahrnehmbar. Im letzteren Falle kann also bei steigendem Drucke das Verschwinden des Pulses ein Maass sein für den Druck, welcher gerade genügt, die Arterie zu schliessen. Der Druck wird unter allen Umständen grösser sein müssen wie der Blutdruck, weil die Gewebe dem eindringenden Finger elastischen Widerstand entgegensetzen. Je oberflächlicher die Arterie liegt und je härter die Unterlage ist, gegen welche sie angepresst wird, desto weniger wird sich der aufzuwendende Druck von dem Werthe des Blutdruckes entfernen. Für die Art. radialis z. B., wo sie über das Handgelenk tritt, sind die Bedingungen sehr günstig für den Versuch, so dass man nicht nur an ein und demselben Individuum zu verschiedenen Zeiten, sondern sogar bei verschiedenen Personen unter einander vergleichbare Beobachtungen anstellen kann. Der Versuch wird in der Weise angestellt, dass der Untersucher von jeder Hand einen oder mehrere Finger auf die Arterie legt und dann mit der stromaufwärts gelegenen Hand einen Druck ausübt, welcher so lange zu steigern ist, bis stromabwärts der Puls verschwindet. Ein Puls, welcher leicht verschwindet, heisst weich, im anderen Falle hart. Unausführbar bez. schwierig wird die Bestimmung, wenn in Folge starker Anastomosen der Puls stromabwärts überhaupt nicht verschwindet (man müsste dann eine Aenderung der Pulsform als Kriterium nehmen, wozu das Unterscheidungsvermögen kaum genügt); wenn die Arterie stark verkalkt ist; wenn sie sehr klein oder der Puls sehr schwach ist; wenn die Arterie tief im Gewebe oder unter einer starken Fettschicht liegt.

Gelingt es, den Puls in der Peripherie zum Verschwinden zu bringen, so heisst dies, dass selbst die höchsten Druckwerthe, welche innerhalb eines Pulsschlages erreicht werden, nicht mehr im Stande sind, das Hinderniss zu überwinden. Die Härte des Pulses gibt also eine Vorstellung von dem maximalen (nicht mittleren) Blutdrucke. Lässt man mit der Compression nach, so erscheint immer mehr von der Druckschwankung jenseits des Fingers, bis endlich der volle Betrag wieder erreicht wird.

Ob es auf diesem Wege gelingen mag, auch den Minimaldruck abzuschätzen, über den die Schwankungen sich erheben, so dass man neben der maximalen Härte noch eine zweite, minimale zu unterscheiden hätte, wie A. Weil (6 S. *44*) will, muss ich dahingestellt sein lassen.

5. Die Form des Pulses. Der tastende Finger ist feinfühlig genug, um nicht nur über die Zahl der Oscillationen, sondern auch über den genaueren zeitlichen Verlauf gewisse Aussagen zu machen. Dieselben bewegen sich im Wesentlichen in 2 Richtungen:

a) Der Hauptschwingung können Nebenschwingungen beigesellt sein, wie dem Grundtone eines Klanges sich Obertöne zumischen. Die Bewegung erhält dadurch den Charakter einer zwei-, drei- und mehrschlägigen und man spricht dann von einem dikroten, trikroten, polykroten Puls. Thatsächlich besteht der Puls der meisten Arterien, namentlich der vom Herzen entfernten, aus einer ganzen Anzahl von Theilschwingungen, wie sich durch graphische Methoden nachweisen lässt. Mit dem Finger wird man aber selten mehr als zwei Schläge fühlen, und auch diese nur, wenn sich eine der Nebenschwingungen besonders kräftig hervorhebt und nicht zu rasch auf die Hauptschwingung folgt. Ein solcher Puls heisst dann zweischlägiger Puls, Doppelschläger oder Dicrotus im engeren Sinne.

b) Eine weitere hierher gehörige Aussage bezieht sich auf die Art des Stosses, welcher dem tastenden Finger ertheilt wird. Fühlt sich der Puls wie das langsame Andrängen eines Pendels oder mehr wie der kurze Anschlag einer losgelassenen Feder, so spricht man in dem einen Fall von einem trägen Puls, Pulsus tardus, in dem andern Fall von einem schnellenden, hüpfenden, stossenden Puls, Pulsus celer. Es ist streng im Auge zu behalten, dass diese Qualität lediglich aus dem Gefühlseindruck abgeleitet ist und nicht aus irgend einer graphischen Darstellung der Pulsbewegung. Man begegnet in der klinischen Litteratur noch einer zweiten Definition der Celerität welche aus dem Sphygmogramm hergeleitet ist und sich nicht allein auf die Ausdehnung sondern auch auf die Zusammenziehung der Arterie bezieht. Ich werde später zu zeigen haben, dass letztere Definition sich nicht nur mit der ersten nicht deckt, sondern auch in sich widersprechend ist. Es ist daher nicht verwunderlich, dass die Vermischung der beiden Definitionen zu einer Verwirrung in der Pulsbezeichnung geführt hat. Vgl. S. 40.

Der Puls kann natürlich nur celer sein, wenn die Drucksteigerung im Herzen rasch geschieht. Es wird also bei Besprechung der Herzthätigkeit noch auszuführen sein, unter welchen Umständen dem Blute besondere Beschleunigungen ertheilt werden; doch mag schon jetzt erwähnt werden, dass abnorme Hindernisse das normale oder hypertrophische Herz zu einer Thätigkeit anspornen, welche celer genannt werden muss, und welche sich auch in dem Pulse fühlbar macht, vorausgesetzt, dass das Hinderniss nicht in einer Stenose der Aorta besteht. Auch abnorme Pulsfrequenzen, sowohl verminderte wie vermehrte, wirken in demselben Sinne, insofern darunter die diastolische Füllung des Herzens nicht leidet. Fast jeder grosse Puls ist ein Pulsus celer, aber nicht umgekehrt.

6. Die Grösse des Pulses lässt sich durch den in die Tiefe dringenden Tastsinn besser als durch das Gesicht wahrnehmen, doch lässt auch schon die Inspection ein gewisses Urtheil über diese Qualität zu. Im Grunde gehört die Feststellung der Grösse der schwingenden Bewegung oder der Schwingungsamplitude mit zu den Aussagen über die Form oder den zeitlichen Verlauf des Pulses. Da sie indessen von allen Angaben hierüber am genauesten zu machen ist und zur Grösse der Herzarbeit in einer einfachen Beziehung steht, so empfiehlt sich die Aufstellung dieses Merkmales als einer besonderen Qualität. Die Grösse des Pulses ändert sich mit der Frequenz in der Weise, dass bei sehr raschem Rhythmus der Puls stets verhältnissmässig klein, bei langsamem Rhythmus in der Regel gross gefunden wird. Je kleiner der Puls wird, desto näher muss der tastende Finger an das Herz herangehen, um überhaupt noch die Oscillationen zu fühlen, während mit zunehmender Grösse der Puls auch an Orten fühlbar wird, wo er für gewöhnlich wegen Kleinheit des Gefässes oder wegen Ueberlagerung anderer Gewebe nicht wahrgenommen wird.

Litteratur.

1. Kiwisch, Verh. der phys.-med. Ges. in Würzburg Bd. I, S. 6 u. 75. 1850.
2. Landois, Pflügers Archiv Bd. 9, S. 71.
3. Meyer, J., Virchow's Archiv Bd. 3, S. 265.
4. Weber, E. H., Ges. der Wiss. zu Leipzig 1850, S. 164. Ostwald's Classiker der exact. Wiss. No. 6.
5. Weber, Th., De causis strepituum in vasis sanguiferis observatorum. Dissert. inaug. Leipzig 1854.
6. Weil, Adolf, Auscultation der Arterien und Venen. Leipzig 1875.
7. Wertheim, Poggendorff's Ann. Bd. 77, S. 427.
8. Wolff, O. J. B., Charakteristik des Arterienpulses. Leipzig 1865.

Erster Theil.

Methoden der Pulsschreibung.

Mit den in der Einleitung aufgezählten Qualitäten ist die Summe dessen, was durch unmittelbare Beobachtung über den Puls auszusagen ist, so ziemlich erschöpft. Für die genauere Analyse einer so rasch und in kleinem Umfange verlaufenden Bewegung reicht die Schärfe der Sinnesorgane nicht aus. Die Grenzen der Wahrnehmung können aber erweitert werden, wenn es gelingt, die Bewegung zu verlangsamen und womöglich auch zu vergrössern. Man kann sich dazu verschiedener Hilfsmittel bedienen. So liesse sich z. B. unter Voraussetzung einer vollkommenen Regelmässigkeit des Pulses durch ein stroboskopisches Verfahren die Bewegung beliebig verlangsamen.

Viel bequemer und bei richtiger Ausführung auch schärfer ist die graphische Methode der Pulsuntersuchung oder die Pulsschreibung. Durch Hebelwirkung oder andere Kunstgriffe wird die Bewegung bez. eine Componente derselben vergrössert und auf eine Fläche projicirt, welche befähigt ist, Eindrücke aufzunehmen. Bewegt sich dieselbe in passender Richtung, so bleibt eine Spur in Gestalt einer Curve zurück, welche, sofern sie mit der Herzthätigkeit gleiche Periode zeigt, als Pulscurve bezeichnet wird. Jeder Punkt einer derartigen Curve entspricht einem anderen Zeitmoment und es ist bei regelmässigem Fortschreiten der Schreibfläche nicht schwer, die Beziehung nachträglich herzustellen. Ausser der gleichen, charakteristischen Periode brauchen die Curven nichts Gemeinsames zu haben, als dass sie von demselben Vorgang stammen, von dem sie sehr verschiedene Erscheinungsweisen und Functionen darstellen können.

Es ist daher unbedingt nöthig, verschiedene Arten oder Geschlechter von Pulscurven zu unterscheiden und ich werde im Folgenden mehrere derselben eingehend behandeln. Einer solchen Eintheilung sind natürlich nur jene Curven zugänglich, deren Beziehung zur Blutbewegung sich genau definiren lässt. Viele Pulscurven, wie z. B. die hämautographische Curve der spritzenden Arterie, der Herzstoss, die Curve der Erschütterungen, welche der aufrecht stehende Körper einer empfindlichen Unterlage ertheilt, die cardiopneumographische Curve und zahlreiche andere sind derart verwickelt, dass ihre Deutung noch nicht bekannt oder trotz mannigfaltiger Versuche noch nicht geglückt ist, so dass ihre Verwerthung nur in engen Grenzen möglich oder überhaupt unsicher erscheint.

I. Druckpulse.

Das An- und Abschwellen der Arterie, welches der tastende Finger mit jedem Pulsschlage fühlt, ist eine Folge des veränderten Blutdruckes. Gelingt es, den Wechsel des Gefässdurchmessers durch ein passendes graphisches Verfahren zu verfolgen, so erhält man eine Pulscurve, welche als eine Function des Blutdruckes an der betreffenden Stelle aufzufassen ist und daher nach dem Vorschlag von J. v. Kries (33)*) zweckmässig als „Druckpuls“ bezeichnet wird.

Hierher gehören das Sphygmogramm, sowie das Tonogramm oder die von dem elastischen Manometer verzeichnete Curve.

Das Sphygmogramm.

Jedes Instrument, welches zur Aufzeichnung von Druckpulsen bei uneröffneter Arterie bestimmt ist, heisst Sphygmograph. Eine sehr zweckmässige Form des Instrumentes wurde von Marey (40, p. *179*) eingeführt und später von Mach (39), Béhier (3) und Anderen verbessert. Die wesentlichen Theile stellt Fig. 1 dar.

Vermittelst einer Schiene, welche erst später (in Fig. 4 auf S. 23) dargestellt werden soll, wird die Grundplatte P

*) Vgl. Litteraturverzeichniss auf S. 70.

des Instrumentes über der Haut befestigt, so dass der Beinknopf K gerade auf die pulsirende Stelle zu liegen kommt. Der Knopf (die Pelotte) sitzt dem freien Ende einer gekrümmten Stahlfeder F auf, welche an der Grundplatte festgeschraubt ist. Durch die Schraube S kann der Knopf mit beliebiger Kraft in die Haut hineingedrückt und damit der elastische Widerstand verändert werden, den die Feder dem Pulse entgegenstellt. Die

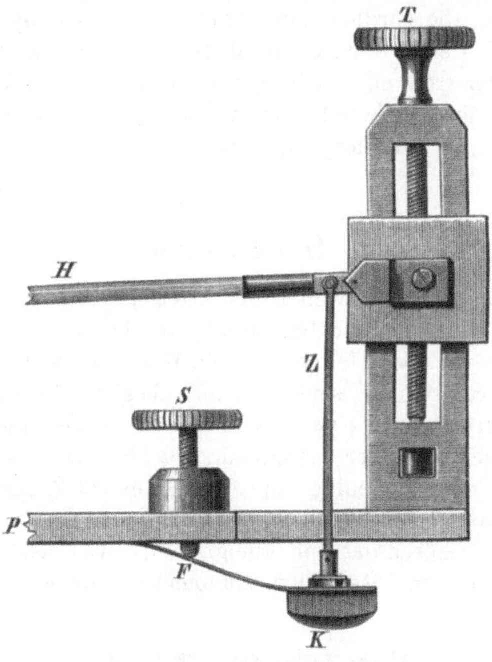

Fig. 1.
Pulshebel nach Marey-Mach.

Bewegungen der Feder sind stets sehr klein und müssen, um leserlich zu sein, vergrössert werden. Dies besorgt der einarmige Hebel H, welcher durch das leichte Stäbchen Z mit dem Knopfe gelenkig verbunden ist. Die Vergrösserung ist gewöhnlich eine 50—80fache. Die Schraube T dient dazu, den Schreibhebel für jede Stellung des Knopfes K in horizontale Lage zu bringen, indem sie eine Verschiebung des Drehungspunktes gestattet.

Um den Werth der einzelnen Stücke des Apparates bemessen zu können, soll erst der Zweck derselben genauer besprochen werden.

Der Knopf K soll sich in die pulsirende Stelle eindrücken, damit ein möglichst grosser Theil des Blutdruckes zur Bewegung des Apparates verwendet und letzterer dadurch in den Stand gesetzt wird, die mit der Registrirung nothwendig verbundenen Reibungswiderstände zu überwinden.

Man hört häufig die Meinung aussprechen, dass starker Druck ein Fehler sei und dass diejenigen Verfahrungsarten bessere Resultate geben, welche sich auf eine leichte Berührung der Arterie durch Fühlhebel, aufgelegte Spiegel und dgl. beschränken. Ein solches Bedenken ist unbegründet. Vor Anlegung des Sphygmographen wird dem Blutdrucke durch die elastische Spannung der Arterienwand sowie der umgebenden Gewebe das Gleichgewicht gehalten. Wird durch das Eindringen des Beinknopfes die Spannung des Gewebes vermehrt, so wird dadurch die Arterienwand entspannt und ein grösserer Theil des Blutdruckes auf das Gewebe und damit auf den Beinknopf übertragen. Je steifer die Feder F ist und je weniger die Gewebe nach den Seiten ausweichen können, desto vollkommener werden die Schwankungen des Blutdruckes auf die äusseren Theile übertragen und zu Arbeitsleistungen an dem Apparate verfügbar. Eine Arterie mit knöcherner Unterlage, wie die Temporalis oder Radialis, wird daher bei weitem die besten Resultate geben. Die Steifigkeit der Feder F findet an der Kleinheit der Excursionen eine Grenze.

Das Zwischenstäbchen Z hat nur die Aufgabe, den Schreibhebel von der Hautoberfläche abzurücken. Da es alle Bewegungen mitzumachen hat, soll es so leicht gemacht werden, als sich mit der nothwendigen Festigkeit verträgt. Die gelenkigen Verbindungen mit der Rückseite des Beinknopfes sowie mit dem Schreibhebel müssen zwar leicht beweglich sein, dürfen aber nicht schlottern, worauf bei länger gebrauchten Instrumenten wohl zu achten ist.

Bei brüsken Verlagerungen des Beinknopfes, wie sie beim Anlegen und Abnehmen des Apparates leicht vorkommen, ist die feste Verbindung von Druckfeder und Schreibhebel störend;

es werden dadurch die Gelenke des Schreibhebels, welche nothwendiger Weise zart gebaut sein müssen, schädlichen Stössen ausgesetzt. Ich habe daher die Einrichtung getroffen, dass das untere Ende des Stäbchens Z von der Druckfeder gelöst werden kann. Ein einfacher Handgriff genügt, um die Verbindung wieder herzustellen. Es ist auf diese Weise, unbeschadet der Genauigkeit, eine schonende Behandlung des Apparates gewährleistet.

Marey (41, p. *212*) hat bei dem schliesslich adoptirten Modell dieselbe Schwierigkeit nach Béhier's (3) Vorschlage in der Weise überwunden, dass er dem Zwischenstäbchen die Gestalt einer Schraube gab, welche mit dem Beinknopfe gelenkig verbunden ist und mit dem Gewinde in ein Zahn-

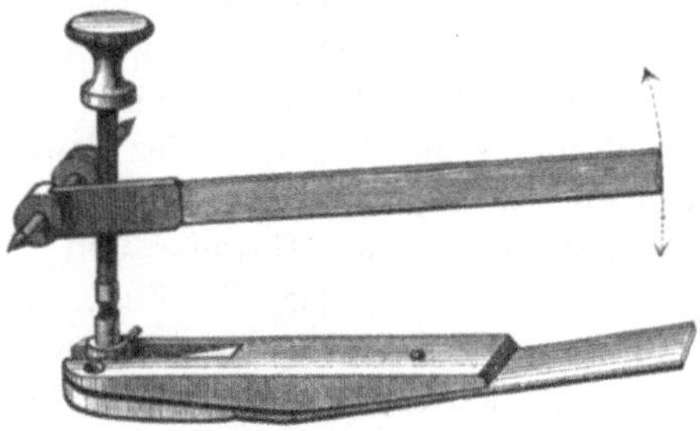

Fig. 2.
Pulshebel nach Béhier.

rädchen eingreift, welches auf die Axe des Schreibhebels aufgesteckt ist vgl. Fig. 2. Die Schraube kann aus dem Zahnrädchen gehoben werden, in welches sie losgelassen federnd zurückspringt; durch Drehung wird die Länge der Verbindung verändert. Nach meiner Erfahrung entbehrt das Eingreifen der Schraube in das Rädchen der nöthigen Zuverlässigkeit, auch wird durch die Einrichtung die zu bewegende Masse nicht unwesentlich vergrössert.

Die richtige Vertheilung der Massen ist einer der wichtigen wenn nicht der wichtigste Punkt bei der Herstellung eines Sphygmographen. Der Apparat wird den Aenderungen des Blutdruckes um so leichter folgen, je geringer die lebendigen Kräfte sind, die er in jedem Augenblick besitzt und je geringer die Reibung ist, mit der er arbeitet. Der ersten Forderung wird genügt durch geringe Masse der bewegten Theile und kleine Geschwindigkeiten oder, da es sich ausschliesslich um drehende Bewegungen handelt, durch kleine Trägheitsmomente und kleine Winkeldrehungen. Die Kleinheit der Schwingungen findet eine Grenze dadurch, dass die Curven eine gewisse Höhe haben müssen, wenn sie bequem lesbar bleiben sollen. Im Allgemeinen herrscht hier das Bestreben, die Ansprüche unnöthig hoch zu stellen. Schreibt man mit feiner Spitze auf zart berusster Trommel, so kann man sich mit einer Curvenhöhe von 10 mm unter allen Umständen und häufig mit einer noch geringeren zufrieden geben, ohne irgend eine Feinheit des Bildes zu verlieren. Zur Messung kleiner Längen fehlt es wahrlich nicht an Hilfsmitteln, die Ausmessung der Curven unter dem Mikroskope ist nicht nur sehr genau, sondern auch sehr bequem auszuführen, wenn die Linien nur zart genug geschrieben sind. Mit der Verkleinerung der Schwingungen wächst aber rasch die Genauigkeit der Aufschreibung.

Als weitere Vortheile kleiner Curven sind anzusehen, dass die Schreibfläche langsamer bewegt werden kann, was technisch leichter herstellbar ist und eine bessere Ausnutzung der Fläche bedingt, ferner, dass die Ordinaten der Curve, welche strenggenommen Stücke von Kreisbögen sind, sich geraden Linien mehr annähern. Die Ausmessung der Curven wird dann viel einfacher.

Kleinheit der Trägheitsmomente wird erreicht durch Verringerung der Massen und möglichste Annäherung derselben an die Drehungsaxen. Letztere Bedingung ist besonders wichtig, da das Trägheitsmoment eines schwingenden Systems sich darstellt als die Summe der Producte aus den einzelnen Massenpunkten in das Quadrat ihres Abstandes von der Drehungsaxe. In dem kleinen Trägheitsmomente liegt auch die Ueberlegenheit der Sphygmographen mit Federspannung gegenüber denen mit Gewichtsbelastung. Durch steife Federn kann man die nöthigen Belastungen mit hundertfach geringerem Trägheitsmoment hervorbringen als durch Gewichte.

Die gepriesene Eigenschaft der Gewichtssphygmographen, dass die Belastung, bei welcher eine bestimmte Curve geschrieben wurde, angebbar und daher stets zu reproduciren ist, hat nur scheinbaren Werth. Erstens ist es durchaus nicht leicht, das Instrument stets an derselben Stelle anzulegen; eine Verschiebung der Pelotte um Bruchtheile eines Millimeters genügt aber schon, um die Höhe der Pulscurven beträchtlich zu ändern bez. andere Belastungen nöthig zu machen. Und zweitens hat die Möglichkeit, verschiedene Pulse bei demselben Druck zeichnen zu können, keine besondere Bedeutung, da die Hoffnungen, auf diesem Wege ein Maass für die Grösse oder die Härte des Pulses zu erhalten, sich nicht realisirt haben, wie später noch ausführlich zu zeigen sein wird.

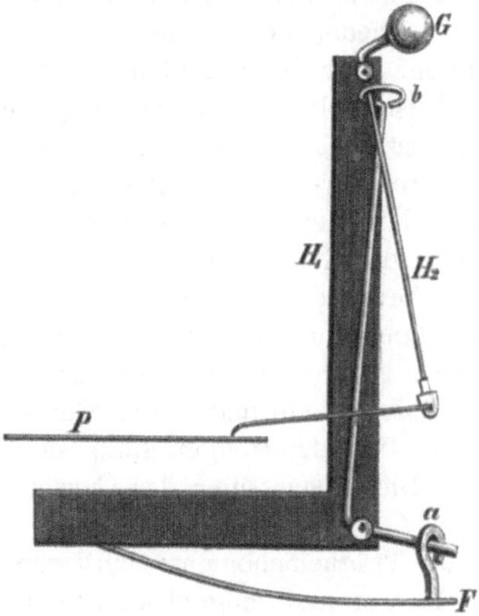

Fig. 3.
Pulshebel nach Dudgeon.

Eine wesentlich andere Einrichtung zur Vergrösserung der Pulsbewegung besitzt der Sphygmograph von Dudgeon (50) wie Fig. 3 zeigt. Von der Druckfeder F wird zunächst der Winkelhebel H_1 und von diesem wiederum der Hebel H_2 in Bewegung gesetzt. Die Hebelarme laufen in a und b durch weite Oesen, das kleine Gegengewicht G sorgt für die innige Berührung der Stücke. Mit dem langen Ende von H_2 ist der Schreibstift gelenkig verbunden; derselbe bleibt durch sein eigenes Gewicht auf der (horizontalen) Papierfläche liegen. Durch die doppelte Uebertragung wird der Abstand zwischen Pelotte und Schreibfläche verringert, das Instrument nimmt wenig Raum ein und ist dank der zweckmässigen Anordnung seiner Theile (siehe unten S. 25) auch sehr handlich. Die aus Metall hergestellten Hebel, Schreibstift und Gegengewicht gestatten aber niemals, das Trägheitsmoment des Schreibapparates soweit zu verringern, als es beim Marey'schen Modell möglich ist.

Einige Verbesserungen, die neuerdings an den Sphygmographen angebracht worden sind.

1. Die genaue Einstellung der Pelotte des Sphygmographen auf den gewünschten Punkt der Hautoberfläche hat selbst für den Geübten häufig Schwierigkeiten, wenn die Pelotte ziemlich versteckt unter dem Instrumente liegt und die Anlegung ohne Hilfe vorgenommen werden muss. Die Aufgabe wird wesentlich erleichtert, wenn man nach C. Ludwig die Schiene,

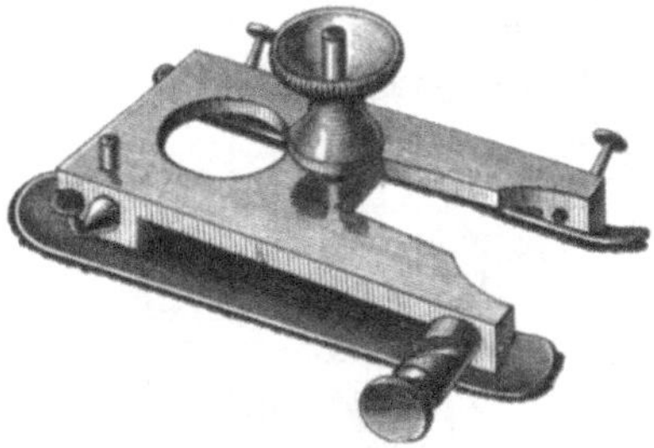

Fig. 4.
Schiene zu dem Apparat Fig. 5.

welche an den Körper angelegt wird, von dem Instrumente trennt. Dieselbe erhält dann die Gestalt eines Metallrahmens von geeigneter Form mit gefütterten Backen, welcher mit Bändern befestigt wird (Fig. 4). Auf der oberen ebenen Fläche des Rahmens lässt sich der Sphygmograph ausreichend verschieben, bis der beste Ort für die Pelotte gefunden ist, worauf durch Anziehen einer Schraube die gewählte Stellung festgehalten wird. Die einfache Vorrichtung ist von solcher Bequemlichkeit, dass man sie kaum wird missen wollen, wenn man sie einmal benutzt hat.

Fig. 5 stellt das von mir gebrauchte Modell des Sphygmographen dar. Die Pelotte P ragt hier frei über die abnehmbare Schiene hervor, was die Einstellung sehr erleichtert. Ueber einige weitere Eigenthümlichkeiten des Instrumentes siehe unten.

2. An der fertigen Pulscurve wird die Zeit den Abscissenlängen proportional gesetzt unter Voraussetzung einer constanten Geschwindigkeit der Schreibfläche. Dieser Forderung ist bei den gebräuchlichen Sphygmographen fast niemals genügt, theils wegen der mangelhaften Construction der Uhrwerke, theils weil die Kraft der Triebfeder so klein ist, dass der Gang durch geringe Reibungswiderstände schon beeinflusst wird. Eine von dem Uhrwerke unabhängige Registrirung der

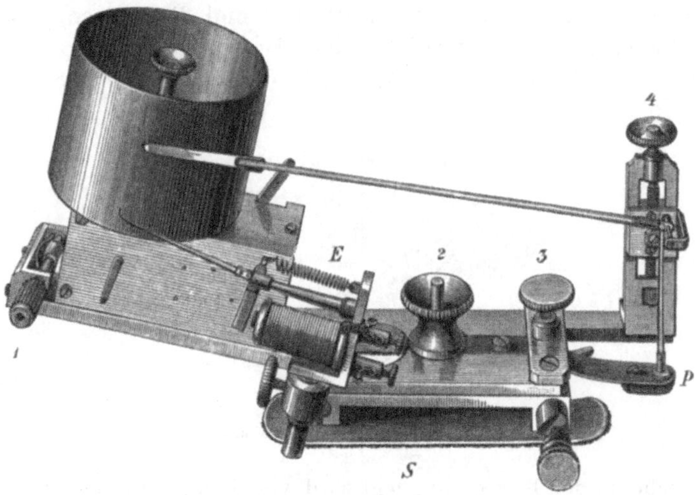

Fig. 5.
Sphygmograph des Verfassers.

Zeit ist also für genaue Versuche unerlässlich. Ich habe an meinem Instrumente unterhalb des Pulshebels einen kleinen Electromagneten E anbringen lassen und setze ihn durch einen selbstthätigen Unterbrecher von 20 Schwingungen in der Secunde in Bewegung.

In sehr einfacher und zweckmässiger Weise ist die Aufgabe bei dem Sphygmochronographen von A. Jaquet (29) gelöst. Vgl. Fig. 6. In dem Kästchen befindet sich ausser dem Triebwerk für den Papierstreifen noch ein zweites Taschenuhrwerk mit Ankerhemmung. Die Schwingungen derselben werden vermittelst eines kleinen Registrirhebels auf dem Papierstreifen verzeichnet und zeigen $^1/_5$ Secunden an. Das Triebwerk ertheilt dem Streifen ausser einer Geschwindigkeit von 10 mm $sec.^{-1}$ noch eine zweite von 40 mm $sec.^{-1}$, der Wechsel kann zu jeder Zeit während des Ganges durch eine einfache Hebelauslösung bewerkstelligt werden, ohne dass die Registrirung der Zeit dabei irgend beeinflusst wird. Aus den sorgfältigen Prüfungen, welchen Jaquet (30) sein Instru-

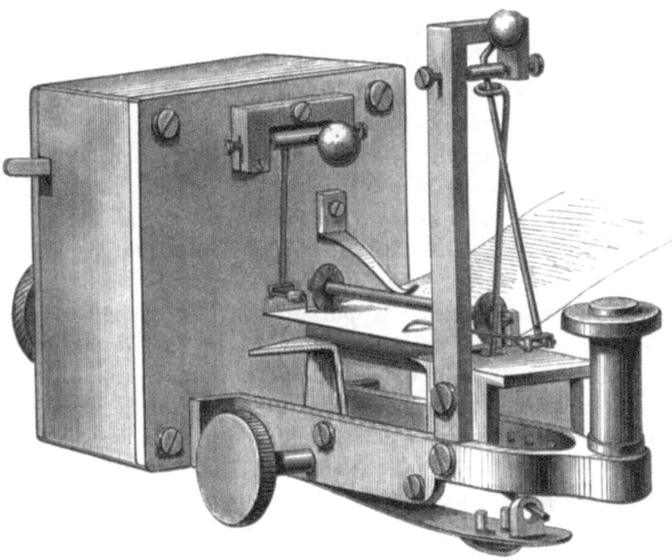

Fig. 6.
Sphygmograph von Jaquet, ohne Schiene.

ment unterworfen hat, ergibt sich eine Genauigkeit der Zeitregistrirung, welche den Leistungen einer Stimmgabel mindestens gleichkommt. In dieser Beziehung lässt der Apparat alle anderen Sphygmographen weit hinter sich. In der Einrichtung für die Pulsschreibung scheint mir das Instrument noch verbesserungsfähig, namentlich in der Form der Schiene, welche auf einem mageren Arm schwer richtig einzustellen ist. Ueber das Dudgeon'sche Princip der Hebelübertragung habe ich mich bereits oben ausgesprochen.

Statt den Motor in der Form eines Taschenuhrwerkes auf

dem Sphygmographen anzubringen, kann man auch die in den physiologischen Laboratorien gebräuchlichen grossen Uhrwerke, speciell die von Baltzar in Leipzig in unübertroffener Güte hergestellten Trommelkymographen verwenden. Es entsteht dann die Aufgabe, mit dem zu untersuchenden Körpertheil und dem darauf befestigten Sphygmographen an die Trommel heranzukommen und ihn in der gewählten Lage möglichst unbeweglich festzuhalten. Soll z. B. der Radialispuls aufgenommen werden, so kann man Hand und Unterarm durch eine Schiene festlegen, wie dies zuerst Burdon-Sanderson (49) gethan hat. Die Herstellung einer gleichmässig zarten Berührung zwischen Schreibspitze und Trommel hat aber nicht unerhebliche Schwierigkeiten, da das gewichtige Uhrwerk für eine rasche und feine Einstellung viel zu schwerfällig ist. Am besten nimmt der Untersuchte durch leichte Drehungen des Armes selbst die nöthigen Correcturen vor, was grosse Aufmerksamkeit voraussetzt. Die Methode ist in der Anwendung auf verschiedene Körpertheile und Stellungen beschränkter als die kleinen Apparate. Sie hat aber vor diesen voraus die sehr viel grössere Schreibfläche, so dass der Versuch über längere Zeiten ausgedehnt werden kann, sowie die Möglichkeit, die Geschwindigkeit in weiten Grenzen zu ändern.

Leichter in der Anwendung und vielseitiger wird die Methode, wenn man den Schreibhebel mit dem grossen Trommeluhrwerk in feste Verbindung bringt und die Bewegung der Pelotte durch Luft überträgt. Man braucht dazu in bekannter Weise zwei durch einen Schlauch verbundene Luftkapseln, den Tambour explorateur und inscripteur (Sphygmographe à transmission) von Marey (41 p. *221*). Die Empfangstrommel darf nicht direct auf die Haut aufgesetzt werden, da die Kautschukmembran den zur Aufnahme der Pulsbewegung nöthigen Druck nicht auszuüben vermag. Die Einrichtung der Druckfeder ist daher beizubehalten, wie dies Marey gethan hat, oder man bringt in's Innere der Empfangstrommel eine Spiralfeder, welche die Membran vordrängt und sie befähigt, auf die Haut stärkere Drücke auszuüben. Solche Explorateurs, welche von Marey (41, p. *149*) für die Registrirung des Herzstosses benutzt worden sind, hat neuerdings Edgren (11) für die Darstellung des Arterienpulses benutzt. Auf die Regeln, welche beim Gebrauche von Luftkapseln zu beobachten sind, komme ich unten gelegentlich des Cardiogramms zu sprechen, so dass ich mich hier begnüge, darauf zu verweisen.

Eine sehr beachtenswerthe Methode der Zeitschreibung ist von Grashey (24) in die sphygmographische Technik eingeführt und später auch von Ziemssen und Maximowitsch (57), sowie von Hoorweg (26) benutzt worden. Sie beruht auf der metallischen Verbindung der Schreibfläche einerseits und des Schreibhebels andererseits mit den Polen eines grossen Inductors, welcher durch eine Stimmgabel angeregt in regelmässiger Folge Funken überspringen lässt. Dieselben hinterlassen kleine weisse Flecken auf dem berussten Papier. Die Methode verdient namentlich dann den Vorzug, wenn mit 2 oder 3 an verschiedenen Orten thätigen Apparaten gleichzeitig geschrieben werden soll, deren jeder seine besondere Schreibfläche besitzt. Man erhält dann eine auf allen Curven übereinstimmende Zeitmarkirung. Nachtheilig ist die Grösse der Funkenspuren, welche zarte Curven arg verunstalten, ferner die Nothwendigkeit, den Schreibhebel aus Metall anzufertigen.

3. Der Schreibhebel des Sphygmographen bedarf der besonderen Aufmerksamkeit des Experimentators. Da ihm die Bewegung hart an der Drehungsaxe (1—1,5 mm Abstand) mitgetheilt wird, erreicht er grössere Winkelgeschwindigkeiten als jeder andere Theil des Apparates. Auf die Verkleinerung seines Trägheitsmomentes muss daher besondere Sorgfalt verwendet werden. Je weiter gegen die Spitze desto leichter muss er werden. Der in Fig. 5 abgebildete Hebel besteht zunächst jenseits des Verbindungsstäbchens Z aus einer dünnwandigen Metallhülse, 10 mm lang und 1,5 mm lichte Weite. In ihr steckt ein trockener Grashalm 6 cm lang, welchem ein etwa 4 cm langer und 3 mm breiter Streifen aus einer Federpose angekittet ist. Der Streifen wird gegen die Spitze papierdünn geschabt und in sehr stumpfem Winkel gegen die Schreibfläche umgebogen.

Dieser Hebel besitzt bei einer bedeutenden Steifigkeit in der Richtung parallel zur Schreibfläche eine grosse Biegsamkeit in der Richtung normal auf dieselbe, legt sich also mit geringer Reibung an die Schreibfläche an. Um die zarteste Berührung zwischen Schreibspitze und Fläche zu erreichen, wird an meinem Sphygmographen die Schreibfläche (Trommel) mitsammt dem Uhrwerk durch eine Schraube ohne Ende, 1, verstellt.

Den gestellten Anforderungen werden diejenigen Hebel viel weniger gerecht, welche wie bei Dudgeon's Apparat an der Spitze einen besonderen gelenkig verbundenen Schreibstift tragen. Die Berührung mit der Schreibfläche wird durch die Schwere oder durch elastische Spannung hergestellt. Ein solcher Hebel schreibt allerdings geradlinige Ordinaten, doch bedarf deren Höhe einer Correctur, welche nur unter gewissen Bedingungen vernachlässigt werden kann (vgl. P. Starke (52, p. *66*).

Sphygmographische Curven sollen nur in Russ, nicht mit Tinte geschrieben werden. Tintenschreibung bedingt die Anbringung von Aufnahmegefässen für die Farbe an der Spitze des Hebels und damit eine Massenvermehrung in grösstem Abstand von der Drehungsaxe. Tintenlinien können auch niemals so fein gezogen werden wie Spuren in Russ und verlangen daher eine Zeichnung der Curve in grösserem Maassstab.

Für die gleichmässige Berussung der Schreibflächen hat Hürthle (28) ein sehr brauchbares Verfahren angegeben.

Es muss als ein Nachtheil der meisten bisherigen Sphygmographen bezeichnet werden, dass sie zu ausschliesslich für die Registrirung des Radialispulses eingerichtet sind. Wie wünschenswerth, ja nothwendig für die Deutung des Pulsbildes es ist, die Curve anderer Arterien mit dem Radialispuls zu vergleichen, wird sich weiter unten herausstellen. Die gebräuchlichen Sphygmographen lassen sich meistens noch recht gut an der Arteria pediaea, dagegen an der Cruralis, Carotis, Temporalis, Brachialis nur mit Schwierigkeit, manchmal auch gar nicht appliciren. Die Instrumente mit abnehmbarer Schiene lassen sich noch am ehesten dieser Aufgabe anpassen, indem man für jeden Beobachtungsort eine besondere Schiene anfertigt, wie dies Edgren (11) bereits in geschickter Weise versucht hat. Vielleicht liesse sich auch eine feste oder bewegliche Schiene einrichten, welche einer mehrfachen Verwendungsweise fähig ist.

In jüngster Zeit hat Bernstein (4) einen von Czermak (9) angegebenen Versuch zu einer Registrirmethode ausgebildet. Ueber der pulsirenden Stelle wird auf die Haut ein

Spiegelchen geklebt, welches einen Lichtstrahl auf die mit lichtempfindlichem Papier bezogene Registrirtrommel ablenkt. Es ist zweifellos ein Vorzug, dass die Vergrösserung der Bewegung ohne Reibung und träge Massen geschieht, wenn man auch dafür einige Umständlichkeiten in Kauf nehmen muss. Die bis jetzt vorliegenden Erfahrungen sind nicht zahlreich genug, um zu beurtheilen, ob sie mehr leistet als eine correcte Sphygmographie. Als Controlmethode dürfte sie von besonderem Werthe sein.

Wie bekannt, existiren nicht nur die wenigen oben beschriebenen Formen von Sphygmographen, sondern eine ungezählte Menge von Modellen und Modificationen. Es gilt hier ungefähr derselbe Satz, wie von den Geburtszangen, dass jeder Arzt seine besondere Construction gebraucht. Diese Thatsache ist physiologisch durchaus verständlich. Das Instrument stellt eine Ergänzung und in gewisser Richtung eine Vervollkommnung der ergreifenden und tastenden Hand dar und wird daher je nach Art derselben besonders gebaut sein müssen. Es würde also etwas Unmögliches sein zu verlangen, dass ein Instrument für alle Hände passen sollte. Nur über die allgemeinen Principien der Construction lässt sich Einvernehmen erzielen.

Richtige Pulscurven lassen sich fast mit jedem Instrument gewinnen, allerdings mit sehr verschiedener Leichtigkeit und Sicherheit. Man darf aber auch umgekehrt nicht vergessen, dass kein Sphygmograph eine vollkommene Gewähr vor fehlerhaften Curven bietet. Wenn Mach (37) ein gewisses Exemplar des Marey'schen Sphygmographen für gewisse Druckschwankungen zuverlässig fand, und Donders (10) unter gegebenen Bedingungen getreue Curven von seinem Tambour erhalten hat, so folgt daraus nicht, dass jeder Marey'sche Sphygmograph und jeder Tambour unter allen Umständen richtig zeichnet, wie dies nicht selten in der Pulsliteratur als selbstverständlich vorausgesetzt wird. Ein solcher Glaube wäre so wenig gerechtfertigt wie die Meinung, dass alle Ankeruhren regulirt sein müssten, weil man zufällig eine richtig gehend gefunden hat.

Inwiefern durch gewisse Eigenthümlichkeiten der Construction, die Art der Belastung, Beschaffenheit des Hebels, Kleinheit der Curven u. s. w. die Zuverlässigkeit des Instrumentes erhöht werden kann, ist oben besprochen worden. Weitere Verhaltungsmassregeln folgen noch unten. Soll die Verwerthbarkeit der erhaltenen Curven mehr sein als eine blosse Vertrauenssache, so müssen die Grenzen der Leistungsfähigkeit für jedes Instrument experimentell bestimmt werden.

Prüfung der Sphygmographen.

1. Prüfung auf der Arterie.

Ist eine bestimmte Construction des Pulsschreibers gegeben und hat man sich versichert, dass Mängel in der technischen Ausführung (schlotternder Gang, Klemmung in den Gelenken, unnöthige Reibung, Verbiegungen der starren Theile u. s. f.), durch welche Fehler entstehen können, ausgeschlossen sind, so bleiben Entstellungen der Curven nur noch durch die unvermeidliche Trägheit zu befürchten. Dieselbe äussert sich in der Weise, dass das Instrument unter der Wirkung beschleunigender Kräfte, welche durch Vermittlung elastischer Zwischenstücke (Haut) auf dasselbe einwirken, anfangs zurückbleibt (so lange nämlich die Beschleunigung positiv ist, die Winkelgeschwindigkeit also zunimmt), später aber, wenn die Beschleunigung negativ wird, vorausläuft oder, wie man gewöhnlich sagt, geschleudert wird. Da langsame Bewegungen unter allen Umständen richtig verzeichnet werden, so muss es offenbar einen Grenzwerth der Beschleunigung geben, dem das Instrument ohne merkliche Abweichung zu folgen im Stande ist. Ein auf die Ermittlung dieses Werthes gerichtetes Prüfungsverfahren, d. h. die Bestimmung von zweiten Ordinatendifferenzen für so kleine Zeitabschnitte, dass die Aenderungen sich genügend gleichmässig ergeben, würde bei der Kleinheit der Curven mit sehr grossen Schwierigkeiten verknüpft sein. Unter gewissen Bedingungen vereinfacht sich indessen die Aufgabe. Hat man es z. B. mit einer Bewegung von regelmässig periodischem Charakter und stets gleicher Form (Puls) zu thun, deren Amplitude man je nach der Verwendungsart des Pulsschreibers verschieden wählen kann, so verändern sich Winkelgeschwindigkeit und Beschleunigung für jeden Curvenpunkt proportional der Amplitude. Da ferner die Schleuderhöhen des Hebels wachsen mit dem Quadrat der Winkelgeschwindigkeit im Ablösungspunkte, so muss sich in allen Fällen durch Verkleinerung der Curve der Fehler vermeiden oder doch auf ein unschädliches Minimum reduziren lassen. Auf dieser Ueberlegung beruhen die folgenden beiden Prüfungsverfahren.

Setzt man die Pelotte des Sphygmographen zuerst ganz lose auf die pulsirende Stelle und macht dann schrittweise die Berührung durch Anziehen der Spannungsschraube immer inniger, so erhält man eine Serie von Pulscurven, welche anfangs an Höhe zunehmen, bei einer gewissen Spannung am grössten sind und weiterhin wieder abnehmen, bis der Druck so stark geworden ist, dass der Puls ihn nicht mehr überwinden kann. Vergleicht man 2 Pulscurven von verschiedener Höhe, also von verschiedener Federspannung miteinander, so findet man sie in allen wesentlichen Merkmalen übereinstimmend, oder schärfer ausgedrückt: vollkommen regelmässigen Puls und constante Geschwindigkeit der Schreibfläche vorausgesetzt, so stehen je 2 gleich weit vom Anfangspunkt entfernte Ordinaten in einem constanten Verhältniss. Da eine mittlere Federspannung die grössten Curven liefert, so muss es Curven gleicher Höhe aber verschiedener Spannung geben. Die Uebereinstimmung der Formen geht dann bis zur Deckung oder Congruenz. Die Befürchtung dass die Pulscurven je nach dem Grade der Verengerung der Arterie verschieden aussehen müssten bewahrheitet sich nicht. Ich habe mich durch zahlreiche Versuche überzeugt, dass die Zusammendrückung einer pheripheren Arterie wie der Radialis distal von dem Sphygmographen die Form des Pulses nur unwesentlich verändert. Ich komme auf diese Frage später zurück.

Aus dieser Beobachtung ergiebt sich ein sehr bequemes Verfahren zur Prüfung eines Sphygmographen bez. zur Feststellung der Drucke, welche zur Aufschreibung eines Pulses verwendet werden dürfen. Da Pulscurven mit kleinen Ordinaten stets zuverlässiger sind als grosse, starke Federspannungen die gleichmässige Berührung sicherer gewährleisten als schwache, so soll eine vorsichtige Pulsschreibung immer ausgehen von möglichst starken Drücken, um dann zum Zwecke der Vergrösserung der Ordinaten die Spannung so lange zu vermindern, als dies ohne störende Deformirung möglich ist. Schreibt ein Sphygmograph von einem gegebenen Pulse bei verschiedenen

Spannungen Curven, welche durch die Form und Zahl der Theilgipfel sich von einander unterscheiden, so sind diejenigen, welche die grössere Zahl von Gipfeln besitzen, unter allen Umständen verdächtig. Woher O. J. B. Wolff (56, p. *19*) und viele Andere nach ihm wissen, dass die bei geringer Federspannung gezeichneten zackenreichen Pulse die „unverderbten" sind, ist mir unbekannt geblieben.

2. Prüfung durch künstliche Pulse.

Häufig kommt man in die Lage, die Prüfung des Instruments erst nachträglich vorzunehmen, so dass man gezwungen ist, die fragliche Pulsform künstlich nachzuahmen. Besonders lehrreich wird der Versuch, wenn man dem Instrumente Bewegungen von bekanntem Verlaufe mittheilt und zusieht, wie genau dieselben wiedergegeben werden. In dieser Weise sind bereits Mach (38) und Donders (10) vorgegangen. Die Einrichtung, deren ich mich bedient habe, ist in Fig. 7 dargestellt. An der Pelotte des Sphygmographen ist ein starker Seidenfaden befestigt, welcher an dem Schreibhebel H_2 des Sphygmographen vorbei nach oben geführt ist zur stählernen Axe eines zweiten Schreibhebels H_1. Diese zwischen den Zinken der Gabel G in Spitzen laufende Axe hat 3 mm Durchmesser. Der Seidenfaden ist einmal herumgeschlungen und dann unverrückbar an der Axe befestigt. Festgeschraubt auf der Axe ist ferner die Handhabe L, ein Streifen dünnen Holzes nach Art eines Lineals. Bewegt man dasselbe mit der Hand, so verzeichnet der Hebel H_1 die Drehungen unmittelbar auf die Trommel; indem aber gleichzeitig der Seidenfaden auf- bez. abgewickelt wird, muss auch der Sphygmograph in Bewegung gerathen. Nach kurzer Uebung lernt man mit der Hand sehr gleichmässige Schwingungen ausführen und dieselben ohne wesentliche Aenderung der Form in ihrer Amplitude wechseln lassen.

Führt man den Versuch aus, so erhält man 2 Curven übereinander, wie in Fig. 8, wo die obere Curve von der Hand, die untere vom Sphygmographen gezeichnet ist. Die Curven, welche wie alle folgenden der Deutlichkeit halber vergrössert sind, entstammen einer langen Reihe von gleicher Form, aber wachsender Amplitude und stellen jenes Stück dar, in welchem die Schleuderung des Sphygmographen merklich wird. Es ergibt sich, dass die betreffende Form nur so lange richtig gezeichnet wird, als die Curvenhöhe 11 mm (in der Vergrösserung 20 mm) nicht überschreitet.

Das Ergebniss der Prüfung hat indessen nicht nur für die Darstellung der hier gewählten Form, eine Art überdikroten Pulses, Bedeutung, sondern ist von etwas allgemeinerem Werthe.

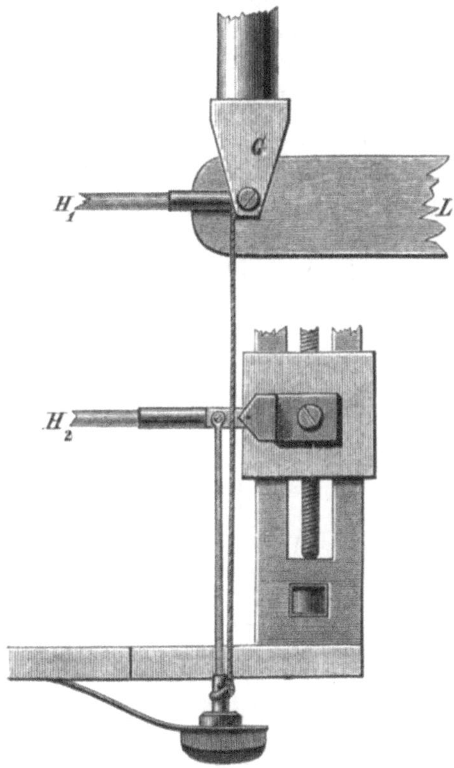

Fig. 7.
Einrichtung zur Prüfung des Sphygmographen.

Wenn man nämlich berücksichtigt, dass Entstellungen der Curve hauptsächlich dort zu fürchten sind, wo die grössten Beschleunigungen vorkommen, d. i. im Anfangsstück der Pulscurve und in der Gegend des Gipfels, und dass die Ascensionslinie in der Regel wie hier ein Curvenstück mit nur einem Wendepunkt darstellt, so werden alle derartigen Curven, bei welchen der Gipfel wie in dem Beispiele der Fig. 8 in $^1/_{10}$ Sec. erreicht ist, verdächtig erscheinen, sobald die gefundene kritische Gipfelhöhe überschritten wird.

Will man eine gegebene Curve genau reproduciren, so muss man das Verfahren von Donders (10) anwenden, welcher den ersten Schreibhebel in Bewegung setzte durch eine rotirende Scheibe, in deren Umfang die Gestalt der Curve eingeschliffen war. Würde man dieselbe auf die Holzleiste L der Fig. 7 in verschiedenem Abstande von der Drehungsaxe wirken lassen, so erhielte man, bei constanter Umdrehungsgeschwindigkeit der

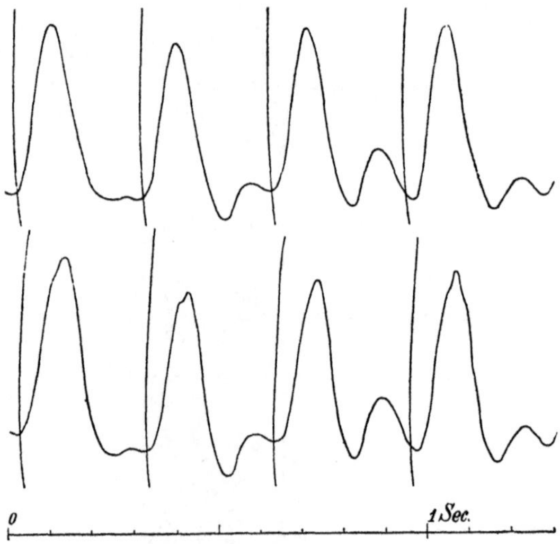

Fig. 8.
Künstliche Pulse zur Prüfung des Sphygmographen. Vergr. $^9/_5$.

Scheibe, Curven von gleicher Periode und Form, aber verschiedener Amplitude.

Indessen liefert die Bewegung mit der Hand schon recht brauchbare Resultate, insbesondere lässt sie die ungleiche Empfindlichkeit verschiedenartiger Constructionen rasch erkennen.

3. Zur Prüfung des Hebels allein

hat Buisson eine Methode angegeben (citirt nach Marey, 41 p. *217*). Der Hebel, welcher in diesem Falle mit der Druckfeder nicht verbunden sein darf, sondern derselben nur aufliegt, erhält eine Unterstützung, welche in beliebiger Höhe eingestellt werden kann. Werden dem Instrumente regelmässige Stösse ertheilt, etwa durch den Puls selbst, so läuft es erst eine Zeit ohne Hebel, bis derselbe endlich von der Unterstützung abgehoben wird. Schleuderungen, welche von dem Hebel herrühren, müssen um so kleiner werden, je höher man die Unterstützung einstellt. Die Methode, welche sich nicht für alle Instrumente anwenden lässt, ist bequem, um das Vorhandensein oder Fehlen von Verunstaltungen bei einer gegebenen Pulscurve (wenigstens soweit dieselben den Curvengipfel betreffen) nachzuweisen. Doch ist zu bemerken, dass es für die Aufschreibung nicht gleichgültig ist, ob der Hebel allein sich bewegt oder verbunden mit den trägen Massen der Druckfeder und Verbindungsstücke.

Discussion der sphygmographischen Curve.

1. Die sphygmographische Curve ist eine Darstellung des Druckverlaufs in der Arterie.

Der Druck, den die Pelotte des Sphygmographen auf die Haut ausübt, wird sich in dem von Wasser durchtränkten Gewebe voraussichtlich nach allen Richtungen ausbreiten. Es ist daher sehr unwahrscheinlich, dass die Arterie einfach platt gedrückt wird; sie wird sich vielmehr unter dem Einfluss der erhöhten Gewebsspannung ziemlich gleichmässig zusammenziehen, indem gleichzeitig ein gewisser Theil des Blutdrucks jetzt nicht mehr von der Arterienwand, sondern vom umgebenden Gewebe, beziehungsweise von der Druckfeder, compensirt wird. Je stärker die Feder drückt, ein desto grösserer Theil des Blutdruckes wird auf das Instrument übertragen, und desto mehr fällt die Arterie zusammen. Es muss also auch umgekehrt bei gewählter Einstellung der Druckfeder jede Aenderung des Blutdruckes auf den Apparat zurückwirken. Das Instrument wird die Schwankungen des Blutdruckes anzeigen, aber nicht voll, sondern nach Abzug desjenigen Betrages, welchem durch die elastischen Kräfte der Arterienwand und der bedeckenden Gewebe das Gleichgewicht gehalten wird. Dieser Betrag ist veränderlich. Steigt der Druck, so wird die Pelotte des Sphygmographen zurückgedrängt, die Arterie kann sich etwas erweitern, so dass nunmehr ein grösserer Theil des Druckes von der Arterienwand getragen wird. Man sieht, dass die sphygmographische Curve sich nicht etwa nur um einen constanten Werth von der Blutdruckcurve unterscheidet, sondern dass ein stets wechselnder Betrag des Druckes von der Arterie compensirt wird und daher nicht zur Aufschreibung gelangt. Nun kann man aber mit gutem Rechte annehmen, dass diese durch die Arterienspannung und Gewebsspannung compensirten Werthe den Drücken selbst proportional sind. Die Dehnungscurve der elastischen Gebilde, auf die es hier ankommt, ist zwar im Allgemeinen nicht geradlinig; für kleine Dehnungen kann aber Geradlinigkeit mit grosser Annäherung angenommen werden und daraus folgt, dass die Aenderungen, welche die Ordinaten der sphygmographischen Curve zeigen, den Aenderungen des Druckes proportional sein müssen. Mit anderen Worten: die sphygmographische Curve ist eine Blutdruckcurve, bei welcher aber der Maassstab, mit welchem die Ordinaten gezeichnet sind, unbekannt bleibt. Damit ist die Art der functionellen Abhängigkeit vom Blutdruck, welche oben nicht näher angegeben war, bestimmt und gleichzeitig gerechtfertigt, wenn die sphygmographisch verzeichneten Pulse dem Geschlechte der Druckpulse zugezählt werden.

Es ist indessen nicht aus den Augen zu lassen, dass der Sphygmograph auch noch von anderen Bewegungen beeinflusst wird und dass daher die erwartete Proportionalität nicht immer besteht. Indem ich absehe von Muskelbewegungen, welche meist leicht zu verhindern sind oder doch als solche erkannt werden können, bleiben hauptsächlich zwei Fehlerquellen zu berücksichtigen.

a) Aenderungen der Lage oder Krümmung der Arterie. Stark geschlängelte Arterien verändern mit jedem Pulsschlage ihren Ort, wovon die Pulscurve in einer sehr complicirten und zunächst unbekannten Weise afficirt werden kann. Sehr auffallend werden die Störungen, wenn man die Arterie isolirt. Mit jedem Pulsschlag wölbt sich das Gefäss aus der Wunde heraus und schwingt als Ganzes, wodurch das Pulsbild sehr stark verunstaltet wird. Blosslegung der Arterie macht daher nicht, wie vielfach geglaubt wird, die Methode schärfer, sondern ist im Gegentheil als Fehler zu betrachten.

b) Aenderungen im Turgor der Haut. Die Füllung der Venen und Lymphgefässe wechselt selten so rasch, dass dadurch Störungen des Einzelpulses entstehen können; innerhalb einer Curvenreihe können aber sehr bedeutende Verlagerungen des Schreibhebels auf diesem Wege zu Stande kommen. Dies wird am besten durch ein Beispiel erläutert. Fig. 9 stellt den Puls meiner linken Radialis dar. Bei x wird eine schon

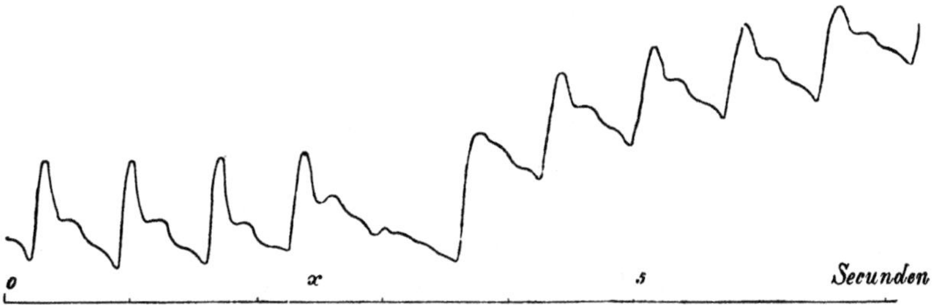

Fig. 9.
Wirkung der Venenstauung auf das Sphygmogramm. Vergr. $^9/_5$.

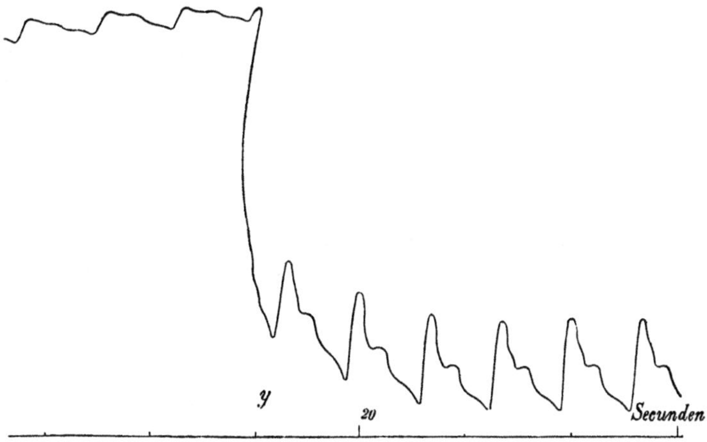

Fig. 10.
Fortsetzung von Fig. 9, Aufhören der Stauung. Vergr. $^9/_5$.

vorher um die Mitte des Oberarms gelegte Schlinge von einem Gehülfen rasch zugezogen. Die Schnürung ist so stark, dass der nächste Pulsschlag fast ganz ausfällt. Die Schlinge wird daher etwas gelockert, liegt aber noch immer so fest an, dass das Venenblut gestaut wird. Im Sphygmogramm äussert sich dies durch das Aufsteigen der Curvenreihe und Verringerung der Pulsgrösse, weil die schwellende Haut die Federspannung erhöht. Zwischen Fig. 9 und 10 liegt eine Pause von 10 Sec., während welcher die Umschnürung andauert. In Folge dessen sind zu Anfang von 10 die Pulse weit emporgerückt und verkleinert. Bei y wird die Schlinge losgelassen und man bemerkt, wie ausserordentlich rasch die Venen sich entleeren: Nach 3 Pulsschlägen ist die Curve schon wieder auf das ursprüngliche Niveau herabgesunken. Ich bemerke, dass bei dem Versuche der Arm fest in einer Schiene lag und dass bei dem Anziehen der Schlinge eine Verlagerung des Apparates vollkommen ausgeschlossen war. Die verschiedene Schnelligkeit des An- und Absteigens der Curve schliesst eine solche Deutung von vornherein aus. Das Ergebniss erhält noch ein besonderes Interesse durch seine Beziehungen zum sog. Valsalva'schen Versuch, wo die Venenstauung durch Athmungshemmung unter positivem Respirationsdruck stattfindet. Ich werde später darauf zurückkommen. In dem einen wie in dem anderen Falle ist es nicht statthaft, aus dem Ansteigen der Curvenreihe auf eine Erhöhung des Blutdrucks zu schliessen.

2. Das Sphygmogramm gibt keine sichere Auskunft über die Härte des Pulses, oder über den absoluten Werth des Blutdruckes.

Jeder Puls lässt sich durch eine gewisse Federspannung zum Verschwinden bringen, d. h. die Curven werden unleserlich klein oder verwandeln sich in gerade Linien. Der hierzu nöthige Druck ist grösser als der Blutdruck, da ein Theil der Federspannung für die Compression des bedeckenden Gewebes aufgewendet werden muss. Immerhin könnte man versuchen, auf diesem Wege ein Maass für den Blutdruck zu erhalten und es ist zuzugeben, dass bei stets gleicher Application eine ungefähre Vorstellung von der Grössenordnung des Druckes gewonnen werden kann. Zu einer Messung ist aber die Methode nicht verwendbar, da die nöthige Federspannung nicht allein von dem Blutdruck, sondern auch von der Befestigung des Apparates auf der Körperoberfläche, von der Lage der Pelotte relativ zur Arterie, sowie von der Dicke der bedeckenden Gewebsschicht abhängt. Etwas sicherer würden allerdings die Angaben der Instrumente mit Gewichtsbelastung sein. Da dieselben aber sämmtlich schlechte Pulsschreiber sind, so ist daran festzuhalten, dass die Härte des Pulses mit dem Sphygmographen nicht bestimmt werden kann. Dieselbe muss entweder mit dem Finger geschätzt oder mit dem Sphygmomanometer von Basch (2) gemessen werden.

3. Der Sphygmograph gibt keine sichere Auskunft über die Grösse des Pulses.

Wird von einer und derselben Arterie der Puls an verschiedenen Orten geschrieben, also z. B. von der Radialis auf der Epiphyse des Radius, sowie oberhalb und unterhalb derselben, so erhält man verschiedene hohe Curven, während offenbar die Amplitude der Druckschwankung innerhalb der Arterie an allen diesen Stellen dieselbe sein muss. Die Lage der Arterie, die Dicke und Beschaffenheit der einhüllenden Gewebe ist also von sehr merklichem Einfluss auf die Höhe der Curven, die der Apparat bei günstigster Federspannung zeichnet, wie dies aus den vorausgegangenen Erörterungen nicht anders zu erwarten ist. Es fällt damit auch die Möglichkeit, aus der Grösse der Pulscurven verschiedener Individuen auf den absoluten Betrag der Druckschwankung Schlüsse zu ziehen. Es ist selbstverständlich, dass extreme Werthe auch bei der Pulsschreibung richtig erkannt werden. Sehr kleine Pulse bereiten der Aufschreibung Schwierigkeiten, grosse Pulse geben fast bei jeder Application und Federspannung gut leserliche Curven. Solche Unterschiede, selbst viel feinere, entgehen aber auch dem tastenden Finger nicht. Es ist der Schleuderbewegungen halber nicht einmal räthlich, von jedem Pulse eine möglichst grosse Curve zeichnen zu wollen, wie schon oben betont wurde. Die sphygmographische Untersuchung kann auf die Feststellung der Pulsgrösse um so leichter verzichten, als durch Beobachtung mit dem Tachographen oder dem Plethysmographen die Bestimmung dieser Qualität an der unversehrten Arterie in einwandfreier Weise erreicht wird.

4. Da die Sphygmographie nur den Anspruch erheben kann, den zeitlichen Verlauf des Druckes oder die Form des Pulses zu registriren und unter günstigen Bedingungen im Stande ist diese Aufgabe mit grosser Genauigkeit und Vollständigkeit zu erfüllen, so entsteht das Bedürfniss nach Bezeichnungen, durch welche gewisse Eigenthümlichkeiten der Curven hervorgehoben und Eintheilungen getroffen werden

können. Die gebräuchliche Nomenklatur ist theils von der Palpation des Pulses herübergenommen, theils für die Sphygmogramme geschaffen worden. Zur ersteren Gattung gehören die Begriffe celer, tard und dikrot. Wie ein Pulsus celer im Sphygmogramm aussehen soll, ist nicht ganz leicht zu beantworten und ist thatsächlich verschieden definirt worden. Gegenwärtig versteht man darunter meistens eine Curve, welche hoch und steil ansteigt und einen spitzen Gipfel besitzt. Wie man sieht, ist die Definition eine recht complicirte. Sie umfasst Grössen verschiedener Dimension (Länge, Verhältniss zweier Längen, Krümmung), welche gar nicht nothwendig zusammengehören, was gegenüber der klaren Scheidung der getasteten Pulse einigermaassen auffällig ist. In Wirklichkeit werden Pulse als celer gefühlt, welche der obigen Definition nicht entsprechen, d. h. bei stärkeren Federspannungen breite abgerundete Gipfel haben, wie z. B. die senilen Pulse (Schmaltz 51 S. *58*) und man kann in Lehrbüchern sonderbarer Weise lesen, dass solche Pulse celer und tard zugleich seien. Es lassen sich freilich auch diesen Curven spitze Gipfel verleihen, wenn man mit schwacher Federspannung arbeitet und dadurch die Schleuderbewegungen begünstigt. Dadurch wird zwar der Definition genügt, nicht aber dem Zweck des Versuches.

Frägt man sich, welche Pulse bei der Palpation als celer imponiren, so sind es stets Fälle von rascher Ausdehnung der Arterie; es wird dem Finger eine beträchtliche Beschleunigung ertheilt. Ueber die Art der Zusammenziehung der Arterie sagt das Gefühl nichts aus, nur die Nachschläge, wenn solche vorhanden sind, werden verspürt. Ersetzt man den tastenden Finger durch den Sphygmographen, so muss auch diesem eine relativ grosse Beschleunigung ertheilt werden. Die Messung derselben aus den Curven ist, abgesehen von ihrer bereits oben berührten technischen Schwierigkeit praktisch desshalb werthlos, weil sie die richtige Bestimmung der Pulsgrösse voraussetzt, wozu der Sphygmograph nicht befähigt ist. Es hängt, wie oben ausgeführt wurde, von nicht beherrschbaren Bedingungen ab, ob ein Puls mit grossen oder kleinen Ordinaten geschrieben wird. Daraus geht hervor, dass der Sphygmograph zur Messung dessen, was dem Gefühl als celer resp. tard erscheint, nicht befähigt ist. Als Regel lässt sich aufstellen, dass die

Aufzeichnung eines Pulsus celer mit Vorsicht d. h. mit kleinen Excursionen bez. starken Federspannungen zu geschehen hat, weil sonst störende Schleuderungen zu gewärtigen sind.

Am zweckmässigsten ist es, die Pulsbilder wie andere ebene Curven zu behandeln und nach Zahl und Lage ihrer ausgezeichneten Punkte zu beurtheilen. Ein Anfang in dieser Richtung ist gemacht durch die Eintheilung der Curven nach ihrer Gipfelzahl in mono-, di-, tri-, polykrote. Auch die von Landois (35) eingeführten Ausdrücke katakrot und anakrot sind bequem zur allgemeinen Charakteristik der Form. Ist der erste Gipfel der höchste von allen, so ist die Curve katakrot. Ist er niedriger als der zweite oder die folgenden Gipfel, so heisst sie anakrot.

Ausser der Zahl, der relativen Höhe und Lage der Gipfelpunkte oder Maxima der Curve sind zu berücksichtigen die Thalpunkte oder Minima, und die Wendepunkte, d. h. diejenigen Punkte, in welchen die Art der Krümmung sich ändert, indem sie aus einer zur Abscissenaxe convexen in eine concave übergeht oder umgekehrt. Häufig sind auch vergleichende Angaben über die Steilheit und Krümmung verschiedener Stücke der Curve von Wichtigkeit. Bezüglich hierhergehöriger Details vergl. man die späteren Abschnitte.

5. Sphygmographie und Palpation des Pulses sind nicht rivalisirende, sondern einander ergänzende Beobachtungsmethoden.

Gegenüber der theils übertriebenen, theils zu geringen Meinung von der Leistungsfähigkeit des Sphygmographen, welcher man in der ärztlichen Litteratur häufig begegnet, habe ich mich bestrebt, den wahren Werth des Instrumentes genauer zu umgrenzen, als es bisher geschehen ist. Es geht aus diesen Erörterungen hervor, dass die Pulsschreibung das Befühlen des Pulses nicht ersetzen kann, weil durch letzteres sich Eigenschaften erkennen lassen, welche dem Sphygmographen verborgen bleiben. Auf der anderen Seite ist in der Erkennung der Form des Pulses der Sphygmograph dem Finger weit überlegen. Ist schon die Bestimmung der Zahl der Gipfelpunkte einer Curve durch Palpation äusserst unsicher, so ist eine Aussage über ihre zeitliche Folge und relative Höhe vollends ein Ding der Unmöglichkeit. Auf eine schärfere Analyse des Pulses in dieser Richtung muss aber die Beobachtung abzielen, wenn ein Fortschritt in dem Verständniss des Vorganges gemacht werden soll. Inwiefern zahlenmässige Angaben über gewisse Eigenthümlichkeiten des Pulses theoretisch von Bedeutung sind, kann erst im speciellen Theile gezeigt werden.

Das Tonogramm.

Braucht man die Oeffnung einer Arterie nicht zu scheuen, so kann man die störende Dazwischenkunft elastischer Gewebe vermeiden und dem Blutdrucke durch eine Kraft von bekannter Grösse das Gleichgewicht halten. Instrumente, welche diese Compensation automatisch ausführen, heissen Manometer. Man kann, wie bei den Sphygmographen, 2 Arten unterscheiden:

1. Instrumente mit Compensation durch Gewichte.
2. Instrumente mit elastischer Compensation.

Ausserdem müssen alle Manometer mit registrirenden Einrichtungen versehen sein, weil der Blutdruck fortwährenden Schwankungen unterworfen ist, die Ablesung eines Standes demgemäss schwierig und kaum von Werth sein würde.

1. Instrumente, welche den Blutdruck durch Gewichte compensiren, Manometer im engeren Sinne.

Dem Blutdrucke wird durch eine Flüssigkeitssäule das Gleichgewicht gehalten, welche, je nach der Grösse des nöthigen Druckes, aus wässrigen Lösungen oder aus Quecksilber bestehen. Ihre definitive Form haben diese Instrumente durch C. Ludwig (36, ferner 54 S. *148* ff.) erhalten. Das Quecksilbermanometer in seiner gegenwärtigen Gestalt wird durch Fig. 11 dargestellt. 2 Glasröhren, eine gekrümmt, die andere gerade, sind in einen Eisenblock b, welcher die verbindende Bohrung besitzt, eingekittet. Die Röhren sind zur Hälfte mit Quecksilber gefüllt. Der gekrümmte Schenkel, mit einem Hahn versehen, dient zur Verbindung mit der Arterie. In den offenen geraden Schenkel ist ein Stab eingeführt, welcher auf dem Quecksilber schwimmt und an seinem oberen aus der Röhre herausragenden Ende mit einer Schreibfeder versehen ist. Die Schwankungen des Quecksilberspiegels können auf diese Weise auf der Trommelfläche eines Uhrwerkes verzeichnet werden. Gleiches Caliber der beiden Röhren vorausgesetzt, steigt das Quecksilber im geraden Schenkel um ebensoviel in die Höhe, als es im gebogenen in Folge des Blutdruckes sinkt, so dass man die von der Schreibfeder verzeichnete Ordinate der Curve nur mit 2 zu multipliciren hat, um den Höhenunterschied der

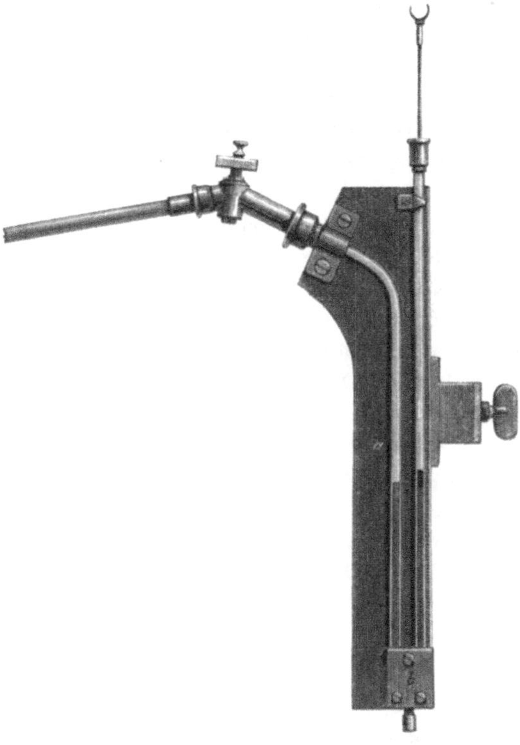

Fig. 11.
Quecksilbermanometer von C. Ludwig.

beiden Quecksilberkuppen zu kennen. Diese Druckhöhe bedarf aber noch einer Correctur. Der gekrümmte Schenkel wird bis zur Arterie mit gerinnungshemmender Salzlösung (Na_2CO_3, Na_2SO_4, $MgSO_4$ in gesättigter oder nahezu gesättigter Lösung) gefüllt. Diese Flüssigkeitssäule wird je nach der Aufstellung des Instrumentes dem Blutdruck entgegenwirken oder sich zu ihm addiren, auch ändert sich die Höhe mit der Verlagerung der Quecksilberkuppe. Die Correctur besteht somit aus einem constanten und einem veränderlichen Gliede; letzteres ist der Curvenordinate proportional. Bei Ausführung des Versuchs ist es zweckmässig, in die Arterie eine möglichst weite Canüle einzubinden und dicht hinter derselben eine grössere Glaskugel mit der Salzlösung einzuschalten. Das Blut kommt dann gleich mit reichlichen Mengen der Lösung in Berührung, wodurch Gerinnung fast ganz vermieden wird.

Die Manometer mit schwingenden Flüssigkeitssäulen haben gegenüber den elastischen Manometern eine bedeutende Trägheit, welche einerseits die Compensation verzögert, anderseits die Instrumente zu selbstständigen Oscillationen sehr geneigt macht. Man kann zwar durch Wahl enger Röhren die Masse der schwingenden Flüssigkeit verkleinern, doch kommt man wegen zunehmender Reibung und Schwierigkeit der Registrirung bald an eine Grenze.

Die Manometer sind daher zur Darstellung der Pulsform nur in den seltensten Fällen tauglich. Dagegen geben sie den Mittelwerth des Druckes unter den physiologischen Versuchsbedingungen mit genügender Genauigkeit, bei Einschaltung einer Verengerung zwischen Blutgefäss und Instrument — Marey's gedämpftes oder compensirtes Manometer — sogar völlig richtig an (v. Kries 31). Zu diesem Zwecke angewandt ist das Manometer in Folge der Einfachheit seiner Handhabung und der Leichtigkeit, mit welcher der Druckwerth in absolutem Maasse sich bestimmen lässt, allen anderen Druckmessern überlegen.

2. Instrumente, welche dem Drucke durch elastische Kräfte das Gleichgewicht halten, elastische Manometer, Tonographen.

Luftkapseln zur Aufschreibung der Pulsbewegung scheinen zuerst von Buisson (citirt nach Marey 40, p. *51*) benutzt worden zu sein. Für die Darstellung des Blutdruckes waren dieselben zu nachgiebig, so dass es nothwendig wurde, noch einen zweiten elastischen Widerstand einzuschalten in Gestalt eines Aufnahme-Apparates. Marey (40, p. *59*) gab demselben die Form einer Ampulle von Kautschuk, welche in die Blutgefässe eingeführt werden konnte. Später wurde die Ampulle durch eine metallene Aneroidkapsel ersetzt, welche mit der

Arterie in Verbindung steht, und das ist die gegenwärtig in Frankreich fast ausschliesslich gebrauchte Form des Manomètre metallique inscripteur (41, p. *179*).

Im Jahre 1864 veröffentlichte Fick (14) einen Blutdruckmesser, dessen Construction sich an die in der Technik verwendeten Manometer zur Messung der Dampfspannungen (Federmanometer von Bourdon) anlehnt. Er besteht aus einem dünnwandigen, plattgedrückten und der Fläche nach gebogenen Metallrohr, welches sich bei Druckzunahme aufbiegt. Das Rohr ist mit Flüssigkeit gefüllt. Später hat auch Fick Kautschukmembranen benutzt, denselben aber viel kleinere Durchmesser gegeben als Marey, ihre Widerstandskraft ferner dadurch erhöht, dass er sie vermittelst eines Beinknopfes gegen ein federndes Stahlblättchen drücken liess. Bei der letzten von ihm mitgetheilten Modification ist endlich das Wasser als Uebertragungsmittel fortgelassen und durch Luft ersetzt (17).

Diesen von Fick eingeführten elastischen oder Federmanometern sind alle im Gebrauche befindlichen ähnlich oder nachgebildet. Da es sich bei der Darstellung der Druckpulse nur um derartige Instrumente handeln kann, so scheint es mir zweckmässig, für sie einen gemeinsamen Namen zu gebrauchen. Ich werde sie daher im Folgenden als Tonographen bezeichnen; unter einem Tonogramm verstehe ich demgemäss Druckpulse, welche von einem elastischen oder Federmanometer gezeichnet sind.

Dass die Instrumente mit elastischer Compensation in der Darstellung von raschen Druckschwankungen, wie sie beim Pulse vorkommen, den Manometern mit Gewichtscompensation überlegen sind, ist nach den oben für den Sphygmograph angestellten Erörterungen zu erwarten und durch Fick (15) und Tachau (53) experimentell erwiesen. Eine Unbequemlichkeit der Tonographen besteht darin, dass der einer gegebenen Deformation entsprechende Druckwerth für jedes Instrument erst bestimmt werden muss, was am einfachsten durch Vergleich mit einem Quecksilbermanometer geschieht. Die Bestimmung muss nicht nur bei Kautschukmembranen, sondern auch bei Metallfedern häufig wiederholt werden, weil durch elastische Nachdehnung, Verbiegungen und moleculare Zustandsänderungen leicht dauernde Verschiebungen entstehen. Für grosse Druckschwankungen wachsen ferner die Ordinaten meistens nicht proportional.

Zur Uebertragung der Bewegung ist im Allgemeinen Luft vorzuziehen. Die Masse derselben ist gegenüber der des Instrumentes zu vernachlässigen. Nicht so bei der Uebertragung durch Wasser. Die schwingende Flüssigkeitssäule muss als eine mit dem Schreibhebel fest verbundene Masse angesehen werden, wodurch das Trägheitsmoment desselben entsprechend erhöht wird. Bei gleicher sonstiger Construction muss das mit Wasser gefüllte Instrument eine grössere Trägheit und demgemäss Neigung zu selbstständigen Oscillationen von grosser

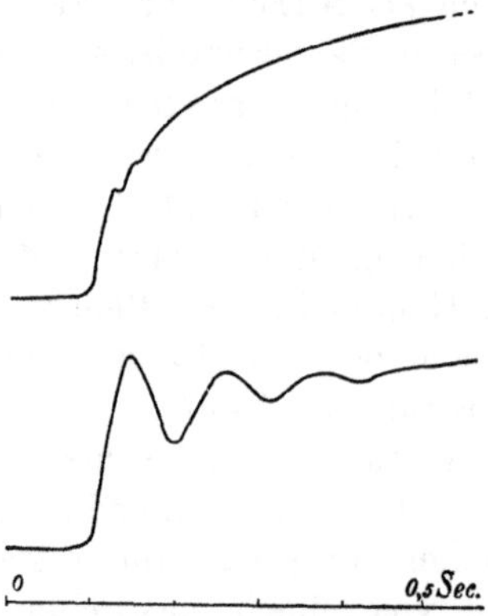

Fig. 12.
Vergleich von Luft- und Wasserübertragung. Vergr. 9/4.

Amplitude und langer Periode aufweisen. Dies lässt sich experimentell leicht bestätigen.

Von 2 Tonographen der sogleich zu beschreibenden Construction wurde der eine für Wasserübertragung mit einer 3 mm weiten Bohrung, der andere für Luftübertragung mit einer 1 1/2 mm weiten Bohrung versehen, im Uebrigen identisch vorgerichtet und seitenständig mit einem Kautschukschlauch verbunden, durch den sich ein rascher Wasserstrom bewegte. Unmittelbar unterhalb der Tonographen befand sich ein leicht spielender Hahn. Wurde derselbe zugedreht, so stieg in beiden Tonographen der Druck auf die Höhe des Reservoirs in Form einer Curve, deren charakteristische Gestalt durch v. Kries (32) untersucht worden ist. Die Eigenschwingungen der Tonographen, welche in Folge der anfänglich bedeutenden Beschleunigung auftreten, sind bei Luftübertragung sehr klein und rasch, bei Wasserübertragung gross und mindestens fünfmal langsamer. Vgl. Fig. 12. Aehnliche Versuche hat Marey angestellt (40, p. *268*). Ich kann demnach die von Roy (Rolleston 47), Hürthle (27) und Gad (7) benutzten Constructionen nicht als Verbesserungen des Fick'schen Modells betrachten.

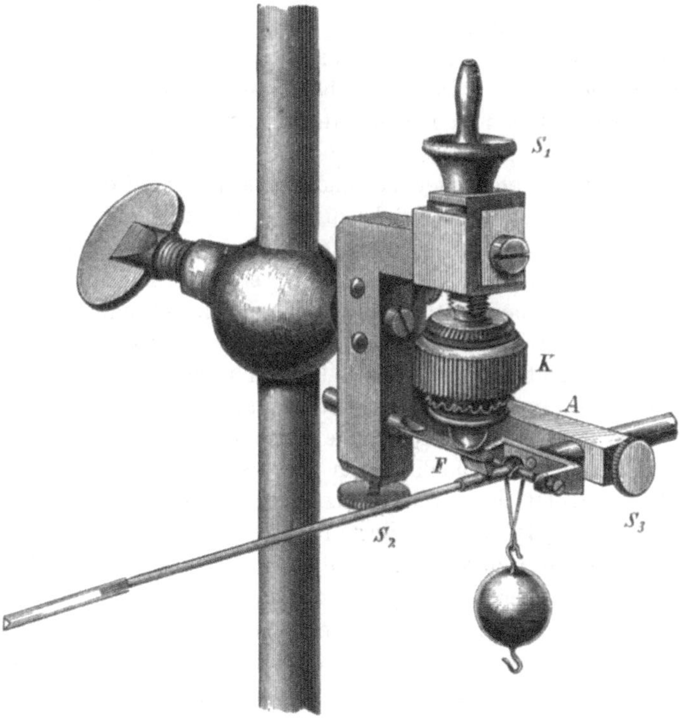

Fig. 13.
v. Frey's Tonograph, erstes Modell.

Die von mir benutzte Form des Tonographen (23) ist in Figur 13 dargestellt. Die Luftkapsel K von 10 mm lichter Weite wird nach unten durch eine Gummimembran mit Beinknopf abgeschlossen. Ich benütze eine Platte von schwarzem Kautschuk 0,6 mm dick und lege sie für grosse Druckschwankungen doppelt auf. Zur Aufbindung der Gummimembran und theilweisen Füllung des Raumes mit Wasser ist die untere Hälfte der Kapsel abschraubbar. Der Hohlraum der Kapsel setzt sich nach oben in eine Bohrung von 1½ mm Durchmesser fort, welche die ganze Länge der Schraube S_1 durchsetzt. Mittelst der zugehörigen Mutter lässt sich die Kapsel auf eine beliebige Höhe einstellen. Kapsel und Bohrung sind mit Luft gefüllt mit Ausnahme einer kleinen Wassermenge, welche unmittelbar über der Membran steht. Der Beinknopf berührt zunächst das kurze steife Federblatt F, und dieses erst den Schreibhebel durch Vermittlung eines kleinen Beinkeiles. Der Schreibstift ist als isotonischer Hebel construirt und von gleichem Material hergestellt wie mein oben beschriebener Sphygmographenhebel. Er ist mit dem Federblatt nicht in gelenkiger Verbindung, sondern wird durch das an der Axe hängende Gewicht angedrückt. Als Gewicht dienten in der Regel 20 g. Diese einfache Vorrichtung arbeitet ausserordentlich sicher und ist den leicht schlotternden gelenkigen Verbindungen bei weitem vorzuziehen. Ein Abschleudern des Hebels ist für die bei den Versuchen vorkommenden Geschwindigkeiten nicht zu befürchten. Man kann den Hebel statt durch das Gewicht durch ein Kautschukband andrücken. Je nach den Grenzen, innerhalb welcher die Drücke sich bewegen, kann das Federblatt F nach Lösen der Schraube S_2 durch ein anderes ersetzt oder auch ganz weggenommen werden. Die in diesem Falle nöthige Berührung zwischen Beinknopf und Hebel wird durch Niederschrauben von K oder durch Heben des Armes A hergestellt. Dieser Arm trägt die Gabel für die Hebelaxe. Nach Lösung der Schraube S_3 kann die Gabel nach vorne oder rückwärts verschoben und dadurch die Vergrösserung der Curven verändert werden. Zumeist habe ich mich mit einer 15—20fachen Vergrösserung begnügt.

Das Instrument schreibt Drucksteigerungen nach abwärts; verzeichnet man dieselben auf einer Trommel, welche von oben gesehen dem Uhrzeiger entgegen läuft und dreht die fertige Curventafel um 180°, so lesen sich die Pulse von links nach rechts und die Drucksteigerungen nach aufwärts. Da es indessen häufig zu Unbequemlichkeiten führt, auf eine bestimmte Bewegungsrichtung der Schreibfläche angewiesen zu sein, so habe ich in letzter Zeit einer anderen Form des Apparates den Vorzug gegeben. Derselbe hat nun, wie Fig. 14 zeigt, genau die Gestalt einer Buisson-Marey'schen Kapsel nur in viel kleineren Dimensionen. Die Kautschukmembran sieht nach oben, kann also nicht mehr von Wasser bedeckt werden, wie ich dies nach Fick's (17) Vorschlag bei meinem ersten Modell gethan habe; die luftdichte Aufbindung der Membran hat mir indessen niemals ernstliche Schwierigkeiten bereitet. Der Schreibhebel berührt unmittelbar den kleinen Beinkeil der Membran und durch eine von oben her drückende Feder ist für eine dauernde

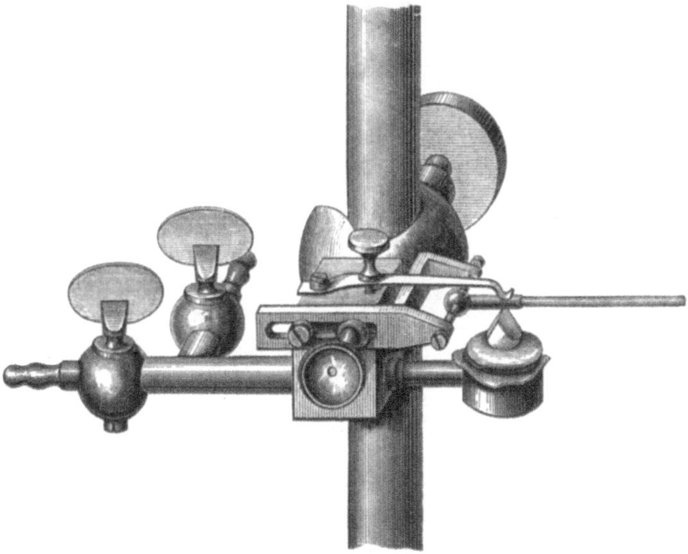

Fig. 14.
v. Frey's Tonograph, zweites Modell.

Berührung gesorgt. Je nach der Stärke dieser Feder findet die Bewegung mit veränderlichem Widerstand statt. Ausserdem ist Einrichtung getroffen, dass der Schreibhebel parallel sich selbst sowie nach oben und unten verstellbar ist, wie dies ähnlich auch beim ersten Modell der Fall war.

Die Art der Verbindung mit der Arterie erhellt aus Figur 15. In das Blutgefäss wird endständig eine metallene Röhre mit einem Hahn weiter Bohrung (H) eingebunden. Das äussere Ende der Röhre trägt einen konischen Schliff, in welchen der an die Glaskugel (K) gekittete Stiefel (S) genau passt. Das verjüngte obere Ende der

Glaskugel (etwa 2 cmm Inhalt) ist durch einen dickwandigen Kautschukschlauch mit der Capillarröhre (C, 30 cm lang) und weiterhin mit dem metallenen T-Rohr (T) verbunden. Der zweite Schenkel des T-Rohres führt zu einem Quecksilbermanometer mit Vorrichtung zum Aichen des Tonographen, der dritte Schenkel ohne Hahn communicirt mit der Luftkapsel. Die Bohrungen des T-Rohres sowie die Capillare haben $1^1/_2$ mm lichte Weite.

Zu Beginn des Versuches sind alle Hähne, auch der an der Canüle (H) geschlossen. Die Glaskugel K wird bis zur Hälfte oder etwas darüber mit gerinnungswidriger Flüssigkeit gefüllt, in den Schliff gesteckt und mit dem Capillarrohr verbunden. Hierauf wird der Hahn H und der eine des T-Rohres geöffnet, wodurch die Verbindung von Arterie und Tonograph bewerkstelligt ist.

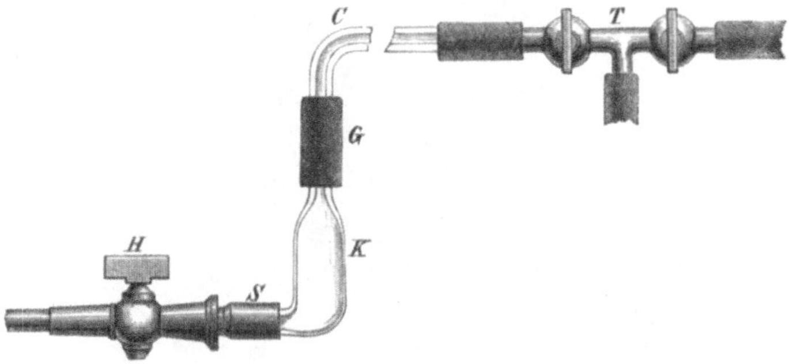

Fig. 15.
Verbindungsstücke für den Tonographen.

Es ist eine Voraussetzung des Versuchs, dass die Flüssigkeit nicht bis in das obere Ende der kleinen Glaskugel steige oder gar in das Capillarrohr eindringe. Bei luftdicht schliessendem Tonographen hat man nur dafür zu sorgen, dass die Glaskugel stets aufrecht stehe, was leicht zu bewerkstelligen ist. Ich habe diese Anordnung mit freier Flüssigkeitsoberfläche bequemer gefunden, als das von Fick (18) gebrauchte Goldschlägerhäutchen. Durch den Schliff bei S ist die Trennung und Wiederherstellung der Verbindung, bei völlig sicherem Schluss, sehr rasch zu bewerkstelligen. Bei länger dauernden Versuchen empfiehlt es sich, ab und zu ein paar Kubikcentimeter Blut aus der Canüle abfliessen zu lassen. Denn wenn es auch nicht zur Gerinnung kommt, so nimmt doch leicht, unter dem Einfluss der Salzlösung, das Blut eine dickflüssige Beschaffenheit an, wodurch seine innere Reibung erheblich vergrössert wird.

Hürthle (27) hat auf einen Nachtheil der Luftübertragung hingewiesen, welcher darin besteht, dass die Dislocation der Blutsäule nicht allein von der Elastizität der Membran, sondern auch von der Compressibilität der Luft abhängt. Hat man also ein Instrument mit schwacher Membran, grossem Luftraum und langer Flüssigkeitssäule, so kann die Pulsform durch die Schwingungen der Flüssigkeit verunstaltet werden, wie dies bei dem Quecksilbermanometer geschieht. Aus der Berücksichtigung dieser Gefahr ergeben sich aber ganz von selbst die Vorsichtsmassregeln, die bei Anwendung von Luft als Uebertragungsmittel zu befolgen sind, nämlich: Möglichst steife und kleine Membran, soweit die Leserlichkeit der Curven dies gestattet, kleiner Luftraum, thunlichst weite Räume überall dort, wo Flüssigkeit sich zu bewegen hat und möglichste Kürze des todten Stromarmes, welcher nur den Druck auf das Manometer zu übertragen hat, also bei endständiger Einsetzung in einen Ast grösste Annäherung an den Strom.

Hürthle hat auf Grund des genannten Bedenkens, die Methode der Luftübertragung ganz verworfen und die Wasserübertragung als das einzig richtige Verfahren zu vertheidigen gesucht. Seine Beweise sind aber nicht stichhaltig. Das Princip des „Arbeitsminimum" ist unzulänglich, wie ich bereits an einem anderen Orte erwähnt habe (23), da die Arbeit auch in einer schädlichen Form, etwa als Ueberwindung von Reibung, geleistet werden kann. Der Vergleich mit einem Quecksilber Maximum- und Minimum-Manometer gibt keine Controle, da letzteres selbst die Grenzwerthe nicht richtig anzeigt; dass die Curven mit Wasserübertragung zackenreicher sind, ist keine Empfehlung, erweckt vielmehr Verdacht auf selbstständige Schwingungen. Ich habe auf die Neigung des Hürthle'schen Instrumentes zu Eigenschwingungen hingewiesen und H. hat sich hiervon auch selbst überzeugt (28). Um dieselben zu vermindern, dämpft er das Instrument, d. h. er vermehrt durch theilweises Zudrehen eines Hahnes die Reibung. Dieses Auskunftsmittel ist aber, wie schon Mach (37) gezeigt hat, principiell fehlerhaft. Der gedämpfte Tonograph wird sich wohl zur Bestimmung des mittleren Blutdruckes nach Art des compensirten Manometers, nicht aber zur Erforschung der Pulsform benutzen lassen. Zu letzterem Zwecke angewandt, entzieht er sich jeder Kritik, da je nach Oeffnung des Hahns und Grösse der Druckschwankung die deformirende Wirkung der Reibung von Fall zu Fall, ja selbst innerhalb eines Versuches, wechseln muss.

Die Prüfung der Tonographen

kann nach demselben Verfahren geschehen, welches oben für die Sphygmographen in Anwendung gekommen ist. In Figur 16 ist H_1 wieder der Hebel, welcher die mit der Hand ausgeführten Bewegungen direct verzeichnet. Die Holzleiste L drückt auf den Beinknopf der Luftkapsel K_1, von welcher die Bewegung vermittelst des Schlauches auf die registrirende Kapsel K_2 übertragen wird. Bei der Aufschreibung ist zu berücksichtigen, dass die Membran von K_1 grössere Excursionen machen muss als K_2, da die verbindende Luftsäule nicht nur verschoben,

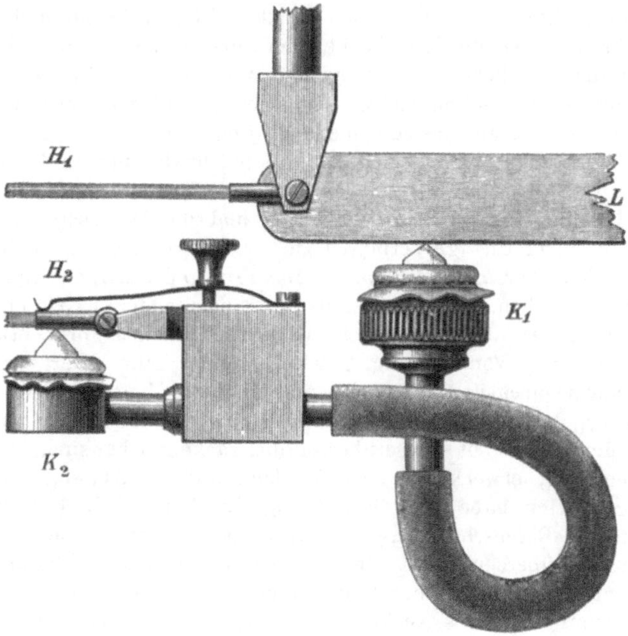

Fig. 16.
Einrichtung zur Prüfung des Tonographen.

sondern auch zusammengedrückt wird. Für H_1 ist daher eine geringere Vergrösserung zu wählen. Macht man den Versuch, mit den gewöhnlichen Marey'schen Kapseln, welche mit sehr kleinen Druckschwankungen arbeiten (da die Membranen gross und dünn sind), so sind die Ausschläge beiderseits ziemlich gleich gross. Diese nachgiebigen Häutchen sind aber natürlich für Blutdruckmessungen nicht zu gebrauchen.

In dieser Form gibt die Prüfung Nachricht von der Leistungsfähigkeit der Luftübertragung als solcher. Bei der Blutdruckmessung geschieht indessen die Uebertragung der Bewegung nicht allein durch Luft, sondern auch durch Flüssigkeit (Blut). Man nähert daher das Prüfungsverfahren noch mehr dem Ernstfalle, wenn man die Luftkapsel K_1 der Figur 16 ersetzt durch einen kleinen, mit Wasser gefüllten Trichter, dessen weite Oeffnung von einer Kautschukmembran überspannt ist. Man klebt auf die Membran ein Korkstückchen, gegen welches der Schaft L des Hebels H_1 andrückt und lässt den Hals des Trichters sich fortsetzen in die auf Fig. 15 dargestellten Verbindungsstücke. Erzeugt man künstliche Pulse von der in Fig. 26 abgebildeten Form, so findet man, dass Druckwechsel von 200 mm Hg in $^1/_{10}$ Secunde ohne Ueberschreitung und Entstellung angezeigt werden. Gleichzeitig findet man dass, wie zu erwarten, die Resultate um so ungünstiger ausfallen, je länger die mit Wasser gefüllten zwischengeschalteten Röhrenstücke sind, je mehr sich also das Instrument einem Tonographen mit Wasserübertragung nähert.

Es verdient bemerkt zu werden, dass das beschriebene Prüfungsverfahren in seiner Anwendung auf die Instrumente mit Luftübertragung scheinbar paradoxe Ergebnisse liefern kann. Belastet man unter Vermittlung der Leiste L die Luftkapsel K_1 mit Gewichten und zeichnet für jede Belastung die Stellung der Hebel H_1 und H_2 auf die Trommel in Form von Parallelen zur Abscissenaxe, so findet man, dass bei brüsken Verlagerungen die Curven des Tonographen in einem grösseren Maassstab gezeichnet werden als das vorher gezogene Liniensystem erwarten lässt. Mit anderen Worten: Der Hebel H_2 zeichnet bei derselben Verlagerung von K_1 eine grössere Bogenlinie für rasche Stösse als für langsame. Da die Form der Curve keine Spur von Schleuderung aufweist, so kann der Grund nur in der Erwärmung der eingeschlossenen Luftmenge liegen, welche sich dadurch in einen Körper von grösserem Elasticitätsmodul umwandelt. Bei raschen Stössen entspricht demnach derselben Deformirung von K_1 eine grössere Spannung der eingeschlossenen Luft. Es versteht sich von selbst, dass bei der Aufschreibung von Druckpulsen diese Incongruenz gegenüber den Ergebnissen der Aichung fortfällt. Die Erwärmung der Luft wird nur verhindern, dass das Blut ebenso weit in die Verbindungsstücke eindringt, als es dies bei gleich grosser aber langsamer Druckschwankung thun würde.

Weitere Methoden zur Prüfung von Tonographen habe ich an einem anderen Orte (23) angegeben. Sie bestehen entweder in der Beobachtung von Druckänderungen in einem elastischen Schlauche wie in dem Versuche der Fig. 12, wo der Charakter der Curve im Voraus bekannt ist und Abweichungen, welche vom Instrumente herrühren, sich sogleich verrathen; oder in der Herstellung rascher, regelmässig wiederkehrender Druckschwankungen, welche ihrem näheren Verlauf nach unbekannt sind und von dem zu prüfenden Instrumente verzeichnet werden einmal mit offener Communication, das andere Mal mit Einschaltung eines leicht beweglichen Maximum- oder Minimumventiles.

Discussion der tonographischen Curve. Nach Aichung durch ein Quecksilbermanometer geben die Tonographen Auskunft über die Veränderung des Blutdruckes in der Zeit nach absolutem Maasse. Innerhalb der Druckgrenzen, welche für die Pulsschreibung in Betracht kommen, lassen sich den Drücken proportionale Ausschläge nur mit derberen Kautschukmembranen erwarten. Dieselben empfehlen sich ferner durch ihre kleinen Excursionen; 5 mm Ordinatenhöhe für 100 mm Hg d. h. 0,2—0,3 mm Excursion der Membran genügen für die meisten Zwecke und sollten nur ausnahmsweise überschritten werden. Die Ausmessung der Curven lässt sich unter dem Mikroskope mit beweglichem Objecttisch, schwacher Linse und Oculargitter rasch und genau bewerkstelligen. Die Curven müssen natürlich sehr fein geschrieben sein, was sich durch gut gespitzte Federposen und zarte Berussung erreichen lässt.

Für die Verbindung zwischen Tonograph und Arterie muss unter Umständen eine Correctur in Abzug gebracht werden, welche sich bei endständiger Einbindung bemisst aus der Niveaudifferenz zwischen dem Ursprung der durchschnittenen Arterie und der freien Flüssigkeitsoberfläche in der Glaskugel K, Fig. 15.

Als Pulscurve liefert das Tonogramm Nachricht über sehr viele Qualitäten. Ueber die Härte des Pulses, sofern man darunter den (minimalen bez. maximalen) Werth des Blutdrucks innerhalb einer Pulsperiode versteht; über die Grösse oder Amplitude des Pulses, d. i. die Differenz zwischen dem maximalen und minimalen Blutdruck; endlich über Frequenz und Form des Pulses. In letzteren Angaben concurrirt der Tonograph mit dem Sphygmograph, so dass die beiden Instrumente sich gegenseitig ergänzen können, was unter Umständen methodisch von grossem Werthe ist.

Die Verwandtschaft zwischen Tonogramm und Sphygmogramm ist benutzt worden, um das eine Instrument durch das andere zu prüfen, in dem Glauben dass der Sphygmograph nur richtige Bilder zeichnen könne. Aus der Uebereinstimmung beider Curven kann aber allein noch nicht geschlossen werden, dass beides richtige Druckpulse sind.

II. Volumpulse.

Sphygmograph wie Tonograph schreiben die Veränderung des Blutdruckes in einem bestimmten Arterienquerschnitt oder doch auf einer Arterienstrecke von solcher Kürze, dass sie gegenüber der Länge der Pulswelle vollkommen verschwindet. Die Sphygmogramme zeigen daher keine Formverschiedenheit, wenn man die Pelotte in den üblichen Dimensionen variirt. Die Curven verändern aber ihre Gestalt, wenn das Instrument derart eingerichtet wird, dass es auf die Vorgänge innerhalb einer längeren Arterienstrecke reagirt. Schliesst man einen ganzen Arm oder ein Bein in einen Hohlcylinder ein und verzeichnet die Druckänderungen, die innerhalb des Raumes vor sich gehen, so können die Curven nicht mehr Druckpulse im Sinne der früheren Definition sein.

Der Uebersichtlichkeit halber seien die Verhältnisse zuerst an einem Schema besprochen. Eine weithalsige Flasche Fig. 17 sei oben durch einen Kork verschlossen, den 3 Röhrchen I II III durchbohren. An I und III sind die Enden einer Schlauchschlinge gesteckt, welche sich innerhalb der Flasche befindet. Ausserhalb der Flasche sind I mit einem Druckgefäss und III mit einem Sammelbecken durch passende Schlauchstücke verbunden. Durch diese Vorrichtung fliesse vom Druckgefäss aus ein beständiger Strom, und ausserdem sollen von Zeit zu Zeit positive Wellen auf den Strom sich aufsetzen, etwa durch kurze Steigerungen des Druckes im Reservoir oder durch vorübergehende weitere Oeffnung eines Hahnes. Diese Wellen sollen ferner sich nur auf sehr kurze Abschnitte des Schlauches erstrecken, entweder weil die erregende Ursache sehr kurzdauernd oder die Fortpflanzungsgeschwindigkeit sehr klein ist. Denkt man sich eine solche Welle vom Druckgefäss in der Richtung gegen das Röhrchen I fortschreitend, so wird ein unmittelbar über I an den Schlauch angelegter Sphygmograph so lange in Bewegung gerathen, als die Welle Zeit braucht unter ihm vorbeizustreichen. Unmittelbar nach der Ankunft in I wird die Welle in die eingeschlossene Schlinge übertreten,

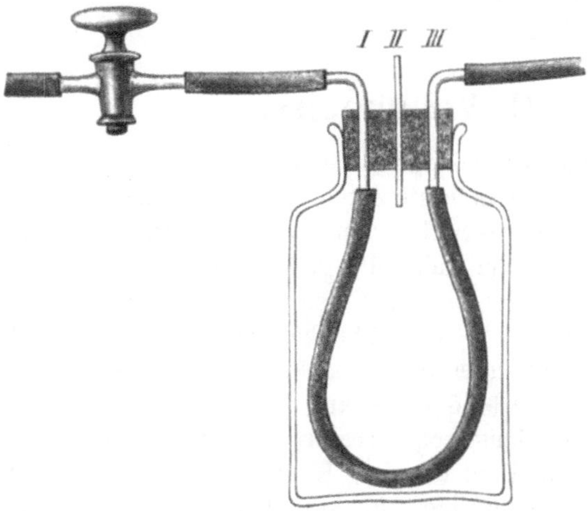

Fig. 17.
Schema der Volum- und Strompulse.

und da sie eine Erweiterung des Schlauches bedingt, etwas Luft durch das Röhrchen II aus der Flasche verdrängen. Verbindet man II mit einer schreibenden Luftkapsel, so wird der Hebel in die Höhe gehen und offenbar so lange oben bleiben, als die Welle in der Schlinge verweilt. Denkt man sich in der Mitte der Schlinge eine solche Verengerung angebracht, dass ein kaum merklicher Theil der Welle nach abwärts sich forptflanzt, dieselbe vielmehr zum allergrössten Theil reflectirt wird, so verweilt die Welle so lange Zeit in der Schlinge als sie braucht, um von I bis zur Verengerung und wieder zurück zu laufen. Ebenso lange wird die Membran der Luftkapsel vorgewölbt bleiben. Beim Austritt aus I wird dann der Sphygmograph neuerdings in Thätigkeit gesetzt. Während also die mit II verbundene Luftkapsel nur eine einzige langgestreckte Erhebung schreibt, zeigt der über I befindliche Sphygmograph deren 2 an, welche mit dem Anfange bez. dem Ende der Curve von II zusammenfallen. Die Zeichnung des Sphygmographen entspricht der Ausdehnung des Querschnittes, an dem er applicirt ist, die Zeichnung der Luftkapsel ist dagegen bedingt von der Ausdehnung sämmtlicher Querschnitte, welche die Welle innerhalb der Flasche durchläuft; sie stellt also dar die Volumänderungen des Schlauchstückes zwischen I und der Verengerung, und man nennt sie folgerichtig eine Volumcurve im Gegensatz zur Druckcurve des Sphygmographen. Man sieht, dass die Verschiedenheit beider Curven um so grösser sein wird, je grösser das eingeschlossene Schlauchstück im Verhältniss zur Wellenlänge ist.

Alle diese Betrachtungen gelten nun auch für den Fall, dass man anstatt der Schlauchschlinge einen Arm in den Raum einführt. Man erhält dann eine Darstellung periodischer Volumänderungen von gleichem Rhythmus wie der Herzschlag, also Pulse, welche v. Kries (32 u. 33) zum Unterschied von den Druckpulsen des Sphygmographen als Volumpulse bezeichnet.

Piégu (46) und Chelius (6) scheinen die ersten gewesen zu sein, welche die mit dem Herzschlage und der Athmung einhergehenden Aenderungen des Armvolums beobachtet haben. Aber erst Fick (6) hat das Verfahren zu einer wissenschaftlichen Methode ausgebildet. Er füllte den Raum zwischen Arm und umschliessendem Cylinder mit Wasser, welches durch eine Kautschukmanschette nach aussen abgeschlossen wurde. Dasselbe stand dann nur noch mit einem weiten Wassermanometer in Verbindung, welcher die Volumschwankungen auf der Trommel verzeichnete. Fick ist sich auch vollkommen klar darüber, dass die verzeichneten Curven nicht dem Sphygmogramm gleichwerthig sind und er benutzt sie zur Ableitung einer neuen Function der Blutbewegung (siehe unten S. 64). Weiterhin haben Mosso (43), Fr. Frank (20) und Basch (1) sich des Apparates bedient, hauptsächlich zum Studium der vasomotorischen Vorgänge. Mosso erfand eine Vorrichtung, durch welche die Volumänderungen des eingeschlossenen Armes bei unveränderlichem Druck aufgeschrieben werden konnten. Er lässt die von dem Arm verdrängte Flüssigkeitsmenge übertreten in ein Proberöhrchen, welches nach Art eines Aräometers auf Wasser schwimmt und je nach seiner Füllung verschieden tief einsinkt. Ein Wechsel des freien Flüssigkeitsniveaus wird dadurch vermieden. In dieser Form hat der Apparat den Namen Plethysmograph erhalten und seine Curven heissen demgemäss Plethysmogramme. Zur Darstellung der langsamen Volumänderungen des Armes ist dieses Verfahren das beste; der registrirende Mechanismus kann die Circulation des Armes nicht beeinflussen und die Volumänderungen können aus der Curve in absolutem Maasse bestimmt werden.

Schwieriger ist die Aufschreibung der Volumpulse. Die eben beschriebene Einrichtung von Mosso ist zu träge, um den raschen Schwankungen zu folgen. Füllt man nur den Cylinder mit Wasser und überträgt dann die Bewegung auf Luft, so kommt es, wie v. Kries (33) gezeigt hat, zu Niveauänderungen, welche auf den Arm zurückwirken und die Pulsform sehr wesentlich modificiren können. Am kleinsten werden die Druckschwankungen, wenn man das Wasser ganz fortlässt, dann arbeitet aber auch die registrirende Kapsel mit sehr geringen Kräften, die Ausschläge werden klein und die Reibung wird leicht störend. Roy's Oncograph (48) oder Ellis' Piston-recorder (12) kommen vielleicht auch in Betracht. Elastischer Widerstand fällt hier ganz fort, doch ist die Bewegung dieser Instrumente mit grösserer Reibung verknüpft als die der Luftkapsel, auch bleibt erst zu zeigen, ob sie für die genaue Aufzeichnung so rascher Schwankungen geeignet sind. Endlich hat v. Kries (33) die Curve photographisch registrirt, indem er den mit Luft gefüllten Cylinder in Verbindung setzte mit dem Brennerraum einer kleinen Gasflamme. Das Verbindungsrohr war an einer Stelle stark verengt, so dass ein Ueberdruck im Cylinder sich gegen den Brennerraum zu zwar ausgleichen konnte, aber nur sehr langsam im Vergleich zu den raschen Pulsschwankungen des Armvolums. Unter dieser Voraussetzung stellt sich die Flammenhöhe proportional dem Armvolum ein.

Trotz der oben geäusserten Bedenken scheint mir die Darstellung von Volumpulsen unter Benutzung der registrirenden Luftkapsel und ausschliesslicher Luftfüllung des Apparates ausführbar. Es muss freilich dafür gesorgt werden, die Reibung auf der Schreibfläche auf ein Minimum zu vermindern, was sich durch Wahl glatten Papiers, leichte Berussung, zarte und fein einstellbare Anlegung der sehr nachgiebigen Schreibspitze erreichen lässt. v. Kries (33) macht auf die Eigenschwingungen aufmerksam, welche bei den registrirenden Luftkapseln grösseren Formates leicht eintreten. Man muss versuchen, dieselben durch kleine Excursionen zu vermeiden. Ich werde auf die Prüfung der schreibenden Luftkapsel bei Besprechung des Herzstosses eingehen.

Arbeitet man mit einem vollständig geschlossenen Luftraum, so wirkt es störend, dass neben den Pulsschwankungen die viel ausgiebigeren, wenn auch langsam verlaufenden vasomotorischen Schwankungen des Volums stattfinden, welche den Druck innerhalb des Apparates stark verändern und dadurch wieder die Pulsform beeinflussen, auch die Schreibspitze in unbequemer Weise verlagern. Mosso (45) hat daher das Wasser des plethysmographischen Aermels mit einer grossen, offenen, mit Wasser halbgefüllten Flasche verbunden und dadurch Schwankungen des Curvenniveaus fast ganz vermieden; die Pulse werden nicht ausgelöscht, weil die Wassermasse für so rasche Druckschwankungen zu träge ist. Zieht man Luftfüllung vor, so kann man zu gleichem Zwecke den Aermel durch ein enges Capillarrohr (Thermometerrohr) nach aussen öffnen.

Nach den am Schema angestellten Betrachtungen ist zu erwarten, dass Druck- und Volumpulse desselben Gliedes sich um so mehr von einander unterscheiden, je näher an dem Rumpf die Aufnahme geschieht. So werden z. B. Druckpulse der Brachialis und Volumpulse von der Mitte des Oberarms stärker verschieden sein, als Druckpulse der Radialis und Volumpulse der Hand. Im letzteren Falle können die Differenzen so gering sein, dass die Curven für die oberflächliche Betrachtung gleich erscheinen, wie nebenstehende Figur 18 nach Fick (19) zeigt. Auffallende Unterschiede sind unter normalen Verhältnissen überhaupt nicht zu erwarten in Folge der grossen Länge (1 Meter und darüber) der Pulswellen. Geht man noch weiter an die Peripherie, indem man nur einen Finger in den Plethysmographen einschliesst, wie dies Ellis (13) gethan hat, so können die Curven von den Druckpulsen nicht merklich verschieden sein, vorausgesetzt, dass die einzelnen Fingerarterien von der Pulswelle gleichzeitig erreicht werden, wie anzunehmen ist. Es ist demnach nicht einzusehen, warum der Apparat, den Fr. Frank (21) kürzlich für die Registrirung des Pulses am Nagelgliede des Fingers eingerichtet und Sphygmographe volumétrique genannt hat, etwas anderes sein soll, als der gewöhnliche Sphygmograph, dem gegenüber er durch die Gewichtsbelastung, die starke Vergrösserung und die Aequilibrirung des Hebels sogar entschiedene Nachtheile aufweist. Bei den Plethysmogrammen

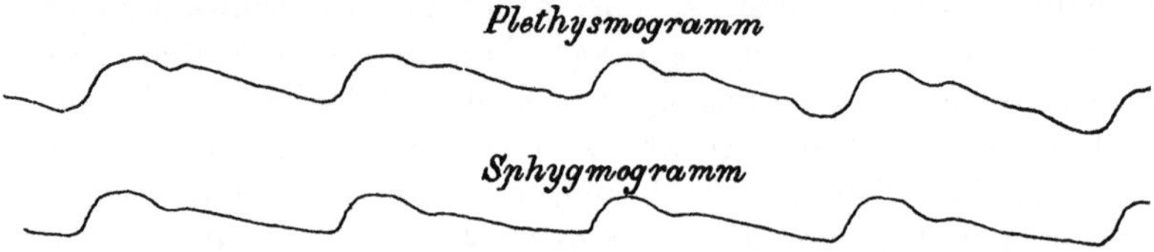

Fig. 18.
Volumpuls der Hand und Druckpuls des Radialis nach Fick.

des Gehirns (Mosso 44, Fredericq 22) und der Orbita (Ellis 13) ist die Verwerthung der Pulse wahrscheinlich dadurch erschwert, dass Arterien sehr verschiedenen Ursprungs das Organ versorgen.

Discussion der plethysmographischen Curve. Der werthvollste Aufschluss, den das Plethysmogramm gewährt, ist die Angabe der Pulsgrösse. Sie liefert dieselbe in absolutem Maasse, wenn der Apparat geaicht ist, d. h. wenn bestimmt worden ist, wie viel Cubikmillimeter oder -centimeter Volumzuwachs auf den Millimeter der Ordinate kommen. Eine solche Auswerthung genügt ein für allemal, wenn die Volumschreibung ohne Druckwechsel geschieht, oder wenn die eingeschlossene Luftquantität in jedem Versuch dieselbe ist. Ist keine der genannten Voraussetzungen verwirklicht, so muss für jeden Versuch besonders geaicht werden, was sich mit Hilfe einer graduirten Spritze rasch bewerkstelligen lässt. Wird die Aichung durch die Volumänderungen des eingeführten Gliedes gestört, so muss dasselbe durch Umschnürung circulationslos gemacht werden. (Vgl. Fr. Frank 20). Auf diese Weise lässt sich die Pulsgrösse für einen bestimmten Gliederabschnitt bei verschiedenen Individuen oder auch bei demselben zu verschiedener Zeit zahlenmässig vergleichen, wozu bekanntlich der Sphygmograph nicht befähigt ist. Ob und inwieweit sich dann die Zahlen weiter verwerthen lassen, entweder zu Angaben über die Blutmenge, welche das Herz auswirft oder über den Zustand der peripheren Gefässe, kann erst später besprochen werden. Die Grenze, innerhalb welcher die Pulsgrössen bei demselben Individuum schwanken, ist nach den Versuchen von Mosso (45) überraschend gross.

Besonderheiten der Einzelcurve und Formänderungen innerhalb eines Versuches sind bei Volumpulsen zwar häufig bemerkt worden, es fehlt aber noch die Möglichkeit einer Erklärung. Im Allgemeinen macht das Verständniss der Volumpulse grössere Schwierigkeiten, als das der Druckpulse, weil die Entstehung der ersteren verwickelter ist. Je länger das Extremitätenstück ist, von dem das Plethysmogramm stammt, und je mehr sich demgemäss der Charakter der Pulse von den Druckpulsen entfernt, desto weniger ausgeprägte Formen hat man zu gewärtigen, weil das lange Verweilen der Pulswelle innerhalb des Apparates ein Verschmelzen der einzelnen Bewegungsantriebe begünstigt. Besondere Bedeutung erhalten die Volumpulse durch ihre Beziehung zu dem dritten Pulsgeschlecht, den Strompulsen.

III. Strompulse.

Schon in seiner ersten Mittheilung über Volumpulse aus dem Jahre 1869 hat Fick (6) darauf aufmerksam gemacht, dass sich der Apparat, welcher später den Namen Plethysmograph erhalten hat, benutzen lässt zur Gewinnung einer neuen Art von Pulscurven, durch welche die arterielle Stromgeschwindigkeit als Function der Zeit dargestellt wird.

Die Ableitung wird sich am übersichtlichsten gestalten, wenn ich auf das Schema Fig. 17 zurückgreife, welches oben zur Darstellung der Volumpulse benutzt worden ist. Durch den Kautschukschlauch, dessen Schlinge in der Flasche eingeschlossen ist, fliesse Wasser in gleichmässigem Strome. Wird der Hahn am Druckgefäss plötzlich weiter aufgedreht, so findet eine Verstärkung des Stromes unter gleichzeitiger Ausdehnung des Schlauches statt. Bekanntlich tritt dieselbe nicht an allen Querschnitten gleichzeitig auf, sondern schreitet als Welle mit einer gewissen Geschwindigkeit von dem Hahn aus stromabwärts fort. Sobald die Welle durch das Röhrchen I in die Schlauchschlinge eintritt, muss auch die Luft in der Flasche in Bewegung gerathen. Es fliesst jetzt mehr Wasser durch I in die Schlinge, als sich durch III entleert, das Volum der Schlinge wächst und ein gleiches Volum Luft wird dafür aus der Flasche verdrängt. Die Luftbewegung hört erst auf, wenn die Erweiterung des Schlauches III erreicht, weil dann die Differenz, zwischen Zu- und Abfluss wieder Null geworden ist.

Wird nun der Hahn wieder in seine erste Stellung zurückgedreht, so läuft wie früher die Ausdehnung so jetzt die Zusammenziehung den Schlauch entlang. Erreicht die Contraction die eingeschlossene Schlinge, so tritt in der Zeiteinheit weniger Wasser in die Flasche hinein, als aus ihm herausfliesst; dies führt zu einer Volumverminderung der Schlinge, welche durch Eindringen von Luft in die Flasche wieder ausgeglichen wird. Die Luftbewegung ist beendet, sobald die Contraction die Schlinge durcheilt hat und die Differenz zwischen Zu- und Abfluss wieder verschwunden ist.

Es ergeben sich somit die folgenden Beziehungen: Ist für das eingeschlossene Schlauchstück der Zufluss grösser als der Abfluss — ich will dies eine positive Differenz der Stromstärke nennen — so wird Luft aus der Flasche verdrängt, und zwar in der Zeiteinheit gerade so viel, als die Differenz der Stromstärke beträgt. Ueberwiegt dagegen der Abfluss, ist also eine negative Differenz der Stromstärke vorhanden, so wird Luft in die Flasche eintreten. Giebt man der Bewegungsrichtung der austretenden Luft das positive Vorzeichen, der eintretenden das negative, so lässt sich kurz sagen: Die Luftbewegung durch das Röhrchen II ist dem Sinne und der Grösse nach gleich der Differenz der Stromstärke zwischen Zu- und Abfluss.

Dem Versuche am Lebenden noch näher liegt der besondere Fall, dass die Welle gar nicht bis zum Ende der Schlinge fortschreitet. Bringt man in der Mitte der Schlinge eine Verengerung an, so wird die Welle ganz oder zum grössten Theil zurückgeworfen und läuft nun dem Reservoir zu, gerade so, als ob an der Verengerung ein zweites Druckgefäss angebracht wäre, welches seine Wellen dem Strom entgegenschickt. Diese rückläufigen Wellen müssen eine Stauung des Stromes oder eine Verminderung seiner Geschwindigkeit hervorrufen, wodurch die Differenz zwischen Zu- und Abfluss verkleinert wird. Werden die Wellen vollständig zurückgeworfen, so dass die Stärke des ausfliessenden Stromes constant bleibt, so kommen die Volumänderungen der Schlinge nur noch auf Rechnung des Zuflusses. Dieser Fall ist im Körper thatsächlich realisirt. Am Schema gelingt dies allerdings nur durch vollkommenen Verschluss des Schlauches; die Stärke des Abflusses ist und bleibt dann gleich Null und der Zufluss schwankt je nach den Wellenbewegungen um diesen Mittelwerth. Im Körper ist durch eine Einrichtung, auf deren Bedeutung ich erst später eingehen kann, die vollständige Zurückwerfung der Wellen und die Constanz des (venösen) Abflusses erreicht, ohne dass derselbe auf den Werth Null herabgedrückt wird.

Führt man also den Arm in einen passenden Cylinder ein und dichtet den Raum durch die Kautschukmanschette, wie dies beim plethysmographischen Versuch besprochen wurde, indem man darauf achtet, die Constanz des Venenstroms nicht durch zu starke Umschnürung zu stören, so können die mit dem Pulse einhergehenden Volumschwankungen des Arms und die Luftbewegungen, welche dabei durch einen Auslass, entsprechend dem Röhrchen II des Schemas stattfinden, nur noch davon herrühren, dass die arterielle Stromgeschwindigkeit bald grösser bald kleiner ist als die venöse. Der früher aufgestellte Satz lautet für diesen speciellen Fall: Die Luftbewegung durch das Röhrchen II ist dem Sinne und der Grösse nach gleich der Differenz zwischen der arteriellen Stromstärke und der constanten venösen.

Besitzt man ein Mittel, die Richtung und Geschwindigkeit der Luftbewegung aus bez. in den Cylinder zu messen, so ist damit auch bekannt, um wie viel sich die arterielle Stromstärke von der constanten venösen unterscheidet. Ein solches Mittel bietet sich in der Einwirkung des Luftstromes auf eine Flamme.

Vorerst sei aber ein weniger direktes Verfahren besprochen, welches Fick (16) ausgesonnen hat. Verbindet man das Röhrchen II mit einer registrirenden Luftkapsel, so erhält man die Volumcurve oder das Plethysmogramm der Schlauchschlinge. Die Curve wird nach den soeben angestellten Erörterungen parallel zur Abscissenaxe verlaufen, wenn die Differenz zwischen Ein- und Ausfluss gleich Null ist (geichgültig wie stark der Strom ist), sie wird steigen, wenn der Einfluss den Ausfluss übertrifft und umgekehrt sinken, wenn der Ausfluss überwiegt, beides um so rascher, je grösser die Differenz der Stromstärken ist. Die Neigung der Curve zur Abscissenaxe ist also der gesuchten Differenz proportional, und ist die Curve geaicht d. h. bekannt, wie viel Cubikmillimeter oder -centimeter Volumänderung pro Zeiteinheit einer bestimmten Neigung entspricht, so sind damit auch die gesuchten Strom-Differenzen gegeben. Die Neigung der Curve liesse sich rechnerisch finden durch Differentiation der Gleichung der Volumcurve und Einsetzung der Werthe der Veränderlichen für den betrachteten Punkt. Da indessen die Form der Function unbekannt ist, so muss man sich damit begnügen, die Neigung für einzelne Punkte der Curve durch Construction zu finden. Zu dem Ende legt man durch den betrachteten Punkt eine Berührungslinie an die Curve und misst die trigonometrische Tangente des Winkels, den die Linie mit der positiven Richtung der Abscissenaxe bildet. Fick (19) hat für die Messung ein handliches Verfahren ausgebildet.

Diese Ableitung, obwohl theoretisch unanfechtbar, ist praktisch umständlich und nicht sehr genau, vor Allem desshalb, weil die Darstellung der Volumpulse noch nicht sicher genug gelingt. So lange es sich nur um den Vergleich von Pulsgrössen handelt, sind die gebräuchlichen Plethysmographen meist ausreichend, dagegen stösst die genaue Darstellung der Form der Volumpulse, wie oben ausgeführt, leicht auf Schwierigkeiten, welche sich bei der Ableitung der Strompulse störend fühlbar machen müssen.

Es ist daher als ein wichtiger Fortschritt anzusehen, dass für die Darstellung der Strompulse eine direkte Methode gefunden worden ist. v. Kries (33) verbindet den Aermel des Plethysmographen durch einen weiten Schlauch mit dem Brennerraum einer kleinen Gasflamme und bewirkt dadurch, dass die Luftbewegung, welche durch die Volumänderungen des eingeschlossenen Gliedes entsteht, sich zu dem speisenden Gasstrom algebraïsch addirt. Die Entfernung der Flammenspitze nach oben oder unten von der Ruhelage ist der Stärke des einmündenden Luftstromes und damit der gesuchten Differenz der Stromstärken proportional. Fixirt man die Schwankungen der Flammenhöhe auf photographischem Wege, so erhält man Pulscurven, welche die arterielle Stromgeschwindigkeit als Function der Zeit darstellen und daher als Geschwindigkeitspulse oder Strompulse bezeichnet werden.

Der Apparat ist in Fig. 19 dargestellt und hat den Namen Tachograph erhalten.

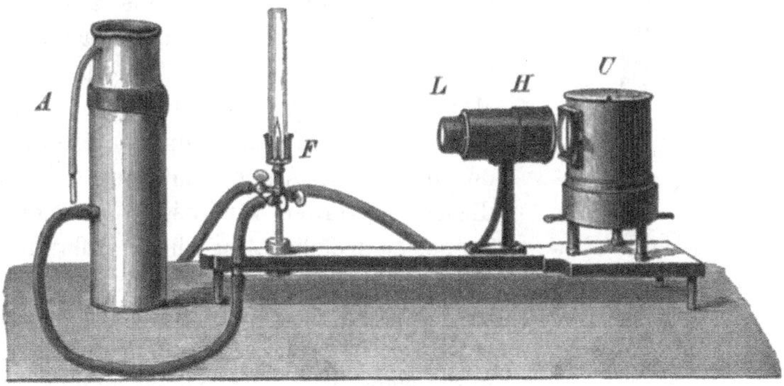

Fig. 19.
v. Kries' Tachograph.

Er besteht aus der eben beschriebenen empfindlichen Flamme F und einem Uhrwerk U, dessen Trommel, mit Bromsilberpapier bezogen, sich innerhalb einer lichtdichten Kapsel bewegt. Diese beiden Stücke des Apparates sind an den Enden einer eisernen Schiene befestigt. Um die Trommel bequem beziehen zu können, ist das Uhrwerk nach Lockerung eines Riegels abhebbar; im Dunkelzimmer wird dann die lichtdichte Kapsel abgenommen und nach der Aufspannung des Papiers wieder darübergestülpt. Die Kapsel trägt gegenüber der Flamme einen feinen, durch einen Schieber verschliessbaren Spalt; auf dem Schieber ist eine verticale Linie eingeritzt, um die Lage des dahinter befindlichen Spaltes zu markiren. Auf diese Linie stellt man die Axe des reellen Flammenbildes ein, welches von einer Linse L entworfen wird. Um Lichteinfall von der Seite zu verhindern, befindet sich zwischen Linse und Schieber eine nach Art eines Fernrohrs ausziehbare Hülse H, welche nach richtiger Einstellung des Flammenbildes geschlossen wird. Der Brenner ist in Fig. 20 im Durchschnitt dargestellt. Er lässt sich auf der Schiene verschieben, um das Flammenbild in die gewünschte Ebene zu bringen und ausserdem in der Höhe verstellen. Er trägt 3 Zuleitungsrohre mit Hähnen, in der Figur mit 1—3 bezeichnet. Zwei derselben münden in den centralen Brennerraum, welchem sie das Leuchtgas bezw. die Luft des Aermels zuführen. Ein drittes ebenfalls mit der Gasleitung zu verbindendes Rohr führt zu einem Mantelraum, der mit 4 kleinen Löchelchen S rings um die centrale Brenneröffnung nach Aussen mündet. Durch dieselben werden 4 winzige Flämmchen gespeist, welche als Sicherheitsflammen wirken, indem sie die Pulsflamme, die bei brüsken Bewegungen des eingeschlossenen Armes leicht zurückschlägt und verlöscht, sofort wieder entzünden. Der kleine Glascylinder, welcher über die Pulsflamme gestülpt wird, um das Flackern zu verhindern, trägt in Abständen von 1 cm eingeätzte Ringe, um die Flammenspitze auf eine gewisse Höhe einstellen und die maximalen Ausschläge mit dem Auge abschätzen zu können.

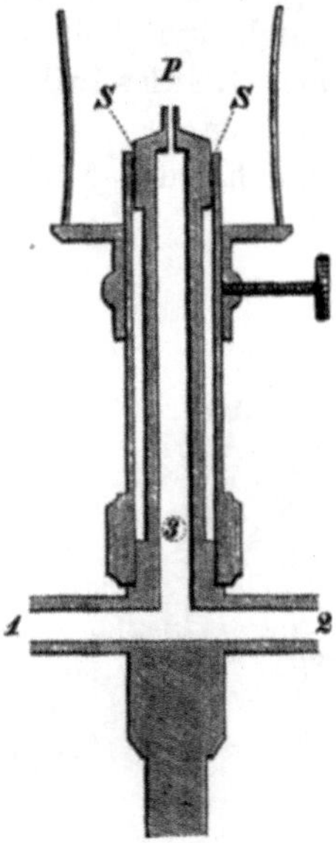

Fig. 20. Brenner für die Pulsflamme des Tachographen im Durchschnitt.

In jüngster Zeit ist an dem Apparate noch eine Einrichtung angebracht worden, welche gestattet, neben den Strompulsen auch Zeitmarken zu registriren. Hierzu dient eine zweite Flamme, Zeitflamme, welche entweder von einem Metronom vorübergehend verdeckt und wieder freigelassen oder für feinere Registrirung, von einer Orgelpfeife oder einer Stimmgabel in Bewegung gesetzt wird. Die Zeitflamme müsste, um auf den Spalt zu fallen, gerade über oder unter der Pulsflamme aufgestellt sein, was nicht ausführbar ist. Sie ist daher seitlich an einem Arm der Schiene angebracht und ihre Strahlen werden von einem kleinen Spiegelchen so gegen die Linse geworfen, dass das Bildchen über der Pulsflamme auf den Spalt zu liegen kommt.

Das Uhrwerk hat zwei Geschwindigkeiten von 11 und 25 mm Trommelumfang in der Secunde. Die Trommel wird nach einer Umdrehung arretirt. Zu den Aufnahmen empfiehlt sich das Papier Hutinet (papier au gélatino-bromure d'argent, Qualité B), welches vom Erzeuger in grossen 75 cm breiten Rollen, von W. Petzold in Leipzig in Röllchen von 5 cm Breite bezogen werden kann.

Sollte bei der raschen Umdrehung die Entwicklung des Bildes Schwierigkeiten machen, so genügt es, der Entwicklung ein Bad von Natriumhyposulfit 1 pro Mille für 5 Minuten vorausgehen zu lassen. Man kann auch, um die Flamme leuchtender zu machen, dem Leuchtgase Benzindämpfe zumischen. (Vgl. v. Kries 33 S. *269.*)

Bei der Registrirung der Flammenpulse ist noch eine Vorsicht geboten, wenn die Curven Strompulse darstellen sollen. Die den Volumschwankungen entsprechenden Luftbewegungen sollen ohne merklichen Widerstand stattfinden; es müssen daher die Verbindungsstücke und die Brenneröffnung weit sein. Die Grösse der Brenneröffnung findet an dem Flackern der Flamme bald eine Grenze. Für sehr ausgiebige Luftbewegungen, wie sie z. B. bei Einschluss eines ganzen Beines auftreten, muss man dem Gase noch einen zweiten Weg (zweite Pulsflamme) offen halten. Wird darauf nicht geachtet, so nähern sich die Bilder den Volumpulsen. Verzögernd auf den Ausgleich und daher störend auf die Curvenform wirken ferner sehr grosse Lufträume. Man vgl. hierüber die Originalabhandlung.

Discussion der tachographischen Curve.

Fig. 21 zeigt nach v. Kries das Tachogramm von der Mitte des Oberarms und Fig. 22 das Sphygmogramm der Brachialis von demselben Individuum. Man bemerkt, dass es sich um sehr verschiedene Curvenformen handelt.

Es ist vorstehend gezeigt worden, dass die Abweichungen der Flammenhöhe von dem Mittelstande dem Unterschiede zwischen der arteriellen und der (constanten) venösen Stromgeschwindigkeit proportional sind. Die absolute Grösse dieses Mittelwerthes bleibt dabei unbekannt.

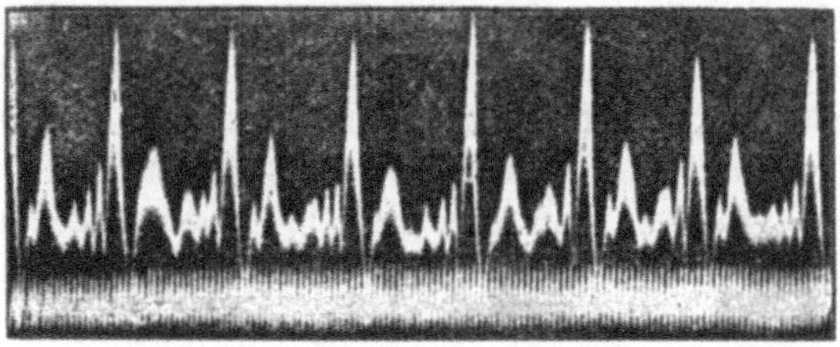

Fig. 21.
Strompuls von der Mitte des Oberarmes nach v. Kries.

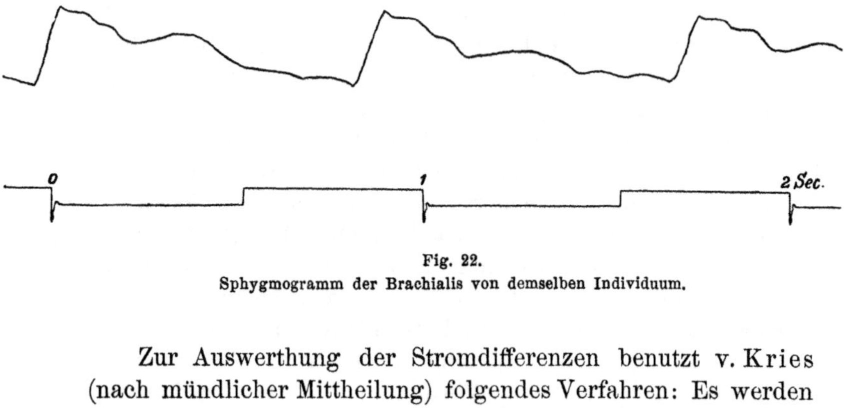

Fig. 22.
Sphygmogramm der Brachialis von demselben Individuum.

Zur Auswerthung der Stromdifferenzen benutzt v. Kries (nach mündlicher Mittheilung) folgendes Verfahren: Es werden übereinander photographisch registrirt 1. die Zuckungen der Flamme 2. die Bewegung eines in einer geaichten Bürette aufsteigenden Wassermeniscus. Der Luftraum der Bürette ist mit dem Brennerraum der Pulsflamme verbunden, vertritt also den die Extremität einschliessenden Aermel. Aus der einen Curve erfährt man die Volumänderung in absolutem Maasse, aus der anderen Curve die zugehörige Flammenhöhe. Durch diese Art der Aichung wird auch das Bedenken beseitigt, dass die Höhe des photographisch fixirten Flammenbildes von der Schnelligkeit der Trommelbewegung abhängt.

Zur Bestimmung der Stromstärke in absolutem Maasse und ihrer Aenderung innerhalb einer Pulsperiode sind noch andere Methoden angegeben worden, welche nur am Thier anwendbar sind. Vierordt (54) liess durch den Strom ein kleines Pendel ablenken; der Werth der Ausschläge wurde empirisch bestimmt und selbst eine Registrirung versucht. Das Instrument hat den Namen Hämotachometer erhalten. Chauveau (5; 41 p. *305*) senkte eine Nadel in die Arterie und beobachtete ihre mit dem Puls zusammenfallenden Schwingungen. Um Messungen ausführen zu können, wurde die Arterie durchschnitten und ein Röhrchen eingeschaltet, welches die vor einer Kreistheilung schwingende Nadel trug. Die Ablenkung der Nadel für gewisse Stromstärken wurde durch einen Wasserstrom ermittelt. Endlich wurden die Schwingungen der Nadel registrirt. In dieser Form heisst das Instrument Hämodromograph. Ohne Zweifel wird der Blutstrom in der betreffenden Arterie durch Einschaltung des Instrumentes gestört, doch würde das Instrument dadurch nicht die Fähigkeit einbüssen, die Aenderungen der Stromgeschwindigkeit richtig anzuzeigen. Indessen ist ein Beschlag des ruderartig in den Strom hineinragenden Nadelendes mit Blutplättchen unvermeidlich, wodurch der Werth der Aichungen sofort in Frage gestellt wird. Die veröffentlichten Curven zeigen für ein und dieselbe Arterie so verschiedenartige Formen, dass man den Verdacht auf Störungen nicht abweisen kann. Ich komme auf diese Curven später zurück.

Die Gefahr der Gerinnung scheint bei der von Cybulski (8) ausgebildeten Methode weniger drohend zu sein. In das durchschnittene Gefäss werden die Enden a b eines Röhrchens von der Form Fig. 23 eingebunden und zwar a in das centrale, b in das periphere Ende der Arterie. Das Blut dringt dann auch in die beiden Schenkel des Bogenstückes ein aber verschieden hoch; der Höhenunterschied ist eine Function der Stromstärke. Das Instrument wird empirisch geaicht und der Höhenunterschied photographisch registrirt. Die ver-

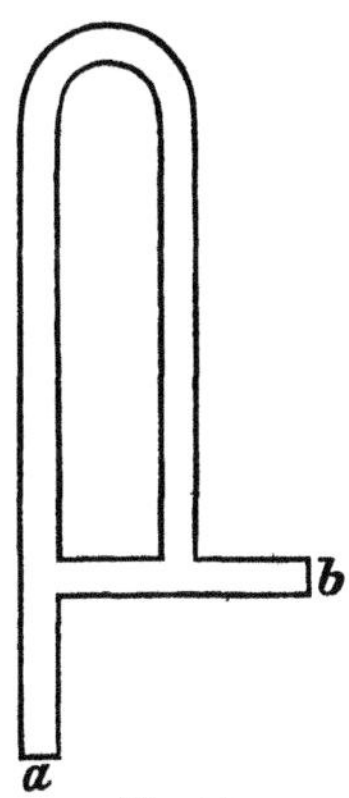

Fig. 23.
Cybulski's Geschwindigkeitsmesser.

öffentlichten Curven sind sehr merkwürdig, doch erscheint es zweifelhaft ob das Instrument beweglich genug ist, den raschen Schwankungen der Geschwindigkeit innerhalb einer Pulsperiode treu zu folgen und ob die beiden Manometer sich in ihren Bewegungen nicht gegenseitig stören.

Litteraturverzeichniss zum ersten Theil.

1. Basch, S. v., Wiener med. Jahrbücher 1876.
2. — Berliner klinische Wochenschrift 1887. No. 12. ff.
3. Béhier, Bull. de l'Acad. de médecine 1868. t. 33, p. 176.
4. Bernstein, J., Fortschritte der Medizin. 15. Febr. 1890.
5. Chauveau, Journ. de la physiologie 1860. p. 695.
6. Chelius, Prager Vierteljahrsschr. Bd. 22. 1850. S. 103.
7. Cowl, W., Du Bois' Arch. 1890. S. 564.
8. Cybulski, N., Pflüger's Arch. Bd. 37. 1885. S. 382.
9. Czermak, Wiener Sitzungsber. Bd. 47, II. Abth. 1863. S. 438.
10. Donders, Pflüger's Arch. Bd. 1. 1868. S. 331.
11. Edgren, Skandinav. Arch. für Physiologie. Bd. 1. 1889. S. 67.
12. Ellis, F. W., Journal of Physiology, vol. 7. 1886. p. 309 und 314.
13. — Boston med. and surg. Journal. April 21. 1887.
14. Fick, A., Müller's Arch. 1864. S. 583.
15. — Medizin. Physik. II. Auflage. Braunschweig 1866. S. 134.
16. — Unters. aus d. physiolog. Lab. d. Zürcher Hochschule, Wien 1869. S. 51.
17. — Pflüger's Arch. Bd. 30. 1883 S. 597.
18. — 5. Congr. f. inn. Medizin. Wiesbaden 1886. S. 92.
19. — Verh. der phys.-med. Ges. zu Würzburg 1886.
20. Frank, Fr., Travaux du lab. de M. Marey 1876. p. 1.
21. — Arch. de physiologie. 1890. p. 118.
22. Fredericq, L., Travaux du lab. Liége 1888. t. II.
23. Frey, M. v. & L. Krehl, Du Bois' Arch. 1890. S. 31.
24. Grashey, H., Virchow's Arch. Bd. 62. 1875. S. 530.
25. — Die Wellenbewegung elastischer Röhren. Leipzig 1881.
26. Hoorweg, Pflüger's Arch. Bd. 46. 1890, S. 115.
27. Hürthle, K., Ebenda Bd. 43. 1888. S. 399.
28. — Ebenda Bd. 47. 1890. S. 1.
29. Jaquet, A., Centralbl. f. Physiologie. 3. Jan. 1891.
30. — Zeitschr. f. Biologie. Bd. 28. 1891. S. 1.
31. Kries, J. v., Du Bois' Arch. 1878. S. 4
32. — Festschr. der Freiburger naturf. Ges. 1883.
33. — Du Bois' Arch. 1887. S. 254.
34. — Berl. klin. Wochenschr. 1887. S. 589.
35. Landois, L., Centralbl. f. d. med. Wiss. 1865. No. 30.
36. Ludwig, C., Müller's Arch. 1847. S. 242.

37. Mach, E., Wiener Sitzungsber. Bd. 46, II. Abth. 1863. S. 157.
38. — Ebenda Bd. 47, II. Abth. 1863. S. 33.
39. — Ebenda Bd. 47, II. Abth. 1863. S. 53.
40. Marey, E. J., La circulation du sang. Paris 1863.
41. — La circulation du sang. Paris 1881.
42. Mosso, A., Verh. d. Ges. d. Wiss. zu Leipzig 1874. S. 305.
43. — Accad. delle Scienze di Torino. 14. Novembre 1875.
44. — Esperienze sui movimenti del cervello nell' uomo. Torino 1876.
45. — Diagnostik des Pulses. Leipzig 1879.
46. Piégu, C. R. de l'Acad. des Sc. t. 22. 1846. p. 682.
47. Rolleston, H. D., Journal of Physiology. t. 8 1887. p. 235.
48. Roy, C. S., Ebenda. t. 3. 1881. p. 206.
49. Sanderson, J. Burdon-, Handbook of the Sphygmograph. London 1867.
50. Schliep, Der Dudgeon'sche Sphygmograph, Berl. klin. Wochenschr. 1880, 27. Dec.
51. Schmaltz, R., D. Arch. f. klin. Med. Bd. 46. 1890. S. 54.
52. Starke, P., Arbeitsleistung und Wärmeentwicklung etc. Leipzig 1890.
53. Tachau, Diss. Zürich 1864.
54. Vierordt, K., Die Erscheinungen und Gesetze der Stromgeschw. des Blutes. Frankfurt 1856.
55. Volkmann, A. W., Die Hämodynamik nach Versuchen. Leipzig 1850.
56. Wolff, O. J. B., Charakteristik des Arterienpulses. Leipzig 1865.
57. Ziemssen H. v. & Maximowitsch, Arch. f. klin. Med. Bd. 45. 1889. S. 1.

Zweiter Theil.

Die Herzbewegung.

Die Arbeit des Kreislaufes wird vom Herzen geleistet; daher hat jede Untersuchung der Blutbewegung, insbesondere auch des Pulses, mit den Bewegungen dieses Organs zu beginnen.

Das Herz ist ein paariges Organ. Jede Hälfte besteht aus zwei sackartigen Erweiterungen des Gefässsystems, einer dünnwandigen, welche als Vorhof und einer dickwandigen, welche als Kammer bezeichnet wird. Die Wände dieser Räume sind vornehmlich aus Muskeln hergestellt; sie zeigen daher wie alle musculösen Theile des lebenden Körpers einen Wechsel zwischen zwei Zuständen, welche als der ruhende und der erregte unterschieden werden. Im erregten Zustande besitzt die Wand bei gleicher Ausdehnung eine grössere Spannung als in der Ruhe. Bekanntlich findet die Contraction der beiden Kammern gleichzeitig, und ebenso die Contraction der beiden Vorhöfe gleichzeitig statt, doch geht die Vorhofcontraction der Kammercontraction voraus, so dass erstere bereits abnimmt, wenn letztere beginnt.

Der Herzmuskel gehört zu der Gattung der quergestreiften Muskeln, von welchen er jedoch insofern eine eigenthümliche Abart bildet, als er keine Primitivbündel besitzt. Das heisst der Muskel zerfällt nicht in eine Anzahl von Stücken von individueller Bedeutung, deren jedes einer besonderen Erregung bedarf und innerhalb dessen jede Erregung erlischt; sondern alle Theile der Kammermusculatur und ebenso alle Theile der Vorhofmusculatur sind derart mit einander verflochten, dass die Erregung, welche an irgend einem Punkte des Muskels gesetzt wird, sich auf alle Theile erstreckt. Engelmann (5)*), Foster & Dew Smith (11). Nur unter abnormen Verhältnissen, wenn zwischen rechter und linker Kammer bedeutende Druckdifferenzen bestehen, wenn das Herz vergiftet oder absterbend ist, kann es vorkommen, dass eine Kammer in Ruhe bleibt, während die andere schlägt (Hemisystole), oder dass sich die Contraction auf einzelne Stücke einer Herzabtheilung beschränkt. Man vergleiche darüber Knoll (27).

Die dichte Verfilzung der Muskelfasern wird weiter noch den Nutzen haben, dass die Wand eine grössere Festigkeit besitzt und das bruchartige Vordrängen des Endocards in Muskelspalten verhindert wird. Die Verflechtung der Muskelzüge und ihre Beziehung zur Contraction wird des Genaueren sogleich zu schildern sein. Die Fähigkeit der Herzwand, die Blutflüssigkeit trotz hohen Druckes nicht durchtreten zu lassen, dürfte namentlich auf Rechnung des Endocards zu setzen sein (Tigerstedt 50). Die Contraction des Herzmuskels verläuft viel langsamer als die der quergestreiften Skelettmuskeln.

Die folgenden Ausführungen betreffen vorwiegend die linke Kammer, deren Bau am genauesten bekannt und deren Thätigkeit für die Pulserscheinungen am wichtigsten ist. Doch werden des Vergleiches halber auch die übrigen Abtheilungen des Herzens mehrfach Erwähnung finden.

Die Muskellage des linken Herzens ist mächtiger als die des rechten und zwar sowohl im Vorhof wie in der Kammer. Der rechte Vorhof ist demnach die dünnwandigste Abtheilung des Herzens, es folgt der linke Vorhof, die rechte Kammer, endlich die linke Kammer. Auch innerhalb einer Abtheilung ist die Vertheilung der Muskelmassen keine gleichmässige. Manche Stellen der Vorhöfe, insbesondere des rechten, sind ganz muskelfrei, nur aus den durchsichtigen Häuten des Endocards und Ectocards (viscerales Blatt des Pericards) gebildet. Selbst der rechte Ventrikel hat in der Gegend der Herzfurche sehr dünne Stellen. Die ungleiche Stärke der Wand bedingt eine ungleiche Ausdehnung, wenn das ruhende Herz unter Druck gefüllt wird. Gewissen Ausbuchtungen und Vorwölbungen,

*) Siehe Litteraturverzeichniss auf S. 123.

wie den Herzohren, wird wohl ausserdem noch durch ein elastisches Gerüst eine bestimmte Form angewiesen.

Am gleichmässigsten dehnt sich auf Druck der linke Ventrikel aus, woraus auf eine ziemlich gleichmässige Vertheilung der Muskelmassen zu schliessen ist. Querschnitte zeigen in der That einen Muskelring von annähernd constanter Breite. Im ruhenden Zustande stellt diese Abtheilung des Herzens einen elastischen Beutel dar, dessen Inhalt lediglich von dem Drucke abhängig ist, unter welchem er gefüllt ist. Eine Bestimmung der Blutmengen, welche das lebende aber unerregte Herz unter verschiedenen Drücken fassen kann, liegt von F. Hesse (23) vor. Ich reproducire die dort S. 351 gegebene Tabelle.

Druckhöhe in mm Blut	Druck in mm Quecksilber	Inhalt des Ventrikels in ccm	Zuwachs des Druckes in mm Blut	Zuwachs der Füllung in ccm	Zuwachs der Füllung für je 10 mm Blut Druckzuwachs
0					
10	0,8	4,2	10	4,2	4,2
21	1,6	8,9	11	4,7	4,2
33	2,5	14,0	12	5,1	4,2
44	3,3	18,3	11	4,3	3,9
72	5,6	27,4	28	9,1	3,5
105	8,1	32,4	33	5,0	1,5
140	10,7	35,4	35	3,0	0,9
166	12,9	37,2	26	1,8	0,7
228	17,7	39,3	62	2,1	0,3
272	21,1	40,1	44	0,8	0,2
339	26,3	41,0	67	0,9	0,1
377	29,2	41,7	38	0,7	0,1
			377	41,7	

Bei gleichem Füllungszuwachs geht also der Druck rasch empor. Dies zeigt sich auch am lebenden Thier, wenn man durch Vagusreizung die Diastole verlängert und dadurch starke Füllungen erzwingt. Muss nach dem Vorstehenden der Blutgehalt des ruhenden Herzens für einen bestimmten Druck als etwas Gegebenes angesehen werden, so gilt das Gleiche nicht für die Form (man vgl. darüber C. Ludwig 32 S. 207). Entsprechend der Weichheit der Wände wird die Form durch die Art der Aufhängung oder Unterstützung wesentlich mitbestimmt. An den Ostien frei aufgehängt und mit Blut gefüllt nimmt die linke Kammer die Form eines hängenden Tropfens — allerdings von colossalen Dimensionen — an. Durch die elastische Herzwand wird der Flüssigkeit gewissermaassen eine so hohe Oberflächenspannung ertheilt, dass sie trotz ihres Gewichtes nicht abfällt. Auf horizontaler Unterlage breitet sich dagegen die Kammer aus und verliert an Höhe. Auch hier könnte zum Vergleich die Form eines auf ebener Fläche ruhenden Tropfens angezogen werden. Von einer Form des schlaffen Herzens kann also nur gesprochen werden, wenn Füllungsdruck und Lagerung bekannt sind.

Beim Uebergang in die Erregung wächst zunächst ohne Verminderung des Inhaltes die Spannung, wodurch die Wirkung äusserer Kräfte auf den Ventrikel weniger merkbar und die Form mehr kugelig werden wird. Schliesslich kommt es aber auch zur Austreibung des Blutes und es fragt sich, welcher Gestalt der Ventrikel dabei zustrebt.

Unter der bisher gemachten Annahme, dass die Vertheilung der Muskelmassen über die Wand des linken Ventrikels eine gleichmässige sei, würde bei zunehmender Verkürzung und Verdickung der Fasern auch eine gleichmässige Verkleinerung aller Durchmesser zu erwarten sein.

Schon die Betrachtung des todtenstarren Herzens ist dieser Vorstellung wenig günstig, da hiebei die Höhle des linken Ventrikels nicht kugelig, sondern langgestreckt gefunden wird. Das beste Mittel, die Form des Herzens im Contractionszustande festzustellen, ist die rasche Härtung des frischen Organs. E. A. Lutze (33) verwendete auf 70° erwärmten Alkohol; Hesse brachte das noch erregbare Herz in eine heisse gesättigte Lösung von chromsaurem Kali, worin es sich sofort zusammenzieht und in dieser Lage gehärtet wird. Concentrirte Lösungen von Sublimat habe ich gleichfalls sehr wirksam gefunden. Begreiflicherweise ist an kleinen Herzen, welche entsprechend der Dünnheit ihrer Wände rascher vom Härtungsmittel durchsetzt werden, der Erfolg meist vollständiger. Es sei ausdrücklich bemerkt, dass die Zusammenziehung des Herzens unter diesen Umständen auch gegen einen hohen Druck in der Aorta stattfindet.

Besonders lehrreich wird ein solches Präparat, wenn es mit der Gestalt desselben Herzens im ausgedehnten Zustand verglichen werden kann. Dies gelingt auf folgende Weise: Das Herz eines Hundes wird möglichst rasch nach dem Tode des

Thieres aus dem Körper genommen und mit Blut unter bestimmtem Drucke gefüllt. Die Ventrikel stellen in der Regel bald ihre Contractionen ein, während die Vorhöfe noch längere Zeit fortschlagen. Ein geschickter Gypsgiesser umhüllt die Ventrikel mit einer dünnen Lage von Gypsbrei, welcher in wenigen Minuten so weit erstarrt, dass die Form ohne Verletzung des Herzens in Stücken abgenommen werden kann. Das Herz ist hinterher noch vollkommen erregbar und wird nun auf die beschriebene Weise in den contrahirten Zustand übergeführt und so gehärtet.

Vergleicht man den Gypsabguss mit dem gehärteten Präparat, so findet man, dass die contrahirte Form nicht durch eine gleichmässige Verkleinerung sämmtlicher Durchmesser zu Stande kommt. Geht man z. B. aus von dem Abguss eines dilatirten und frei aufgehängten Herzens, dessen linke Kammer sich annähernd kugelig oder tropfenförmig ausgedehnt hat, so hat derselbe Ventrikel in maximaler Contraction gehärtet nicht dieselbe Form in verkleinertem Maassstabe — wie etwa ein Kautschukballon in verschiedenen Graden der Ausdehnung — sondern er ist langgestreckt, kegelförmig oder cylindrisch. Da jeder Ventrikel, gleichgültig mit welcher Füllung und mit welcher Ausgangslage er in die härtende Flüssigkeit übergeführt wird, dieser Gestalt zustrebt, so muss sie durch den Bau des Organs bedingt sein. Ebenso wird die Herzhöhle bei der Contraction nicht in allen Durchmessern gleichmässig verkleinert, vielmehr wie ein Faltenfilter durch Aneinanderlegen der Wände geschlossen. Legt man Schnitte durch die gehärteten Ventrikel, so findet man den Raum der Höhlen auf kleine bluterfüllte Nischen und enge Spalten reducirt. An kleinen Herzen, welche sich am besten härten, findet man links oberhalb der Köpfe der Papillarmuskeln zwischen der Bicuspidal- und Semilunarklappe einen kleinen bluterfüllten Raum. Das übrige Lumen ist völlig verschwunden, die Muskelmassen haben sich dicht aneinandergelegt und zusammengedrückt. Ist die Contraction so weit gediehen, so wird jede weitere Anspannung die Muskeln nur noch fester aneinanderpressen, die Form des Organs wird sich aber nicht mehr ändern. Es ist hier thatsächlich eine Endlage erreicht, welche nicht weiter überschritten werden kann.

Da das erregte Herz sich in einem stetigen Umformungsprocess befindet, so stellt das gehärtete Präparat nur eine der vielen Gestalten dar, die das Herz innerhalb einer Pulsperiode einnimmt; nämlich jene extreme Gestalt, die es im Zustande der maximalen Verkürzung sämmtlicher Muskeln erreicht. Die zwischenliegenden Formen, welche beim Uebergang in die Erregung und zurück durchschritten werden, bleiben unbekannt, was umsomehr zu bedauern ist als deren Kenntniss zum Verständniss der Herzbewegung und ihrer Wirkung auf den Blutstrom unbedingt nöthig ist. Die Aufschreibung des Herzstosses hat aus Gründen, die ich noch besprechen werde, die erhoffte Förderung nicht gebracht. Aussichtsvoller dürfte die Aufnahme photographischer Serien sein, doch ist mir nur ein Versuch dieser Art von Thompson (49) bekannt, welcher das Froschherz betrifft und noch ziemlich unvollkommen ist.

Die oben erwähnten Versuche von F. Hesse sind an Hundeherzen gemacht. Es sei daher ausdrücklich erwähnt, dass für das menschliche Herz ähnliche Umwandlungen der Form angenommen werden müssen. L. Krehl (29) hat unter anderen das Herz eines Justificirten unmittelbar nach der Hinrichtung in der angegebenen Weise gehärtet und gefunden, dass die Form der contrahirten Ventrikel mit dem thierischen Präparat die grösste Aehnlichkeit besitzt. Man vgl. darüber auch v. Frey (16).

Die Beobachtung, dass das contrahirte Herz in seiner Form dem erschlafften unähnlich, speciell nicht kugelförmig ist, nöthigt zu der Annahme, dass die verkürzenden Kräfte innerhalb der Wand nicht gleichmässig nach allen Richtungen vertheilt sind. Die anatomische Untersuchung des Herzfleisches gibt auf diese Frage keine ganz bündige Antwort. Zwar wird die Erkennung der Zugrichtungen dadurch erleichtert, dass die Muskelfibrillen zu gröberen mit blossem Auge leicht verfolgbaren Bündeln und Fasersystemen vereinigt sind, welche der Herzwand eine eigenthümliche Structur verleihen. Die Resultante aller dieser Kräfte lässt sich aber durch Betrachtung und Schätzung nicht befriedigend feststellen.

Die genauesten Untersuchungen über den Bau der Ventrikelwände rühren von C. Ludwig (32) her. Dieselben ergaben, dass sich am linken Ventrikel fast an jeder Stelle die

Wand von der Oberfläche her in eine Reihe von Schichten zerlegen lässt; innerhalb jeder einzelnen Schicht ist die Richtung der Muskelzüge die gleiche, dagegen ist sie von Schicht zu Schicht eine wechselnde. Von der Oberfläche nach der Tiefe fortschreitend, findet die Richtungsänderung umgekehrt wie die Bewegung des Uhrzeigers statt. Geht man z. B. von der vorderen Fläche des linken Ventrikels aus, so findet man zuerst von rechts oben nach links unten steil gerichtete Fasern, darunter weniger steil geneigte bis quer d. h. parallel zur Basis

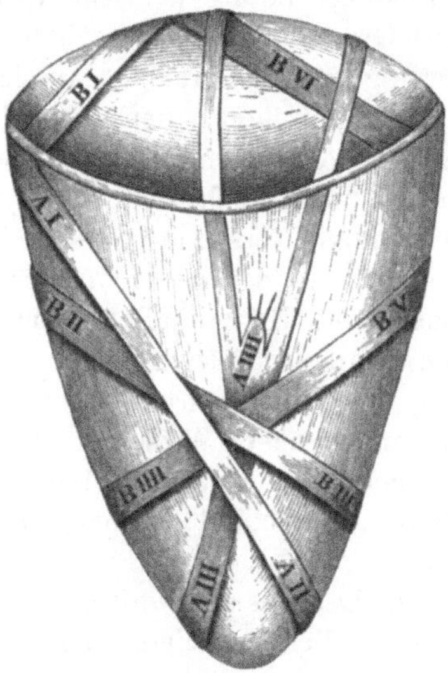

Fig. 24.
Schema der Herzfaserung nach C. Ludwig.

gerichtete Fasern. Endlich kommen von rechts unten nach links oben ziehende Fasern zum Vorschein, von welchen die innersten, an die Höhle grenzenden, am steilsten verlaufen.

Es hat sich ferner herausgestellt, dass ein und dasselbe Fasersystem mit einem Theil seiner Länge einer oberflächlichen, mit einem anderen Theil einer tiefliegenden Schicht angehören kann, dergestalt, dass es an einem und demselben Wandstück nach verschiedenen Richtungen verlaufend erscheint. Der Wechsel des Niveaus und der Richtung wird dadurch ermöglicht, dass die Fasern in Gestalt einer ungeschlossenen 8 gewickelt sind.

Figur 24 gibt nach Ludwig eine schematische Darstellung des Faserverlaufs. Die oberflächsten Lagen, welche steil über die vordere Fläche nach links und abwärts ziehen, vollführen diese Umbiegung im sog. Wirbel der Herzspitze. Die nächsten, weniger steil liegenden Systeme haben die Schlinge oberhalb der Herzspitze und weniger eng gezogen. Ein Schnitt durch den linken Ventrikel, parallel zur Basis, Fig. 25, zeigt daher eine äussere und innere Lage quer und schräg durchschnittener, also steil auf- und absteigender Fasern; die beiden Lagen sind getrennt durch einen in der Mitte ge-

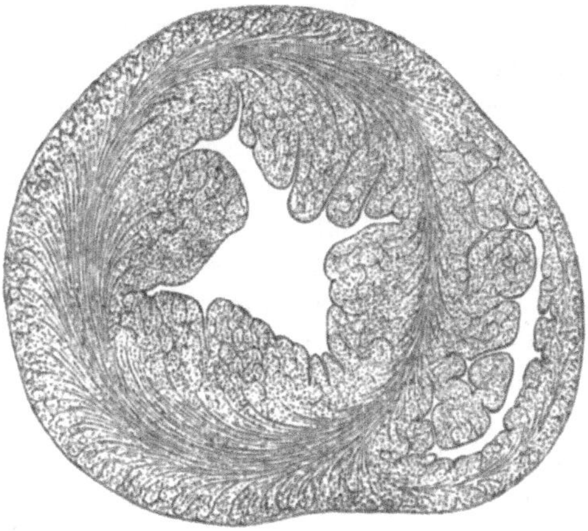

Fig. 25.
Schnitt durch die beiden Herzkammern parallel zur Basis nach F. Hesse.

legenen Muskelring, dessen Ebene in der Schnittrichtung liegt. Diese mittlere Ringmuskelschicht ist nach neueren Untersuchungen von L. Krehl (29), namentlich in der Gegend der Herzbasis ein sehr mächtiges Gebilde; sie besteht nur zu einem Theil aus 8 förmig geschlungenen, gegen die Herzbasis sehr wenig geneigten Fasern (Faser B des Schemas), zu einem anderen Theil besteht sie aus in sich zurücklaufenden Zügen, die als geschlossener Ring herausgeschält werden können. Am besten gelingt die Präparation, wenn das Herz in starker Salpetersäure macerirt worden ist. Es nimmt dieses System auch insofern noch eine Sonderstellung ein, als seine

Fasern nicht aus dem elastischen Ringe der Basis ihren Ursprung nehmen. Alle übrigen Muskeln des linken Ventrikels haben, soweit bekannt, dort ihren Anfang und kehren nach längerem Verlauf entweder als Muskeln oder, soweit sie in den Papillarmuskeln endigen, als Sehnenfäden der Klappen dorthin zurück.

Im Grossen und Ganzen kann man sagen, dass gegen die Spitze des Herzens die steil verlaufenden, gegen die Basis die schräg und quer verlaufenden Fasern überwiegen. Zerlegt man jede Faserrichtung in 2 Componenten, eine, welche parallel zur Ebene der Herzbasis gerichtet ist und eine zweite, welche darauf senkrecht steht (Richtung der Herzaxe), so erhält man ein Schema, dessen Fasern theils meridional mit dem Pol an der Spitze des Herzens, theils in Parallelkreisen verlaufen. Die Meridionalfasern werden, wenn sie nur dicht genug liegen, bei der Contraction eine gleichmässige Verkleinerung aller Durchmesser des Herzens anstreben, die Ringfasern aber eine Verschmälerung der Querdurchmesser ohne Verkürzung der Axe. Dass diese Componente namentlich gegen die Basis des Herzens überwiegt, muss aus der bedeutenden Verminderung der Querdurchmesser des Herzens bei der Contraction und aus der sphinkterartigen Zusammenziehung der venösen Ostien gefolgert werden. Auf die letzterwähnte Bewegung werde ich bei Besprechung des Klappenschlusses zurückkommen.

Die Druckmessung im Herzen.

Von den Leistungen des Herzens während der Contraction ist für die gegenwärtigen Betrachtungen am wichtigsten die Druckerzeugung. Zur Registrirung der Druckschwankungen verwendet man einen der oben beschriebenen Tonographen. Die Ansprüche, welche an das Instrument bezgl. Empfindlichkeit und Aperiodicität gestellt werden müssen, sind angesichts dieser Aufgabe besonders hoch und für die einzelnen Abtheilungen des Herzens sehr verschiedenartig. Die Aufzeichnung der kleinen Druckschwankungen im Vorhof setzt einen Apparat mit geringem elastischen Widerstand voraus. Dasselbe Instrument würde, mit der Ventrikelhöhle verbunden, so grosse

Excursionen machen, dass durch Schleuderung und Reibung die gröbsten Fehler entstehen können. Man muss daher für die einzelnen Abtheilungen des Herzens verschiedene Instrumente gebrauchen bez. durch passende Wahl der compensirenden Kautschukmembran oder des federnden Stahlstreifens für genügenden elastischen Widerstand sorgen.

Die Verbindung des Tonographen mit den Herzhöhlen erfordert gleichfalls gewisse Vorsichten. Um den Druck in den Vorhöfen zu messen, können Canülen direct in die Herzohren eingebunden werden. Zur Messung des Ventrikeldruckes müssen Röhren durch das venöse oder arterielle Ostium eingeschoben werden. Im letzteren Falle ist die Passirung der Klappe schwierig und in der Regel nicht ohne Verletzung ausführbar. Für den linken Ventrikel ist dies jedoch der einzige Weg, auf dem man ohne Eröffnung des Thorax zum Ziele gelangt. Man geht am besten von der rechten Carotis aus. Vom Vorhof her ist der linke Ventrikel nach Eröffnung der Brusthöhle bequem zu erreichen, wenn man eine längere Canüle in das Herzohr einbindet. Die Scheu vor Eröffnung des Thorax und die Furcht, dadurch mit der Norm nicht vergleichbare Curven zu erhalten, ist ungerechtfertigt. Die Geschwindigkeit des Kreislaufes und der Blutdruck sinken allerdings durch den Wegfall der Begünstigungen, welche die Füllung des rechten Herzens von der Aspiration des Thorax erfährt; der Modus der Contraction und der Charakter der Curven bleibt aber erhalten, wie man sich durch Druckmessung im rechten Ventrikel vor und nach Eröffnung des Thorax überzeugen kann. Die Blosslegung des Herzens, die Möglichkeit, die Formveränderungen zu beobachten und den Stand der Canülen und Röhren zu controlliren, sind Vortheile, welche nicht gering anzuschlagen sind. Für den rechten Vorhof und Ventrikel bietet die rechte Jugularvene einen besonders leichten Zugang. Endlich kann man von dem linken Aste der Arteria pulmonalis, den man innerhalb des Herzbeutels unterbindet und öffnet, durch die Klappe in den Conus arteriosus eindringen.

Die Röhren, welche man zur Messung der Drucke in den Vorhof oder die Kammer einführt, sind geschlossen oder offen. Chauveau & Marey (38, p. *85*), welche den Versuch zuerst am Pferd unternahmen, gaben der Röhre an der Spitze eine gefensterte Erweiterung, welche mit einer dünnen Kautschukmembran überzogen war. Wird diese „Sonde cardiaque“ in das Herz eingeführt, so stülpt der Blutdruck die Membran in die Fenster hinein und drängt die Luft gegen den registrirenden Tambour. Das Instrument besitzt Dimensionen, welche seine Verwendung nur an grossen Thieren (Pferd) gestatten. Auch ist es schwer, zu controlliren, ob die Fenster der Sonde frei oder von Gerinnseln überzogen sind.

Die offenen Röhren haben entweder ein glatt abgeschnittenes Ende oder eine gedeckte Spitze mit seitlichen Oeffnungen. Im ersteren Fall muss bei der Einführung das Lumen durch einen Stab ausgefüllt sein, dessen abgerundete Spitze etwas vorragt, weil sonst die Gefässe durch die scharfen Ränder der Röhre leicht verletzt werden. Offene Röhren sind der Gerinnselbildung im Innern stets ausgesetzt, auch wenn sie mit gerinnungswidriger Salzlösung gefüllt werden, doch darf man die Gefahr nicht überschätzen. Sie bleiben nicht selten während eines stundenlangen Versuches frei von Gerinnseln. Bilden sich solche, so ist ihre Entfernung durch Einführung des Stabes oder Ausspritzen mit Kochsalzlösung leicht und sicher zu bewerkstelligen, namentlich bei den Röhren mit endständiger Oeffnung. In seitlichen Fenstern können sich Fibrinfäden so hartnäckig festsetzen, dass ihre Entfernung innerhalb des Thieres schwierig wird.

Ein ernstlicher Nachtheil aller Sonden ist, dass ihre Richtung gegen den Strom für die Anzeige des Druckes nicht gleichgültig ist. Ist die Mündung stromabwärts gerichtet, so ist der Inhalt der Sonde einer Aspiration ausgesetzt, wie das Luftrohr der Bunsen'schen Wasserstrahlpumpe. Ist sie stromaufwärts gerichtet, so verwandelt sich umgekehrt die lebendige Kraft der gestauten Flüssigkeitstheile in Druck, welcher sich zu dem wahren Drucke hinzuaddirt. Am wenigsten störend wird der Fehler, wenn der Strom wohl seine Geschwindigkeit, nicht aber seine Richtung ändert. Die Abweichungen vom wahren Druckwerthe liegen dann alle nach derselben Seite, ihre absolute Grösse bleibt aber unbekannt.

Trotz dieser Bedenken wird man sich nur schwer zu dem heroischen Verfahren Magini's (34) entschliessen, welcher das Herz durch die Brustwand hindurch mit einem Troicart angebohrt hat. Sobald der Innenraum des Herzens erreicht war, wurde der Troicart mit einem Manometer verbunden. Das Verfahren würde namentlich von Werth sein, wenn es möglich wäre die Röhre gerade im Niveau der Innenfläche der Herzwand münden zu lassen, was wohl zufällig, nicht aber mit Absicht zu erreichen ist. Am meisten spricht gegen diese Methode, dass man so zu sagen im Dunkeln operiren muss und dass der Ort der Druckmessung später nicht mehr verändert werden kann. Ich werde sogleich zeigen, dass die Druckcurven innerhalb der Herzhöhle örtlich verschieden sind.

Ueber die Versuche, aus der Herzstosscurve Schlüsse auf den Druckverlauf zu ziehen, werde ich noch eingehend zu sprechen kommen.

Der Durchmesser der eingeführten Röhren ist von grosser Bedeutung für die Curven. Da im Herzen die grössten Druckschwankungen, also auch die grössten Verschiebungen der Flüssigkeit in den Röhren stattfinden, so wird die Curve durch Reibung leicht erheblich deformirt. Allerdings sind bei kleinen Thieren, welche zum Gebrauch enger Röhren drängen, auch die Druckschwankungen kleiner. Diese Correctur ist aber nicht genügend, so dass sich Vorsicht empfiehlt. Auch hier ist der kurze Weg durch das Herzohr dem langen durch die Venen bez. Arterien überlegen.

Die Druckpulse des Ventrikels.

Die Druckbestimmung im Ventrikel führt unter Einhaltung der genannten Vorsichtsmassregeln zu einer sehr constanten, für den Ventrikel charakteristischen Curve, welche sich im linken wie im rechten Herzen bei offenem wie geschlossenem Thorax findet. Fig. 26 zeigt die Curven von verschiedenen Herzen und unter wechselnden Versuchsbedingungen aufgenommen. Die Curven lassen sich bezgl. ihrer Lage zur Abscissenaxe innerhalb jeder Periode in 3 Stücke zerlegen: einen Abschnitt der positiven Druckschwankung, einen Abschnitt der negativen Druckschwankung und endlich einen Abschnitt von merklich constantem, nahezu atmosphärischem Druck. Von vorn herein ist diesem Druckverlauf nicht anzusehen, ob er durch Kräfte erzeugt wird, welche im Ventrikel selbst oder anderwärts ihren Sitz haben. Die Vergleichung des Druckpulses der Kammer mit dem des Vorhofes und der Aorta zeigt jedoch:

Erstens, dass das Druckmaximum der positiven Phase den höchsten im Gefässsystem zu beobachtenden Druck darstellt;

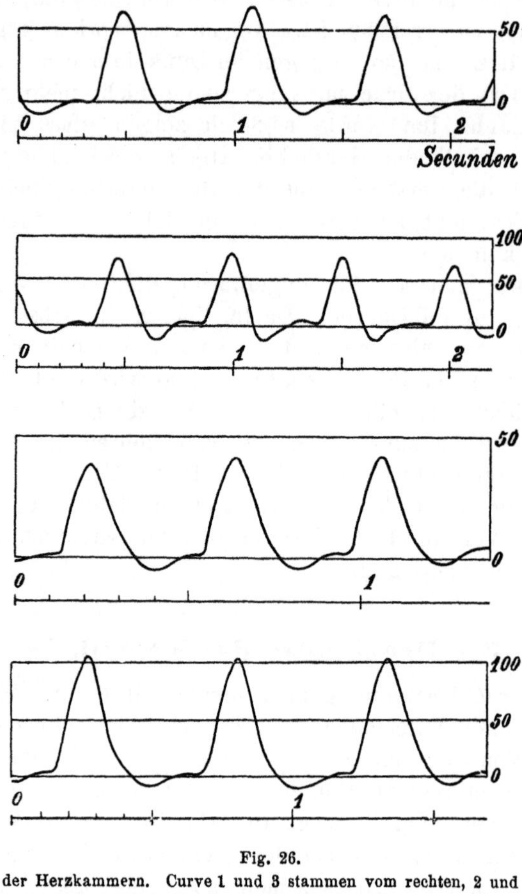

Fig. 26.

Druckpulse der Herzkammern. Curve 1 und 3 stammen vom rechten, 2 und 4 vom linken Ventrikel; 1 und 2 sind bei offenem, 3 und 4 bei geschlossenem Thorax gezeichnet. Curare, künstl. Respiration. Vergr. $^3/_1$.

zweitens, dass das Druckminimum der negativen Schwankung den tiefsten Druck des Gefässystems darstellt.

Die Erreichung dieser beiden Extreme ist somit eine Leistung der Herzkammer. Fasst man die beiden Druckschwankungen, die positive und negative, als Ausdruck der Thätigkeit der Kammer zusammen, so würde die Zeit des merklich constanten Druckes als die Ruhezeit der Kammer zu betrachten sein.

Von den Druckpulsen des linken Ventrikel, welche Hürthle (24, 26) in letzter Zeit mehrfach veröffentlicht hat, nähern sich manche der von mir beschriebenen Form, zumeist sind sie aber entstellt. Es liegt dies theils daran, dass er noch immer die Lage der Sonde für belanglos hält, zum Theil in den Mängeln seiner Apparate. Seine sog. systolischen Wellen sind Eigenschwingungen, welche auch bei gedämpftem Manometer nicht ganz verschwinden. Zuweilen ist aber die Dämpfung so gross, dass die Curven darunter leiden, namentlich scheint der kurze negative Ausschlag am Ende der Herzcontraction fast immer unterdrückt zu sein. Auffallend ist die Willkür, mit welcher die Reibung so lange gesteigert wird, bis die gewünschte Curvenform erscheint.

Auch die von Roy (42, 45) veröffentlichten Curven sind vielfach durch Trägheitsschwingungen gestört. Dieselben werden der Contraction der Papillarmuskeln zugeschrieben.

Einige Angaben über die Dauer einzelner Theile der Herzaction, insbesondere bei verschiedener Schlagzahl sind von Interesse.

In der nachstehenden Tabelle findet sich gemessen in Secunden unter:

I die Zeit bis zum Druckmaximum,
II - - - - Druckminimum,
III - - - - nächsten Herzschlag*).

Man sieht, dass die verschiedene Dauer der Herzrevolution hauptsächlich durch Aenderung der Ruhezeit des Herzens zu Stande kommt. Bekanntlich hat die Beobachtung der Herztöne (Donders 3), sowie des Herzstosses (Landois 31, N. Baxt 1) zu demselben Ergebniss geführt. Wie der Skelettmuskel führt auch das Herz seine Leistungen aus durch ein und denselben typisch verlaufenden und in Bezug auf die Dauer ziemlich constanten Umformungsprocess, welcher bald häufiger, bald seltener in der Zeiteinheit sich wiederholt.

---

*) Bezügl. weiterer Beispiele siehe von Frey & Krehl 14 S. *48* ff.

Ordnungszahl der Pulse	I	II	III		Ordnungszahl der Pulse	I	II	III
1	0,145	0,340	0,400		21	0,150	0,355	0,400
2	0,145	0,340	0,405		22	0,160	0,360	0,405
3	0,135	0,345	0,405		23	0,150	0,355	0,405
4	0,140	0,345	0,400		24	0,155	0,360	0,420
5	0,140	0,330	0,345		25	0,150	0,355	3,700
6*)	0,120	0,290	0,450		26	0,160	0,435	0,620
7	0,145	0,370	0,400		27	0,155	0,380	0,400
8	0,150	0,335	0,395		28*)	0,125	0,300	0,550
9	0,150	0,350	0,405		29	0,155	0,410	0,480
10	0,145	0,340	0,395		30	0,160	0,405	0,465
11	0,145	0,340	0,400		31	0,170	0,400	0,450
12	0,130	0,350	0,390		32	0,165	0,400	0,435
13	0,140	0,335	0,380	Vagusreizungen	33	0,165	0,380	0,430
14	0,150	0,340	0,385		34	0,165	0,385	1,650
15	0,150	0,350	0,400		35	0,160	0,440	0,630
16	0,150	0,345	0,405		36	0,155	0,400	0,465
17	0,145	0,340	0,400		37	0,165	0,390	0,470
18	0,150	0,345	0,405		38	0,160	0,380	1,320
19	0,155	0,350	0,400		39	0,155	0,425	0,650
20	0,150	0,350	0,410		40	0,160	0,400	0,510

Bei sehr rascher Herzthätigkeit fällt ausser der Ruhepause auch ein Theil der negativen Phase hinweg; bei unregelmässiger Schlagfolge können positive Druckphasen mit doppeltem Gipfel auftreten, welche bei gleichzeitiger Registrirung des Herzstosses sich als unvollkommen getrennte Zusammenziehungen ausweisen. Eine andere Unregelmässigkeit besteht in dem Auftreten einer zweiten kleinen positiven Druckschwankung unmittelbar nach der negativen, welche nicht gut als eine unvollkommene oder überzählige Contraction, etwa als ein Pulsus bigeminus aufgefasst werden kann. Andere Beobachter sind ihr ebenfalls häufig begegnet. Vergl. auch unten S. 96. Ihre Bedeutung ist dunkel. Sie rührt sicher nicht von Nachschwingungen des registrirenden Apparates her.

Ausdrücklich bemerkt muss werden, dass die als normal bezeichnete Curvenform nur in jenem Theil der Kammer zu beobachten ist, welcher auch bei der äussersten Zusammenziehung bluthaltig bleibt. Es ist dies, wie oben bei der Umformung des Herzens besprochen wurde, der Raum zwischen den Klappen und den Köpfen der Papillarmuskeln. Wird die

*) Verfrühte Systolen.

Sonde tiefer in den Ventrikel vorgestossen, so tritt vor Erreichung des Maximaldruckes eine Verschliessung der Mündung durch die zusammenrückenden Muskeln ein. Mögen die Muskeln auch noch so sehr gespannt sein, so werden sie doch das Manometer nicht weiter in Bewegung setzen, da sie in das

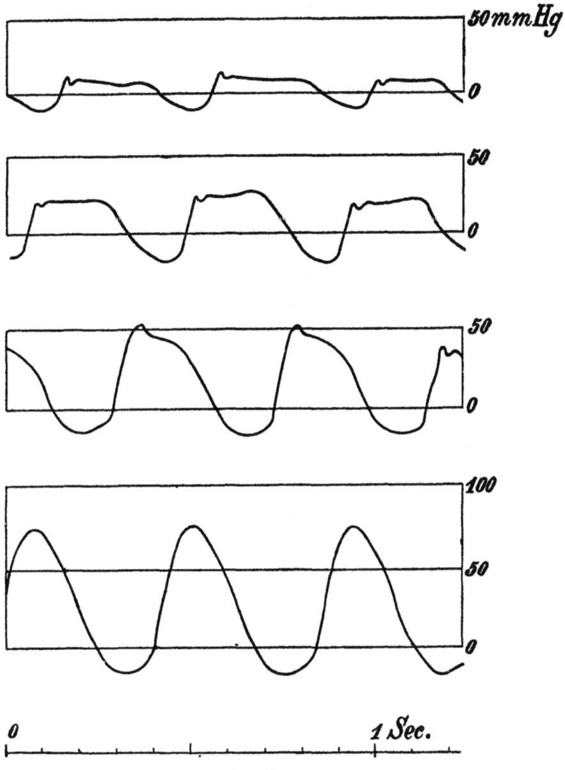

Fig. 27.
Druckpulse einer linken Herzkammer bei verschiedener Lage des Herzkatheters. Derselbe reicht bei der ersten Curve bis in die Herzspitze, bei der vierten Curve gerade bis unterhalb der Klappen. Vergr. $^3/_1$.

Lumen der Sonde nicht eindringen können. Bemerkenswerth ist, dass die Verschliessung der Sonde und demgemäss die plötzliche Unterbrechung der Curve um so eher eintritt, je mehr sich die Sonde der Herzspitze nähert. Fig. 27 zeigt 4 Curvenreihen, welche unmittelbar hinter einander von demselben linken Ventrikel gezeichnet sind. In der ersten Reihe befand sich die Mündung der Sonde am tiefsten, in der zweiten und dritten war sie mehr und mehr zurückgezogen. In der vierten Reihe lag ihre Mündung dicht unter den Klappen. Erst bei dieser Stellung wurde das Plateau durch einen Gipfel ersetzt und gleichzeitig der höchste Druck erreicht. Der Versuch beweist nicht nur, dass das Zusammenrücken der Herz-

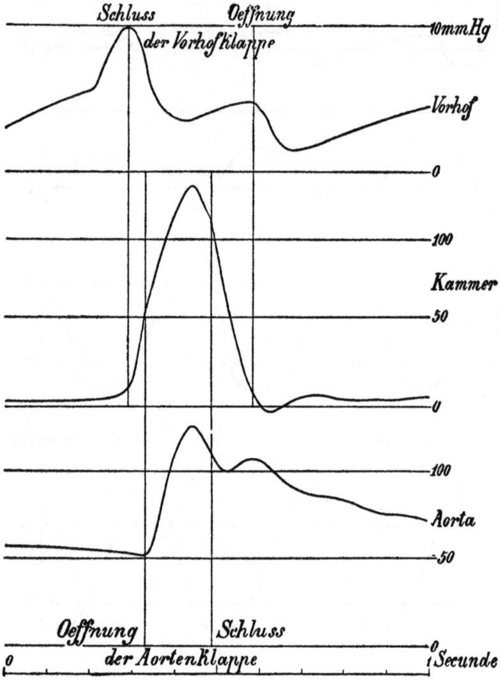

Fig. 28.
Druckpulse des Vorhofs, der Kammer und der Aorta mit Angabe der Klappenschlüsse. Vergr. 11/5.

wände bei der Contraction, welches aus den anatomischen Untersuchungen des contrahirten Herzens gefolgert wurde, thatsächlich stattfindet, sondern dass es von der Spitze des Herzens gegen die Basis peristaltisch fortschreitet.

Die Vergleichung des Druckverlaufes im Ventrikel mit dem des Vorhofes und der Aorta gibt noch weitere Aufschlüsse. In Fig. 28 sind drei solcher Curven, bezogen auf eine gemeinschaftliche Abscisse, übereinander gezeichnet; zu oberst die Vorhofcurve, in der Mitte die Kammercurve, unten die Aortencurve oder richtiger die Anonymacurve, da sie durch endständige Einbindung in eine Carotis entstanden ist. Es ist eine sehr langsame Schlagfolge gewählt, um die einzelnen Phasen gut von einander trennen zu können.

Die Ruhe sämmtlicher Abschnitte des Herzens findet ihr Ende durch die Contraction des Vorhofes. Dieselbe hat auch im Ventrikel ein deutliches, wenn auch geringfügiges Ansteigen des Druckes zur Folge; und an dieses schliesst sich ohne scharfe Grenze das viel steilere Steigen des Druckes, welches durch die Contraction der Kammer bedingt ist. Mit dem Beginn der Kammercontraction schliessen sich die Zipfelklappen, so dass nunmehr der Ventrikel sowohl nach der venösen als nach der arteriellen Seite geschlossen ist. Sehr bald erreicht aber die Spannung einen solchen Werth, dass die Semilunarklappen geöffnet werden und die Entleerung des Ventrikels beginnt. Dieselbe äussert sich in der Aortencurve durch das plötzliche Ansteigen des Druckes, in der Kammercurve durch eine Abnahme in der Steilheit des Druckanstieges, welche jedoch nur bei so zeitiger Oeffnung der Klappen (Vagusreizung) deutlich ist. Erfolgt die Oeffnung, wie in der Regel, später, so lässt die gegen das Druckmaximum zunehmende Krümmung der Kammercurve den Punkt der Oeffnung nicht mehr scharf erkennen.

Mit fortwährend abnehmender Steilheit erreicht nun der Druck in der Kammer bald sein Maximum, um dann ohne Verzug zuerst langsam, dann immer rascher, fast symmetrisch zum aufsteigenden Schenkel zu sinken. Er kommt bald unter den Werth des Aortendruckes herab, wobei Schluss der Semilunarklappen stattfinden muss. Es ist damit neuerdings ein Zeitabschnitt erreicht, in welchem die Kammer nach beiden Seiten geschlossen ist. Auch dieser Moment äussert sich zuweilen durch eine scharfe Aenderung in der Neigung der Kammercurve. Die Kammer bleibt nun bei fortwährend und rasch sinkendem Druck geschlossen, bis der Druck so weit herabgesunken ist, dass er den niedrigen Vorhofsdruck erreicht bez. durch die ansaugende Bewegung unter denselben herabgeht; jetzt erst können die Zipfelklappen geöffnet und die Verbindung mit dem Vorhof hergestellt werden.

Die Periode des Druckpulses der Kammer zerfällt demnach in 4 Abschnitte, einen, in welchem der Druck niedriger als der Vorhofsdruck, einen zweiten, in welchem der Druck höher als der Aortendruck und zwei weitere, in welchen der Druck zwischen den Werthen des Vorhofsdruckes und des Aortendruckes liegt und daher der Ventrikel nach beiden Seiten geschlossen ist. In Fig. 28 sind diese Abschnitte durch aufrechte Linien von einander geschieden. Eine ähnliche Darstellung hat kürzlich Roy (45) gegeben. Man kann eine Spannungszeit, eine Entleerungszeit, eine Erschlaffungszeit und eine Füllungszeit der Herzkammer unterscheiden.

Die in Fig. 28 abgebildete Vorhofscurve zeigt zwei Druckmaxima oder Gipfel, von welchen nur der erste von der Contraction des Vorhofs herrührt. Es lässt sich dies streng beweisen, indem man die Zuckung des Herzohres durch einen Muskelhebel gleichzeitig mit der Druckcurve aufschreibt. Siehe v. Frey & Krehl 14 S. *55*. Die Bewegungscurve des Vorhofes zeigt nur einen Ausschlag, welcher zeitlich genau mit dem ersten Gipfel des Vorhofpulses zusammenfällt. Nachdem der Vorhof seine Thätigkeit beendet hat, füllt er sich von den Venen her mit Blut, wobei, solange der Thorax uneröffnet ist, die Verkleinerung der Herzkammern auf die Vorhöfe entfaltend wirkt. Da ein Ueberfliessen des Blutes nach dem in Contraction befindlichen Ventrikel unmöglich ist, wird es im Vorhof aufgestaut. Dies führt zu einer raschen Drucksteigerung, welche unterbrochen wird, sobald die Herzkammer ihre ansaugende Wirkung ausübt. Der Druck im Vorhof sinkt von Neuem, woraus sich das zweite Druckmaximum erklärt. Schliesst sich an die negative Druckphase der Kammer eine Ruhezeit sämmtlicher Herzabtheilungen, so bleiben Vorhof und Kammer in Verbindung, und das zuströmende Venenblut füllt beide Räume unter langsamem Ansteigen des Druckes.

Von dem Anonymapuls sei hier nur das in den zweiten Abschnitt oder die Entleerungszeit fallende Stück der Curve erwähnt, welches mit dem Verlauf des Ventrikelpulses in dieser Periode im Grossen und Ganzen übereinstimmt.

Die Discussion des Kammerpulses bedarf in zwei Richtungen

der Ergänzung. Dieselbe betrifft 1. die negative Phase, 2. die Klappenschlüsse.

Die negative Phase

des Ventrikeldruckpulses ist von Marey (36 p. *100*) zuerst nachgewiesen worden. Er bediente sich einer Versuchsanordnung, welche eine Täuschung durch Eigenschwingungen des Apparates ausschloss. Die Erscheinung wurde lediglich der Aspiration der Lunge zugeschrieben. Goltz & Gaule (20) fanden jedoch auch bei offenem Thorax in sämmtlichen Herzhöhlen negative Drücke und es gelang ihnen, indem sie durch Ventile die Wirkungen auf das Quecksilber-Manometer summirten, tiefere Druckwerthe zu erhalten, als man sie bis dahin für möglich gehalten hatte. Seit Einführung des verbesserten Tonographen hat der Nachweis keine Schwierigkeit mehr.

An der Thatsache der negativen Drücke ist demnach nicht zu zweifeln. Um so getheilter sind die Meinungen bezüglich ihrer Entstehung. Es handelt sich im Wesentlichen um zwei Ansichten. Die eine hält die Herzhöhlen einer activen Erweiterung für fähig. Die andere, von Moens (41) aufgestellte Ansicht beruft sich auf die negativen oder Schliessungswellen, welche nach Unterbrechung eines Stromes von der Unterbrechungsstelle ausgehen. Obwohl Moens von den Folgen, welche die Störung des Stromes in einer elastischen Röhre nach sich zieht, nicht ganz zutreffende Anschauungen entwickelt, so ist doch so viel richtig, dass nach Unterbrechung des Flüssigkeitsstromes, etwa durch Hahnschluss, vom Hahne anfangend ein Druckabfall stromabwärts sich ausbreitet. Wie dieser Druckabfall zeitlich des genaueren verläuft, bis zu welchen Werthen herab er stattfindet, hängt von den speciellen Versuchsbedingungen ab. Ist die Bewegung der Flüssigkeit mit merklicher Reibung verknüpft, so sinkt der Druck mit abnehmender Geschwindigkeit, wie sich das an dem Tonogramm jeder Arterie während der Herzpause beobachten lässt. Würde wirklich, wie Moens will, durch die Unterbrechung des systolischen Blutstroms ein Druckabfall bis unter den atmosphärischen entstehen, so müsste sich derselbe auch in der Aorta nachweisen lassen, denn es ist für den Ablauf der Erscheinungen gleichgültig, ob die Unterbrechung des Stromes durch den Stillstand der Zusammenziehung des Herzmuskels oder durch den Klappenschluss bewerkstelligt wird.

Es lässt sich nun durch den Versuch nachweisen, dass der negative Druck im Ventrikel erst eine messbare Zeit nach dem Schluss der Aortenklappen auftritt. Schreibt man Ventrikeldruck und Aortendruck gleichzeitig auf, wie dies in Fig. 28 geschehen ist, so findet man zur Zeit der negativen Phase den Aortendruck stets positiv, so dass an eine Communication der beiden Räume nicht gedacht werden kann.

Dagegen macht sich die Saugkraft des Ventrikeldruckes im Vorhof jedesmal, wenn auch nicht immer gleich deutlich bemerkbar. Moens bestreitet dies auf Grund eines Versuches an der Vena cava inferior, bei dem ein Manometer gebraucht wurde, welches durch Einschaltung eines Ventils nur Drücke unter dem atmosphärischen anzeigte. Ich habe an einem anderen Orte ausgeführt (14 S. *43*), dass die Ansaugung des Ventrikels durchaus nicht immer zu negativen Drücken führen muss. Es hängt dies von der Spannung des Blutes im Vorhof, bezw. von der Schlagfrequenz ab. Durch das negative Resultat eines einzigen Versuches kann also die Frage nicht als erledigt betrachtet werden.

Es kann nach alledem nicht mehr bezweifelt werden, dass der Ventrikel sehr bald, nachdem er seinen Inhalt in die Aorta entleert hat, eine ansaugende Wirkung auf das Blut im Vorhof ausübt und dadurch seine eigene Füllung beschleunigt. Discussionen über die Existenz und Herkunft der Saugkraft der Ventrikel reichen in frühe Zeiten der physiologischen Litteratur zurück. Man schrieb dieselbe bald elastischen bald contractilen Kräften zu, und es lassen sich für beide Ansichten Wahrscheinlichkeitsgründe beibringen. Es ist möglich, dass beide Ursachen in Betracht kommen.

Der schlaffe Muskel verhält sich fast wie eine Flüssigkeit, d. h., seine Form wird vornehmlich durch die äusseren Kräfte bedingt, die auf ihn wirken. Sehr belehrend ist der von Kühne (30) herrührende Versuch, den Muskel eines Frosches auf Quecksilber schwimmend zur tetanischen Contraction zu bringen. Er zeigt nach dem Aufhören der Reizung kein Bestreben, die ursprüngliche Länge wieder anzunehmen. Man kann nicht sagen, dass er genau in der contrahirten

Form verharrt, letztere ist mehr aufgewölbt; im schlaffen Zustande fliesst das Gewebe mehr auseinander, sowie ein Tropfen auf ebener Unterlage unter der Wirkung der Schwere sich ausbreitet. Denkt man sich einen Ventrikel im Zustand maximaler Contraction plötzlich erschlaffend, so wird wohl auch durch äussere Kräfte wie durch den Zug benachbarter Theile, insbesondere der Lunge, durch die Schwere etc. in der Regel eine Umformung des Ventrikels stattfinden; ob damit eine Entfaltung der Wände und Erweiterung des Lumens verknüpft ist, hängt eben von diesen äusseren Bedingungen der Unterstützung und Lagerung des Herzens ab. Ist der Thorax geöffnet und dadurch die Zugkraft der Lungen eliminirt, so ist eine Entfaltung durch die übrigen noch bestimmenden Kräfte, vornehmlich durch die Schwere, wenig wahrscheinlich. Ganz baar von elastischem Gewebe ist übrigens kein Muskel. Tritt dasselbe in grösseren Massen auf, so ist die äussere Form des ruhenden Muskels nicht mehr so indifferent. Es bekundet sich dann in der That das Bestreben, in eine gewisse Form zurückzukehren. Macht man z. B. den Versuch von Kühne am Gastrocnemius des Frosches, so sieht man während der Reizung den Sehnenspiegel sich in Falten legen und den Muskel sich krümmen. Unmittelbar nach Aufhören der Reizung werden aber die Contouren wieder glatt und die Krümmung des Muskels vermindert sich. Hier giebt es also eine Gleichgewichtslage der inneren elastischen Kräfte, welcher der Muskel bald mehr bald weniger vollkommen zustrebt.

Die im Herzen vorhandenen elastischen Fasermassen genügen nicht, um dem ruhenden Organ als Ganzem eine bestimmte Form anzuweisen. Es gibt aber Stellen im Herzen, welchen eine bestimmte durch elastische Kräfte hergehaltene Gleichgewichtslage zuzugehören scheint. Dies gilt namentlich von den Ostien der Ventrikel, welche starke faserknorplige Ringe als Grundlage haben und eine sehr hohe Elasticität besitzen. Bei der Contraction des Herzens werden die Ostien deformirt, wie bei der Besprechung des Klappenschlusses noch zu erwähnen sein wird. Insbesondere die venösen Ostia erleiden, wie Hesse (23) gezeigt hat, eine beträchtliche Veränderung der Form. Im Zustande äusserster Contraction wird das rechte Ostium venosum zu einer nach links concaven Linie, das linke

Ostium venosum zu einer sternförmigen Spalte zusammen gezogen. Erschlaffen die Muskeln, so ist eine Rückkehr der Faserringe in die Kreisform oder in eine dieser ähnlichen Gleichgewichtslage sehr gut denkbar, und es braucht nicht ausgeführt zu werden, dass dadurch eine ansaugende Wirkung ausgeübt werden kann.

Auch dem arteriellen Blutdruck wird eine Rolle zugeschrieben. Gaule (18, 19) und Mink (40) erinnern daran, dass die Aorta, indem sie sich füllt, den Theil der Herzbasis, von dem sie entspringt, ausdehnen muss, namentlich sei die Füllung der Valsalva'schen Sinus nach dem Klappenschluss wirksam. Diese Vorstellung bedarf, wie später noch zu zeigen ist, einer Modification. Die Stellung der Klappen und die Form der Aortenwurzel wird durch den Klappenschluss nicht wesentlich verändert. Dagegen ist, solange die Muskelfasern der Kammer contrahirt sind, die volle Entfaltung der Aorta gehindert. Eine leere Aorta wird durch die Contraction der sie umschnürenden Muskeln gefaltet und stark verengert. Sobald die Contraction nachlässt, wird der Blutdruck im Stande sein, die Aorta stärker zu dehnen.

Es hat übrigens nicht an der Meinung gefehlt, dass auch die Muskelfasern an der Saugwirkung betheiligt sind (Magendie, Spring, Luciani, citirt nach Rollett 43 S. *180*). Obwohl bei den Versuchen diese Ansicht zu vertheidigen manche Unrichtigkeiten mit untergelaufen sind, ist doch die Vorstellung nicht ohne weiteres von der Hand zu weisen. Denkt man sich, wie schon früher gethan wurde, die Faserrichtungen der Herzmuskeln in 2 auf einander senkrecht stehende Componenten zerlegt, eine Meridional- oder Längsfaserung und eine Ringfaserung, so wird allerdings die gleichzeitige Contraction beider Systeme nur eine Verkleinerung der Herzhöhle herbeiführen können. Geht man aber von der Annahme aus, dass die beiden Faserarten nach einander in die Erregung ein- und entsprechend auch zu verschiedener Zeit aus der Erregung austreten, so lässt sich eine Anordnung vorstellen, welche zu activer Erweiterung Veranlassung geben kann. Der antagonistischen Wirkung der beiden Fasersysteme ist bereits oben gedacht worden. Der maximalen Contraction der meridionalen Fasern entspricht eine gewisse Gestalt der

Herzkammer, welche durch eine gleichmässige Verkürzung aller Durchmesser ausgezeichnet ist. In diese Gestalt wird der Ventrikel mit elastischen Kräften zurückspringen, wenn er, bei andauernder Erregung durch irgend welche anderen Kräfte vorübergehend deformirt worden ist. Als deformirende Kraft wirkt aber die Contraction der Ring- oder Sphinktermusculatur, welche die Kammer unter Verschluss der Höhle in die Länge streckt.

Spring versetzt die Saugwirkung an den Beginn der Kammer-Systole (während sie nach den jetzigen Kenntnissen des Druckablaufes an das Ende desselben zu verlegen ist) und lässt sie durch die Längsmuskeln entstehen, welche zuerst in die Contraction eintreten sollen. Diese Vorstellung ist nicht zu halten. Wenn auch durch Exner (7) nachgewiesen ist, dass die Längsfasern eines Rohres bei ihrer Contraction als Erweiterer wirken können, so ist doch damit eine Verkürzung der Röhre verknüpft, sodass eine Zunahme des Inhaltes nicht stattfindet. Bei Meridionalfasern muss aber die isolirte Contraction ganz sicher zu einer Volumverminderung und Austreibung von Flüssigkeit führen. Nur unter Berücksichtigung der mehr oder weniger vollständigen vorgängigen Verschliessung der Herzhöhle durch die Ringmusculatur ist die Lehre von Spring vielleicht noch durchführbar.

Die Annahme einer ungleichzeitigen Beendigung des Contractionsvorganges in verschiedenen Theilen der Herzwand ist durch viele Beobachtungen gestützt. Wie im Skelettmuskel entsteht die Erregung nicht an allen Punkten gleichzeitig, sondern breitet sich wellenartig aus, was durch den zweisinnigen Verlauf der Actionsströme bewiesen wird. (Engelmann 6, Marchand 35, Burdon-Sanderson 47.) Gewöhnlich beginnt die Erregung an der Herzbasis, welche dieselbe von den (in Bezug auf den Blutstrom) weiter rückwärts gelegenen Theilen (Vorhof, Sinus) zugeleitet erhält (vergl. Gaskell 17). Wenn Waller & Reid (54) am ausgeschnittenen Säugethierherzen die Erregung zuweilen in umgekehrter Richtung wandernd fanden, so dürfte das wohl in der Schwere des Eingriffes begründet sein. Neuerdings hat Roy (45) auch auf graphischem Wege die Ungleichzeitigkeit der Bewegung von

Ventrikelwand und Papillarmuskel nachgewiesen, doch fehlen Zeitangaben über die Grösse der Verspätung. Nach diesem Autor sollen die Papillarmuskeln nicht nur später als die Herzwand ihre Contraction beginnen, sondern auch früher aus derselben heraustreten, sodass man innerhalb einer Herzabtheilung Muskelfasern verschiedener Zuckungsdauer anzunehmen hätte.

Es würde demnach von Interesse sein, zu wissen, ob zur Zeit des negativen Druckes im Ventrikel die Muskelfasern noch in Thätigkeit sind oder ob die Erregung bereits vollständig abgelaufen ist. Angaben darüber fehlen gegenwärtig, doch hat es nach Versuchen mit gleichzeitiger Aufschreibung von Ventrikeldruck und Herzstoss den Anschein, als ob die negative Druckphase noch in die Periode der Thätigkeit gehörte. Es würde unter solchen Verhältnissen verständlich sein, dass oft mit grosser Regelmässigkeit nach Beendigung der negativen Phase der Druck nochmals eine kleine Schwenkung in positivem Sinne erkennen lässt, wovon in Fig. 28 auf S. 88 ein Beispiel zu sehen ist. Sie findet sich bei den einzelnen Versuchsthieren sehr verschieden deutlich. Um sie zu sehen, muss die Herzaction entsprechend langsam sein. Fick (9) hat dieselbe zuerst beobachtet und eine Erklärung versucht, welche mir jedoch nicht zutreffend scheint (vergl. v. Frey & Krehl 14 p. *45*, ferner Rolleston 42).

Auch an eine Entfaltung der Herzwand durch das in die Coronararterien einströmende Blut ist gedacht worden, unter derVoraussetzung, dass während der Zusammenziehung des Herzmuskels der Coronarkreislauf unterbrochen sei. Da indessen der contrahirte Skelettmuskel dem Eindringen des Blutes eher einen verminderten als einen erhöhten Widerstand entgegensetzt, so ist ein umgekehrtes Verhalten des Herzmuskels erst zu erweisen. Wäre die Voraussetzung richtig, so dürfte bei rascher Schlagfolge die Ernährung des Herzens ernstlich gefährdet sein.

Die Klappenschlüsse.

Die abwechselnde Verschliessung der Kammerhöhle nach der venösen und arteriellen Seite wird durch Klappen besorgt, welche an den Ostien befestigt sind und häutige Ausbreitungen der dort angehäuften elastischen und fibrösen Massen darstellen. Die venösen Klappen haben die Form einer dünnhäutigen Röhre und sind durch Spalten, welche vom freien Rande gegen die Anwachsungsstelle verschieden tief eindringen, in eine Anzahl Zipfel oder Segel zerlegt. Man vergl. darüber Krehl 28. Die gegen den Vorhof gewendete Fläche ist glatt, die Unterseite, welche gegen die Kammer sieht, besitzt dagegen viele Vorsprünge und Leisten, durch die sich die Sehnenfäden der Papillarmuskeln mit den Flächen der Segel, sowie mit deren freien Rändern verbinden. Dadurch wird der gestellten Klappe eine bestimmte Gestalt vor-

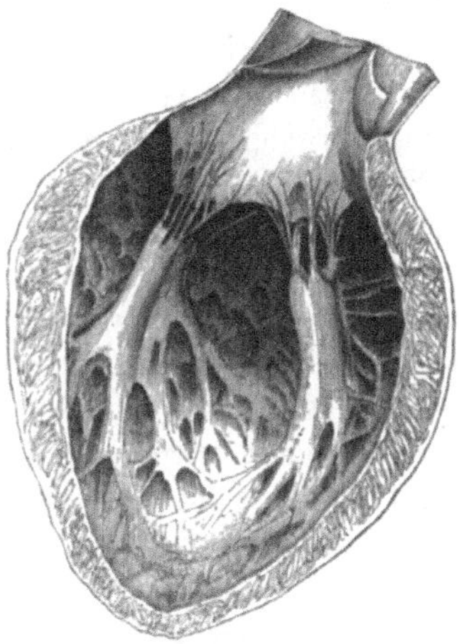

Fig. 29.
Linke Herzkammer eines Kindes durch Entfernung der Scheidewand eröffnet. Die venöse Klappe ist unverletzt.

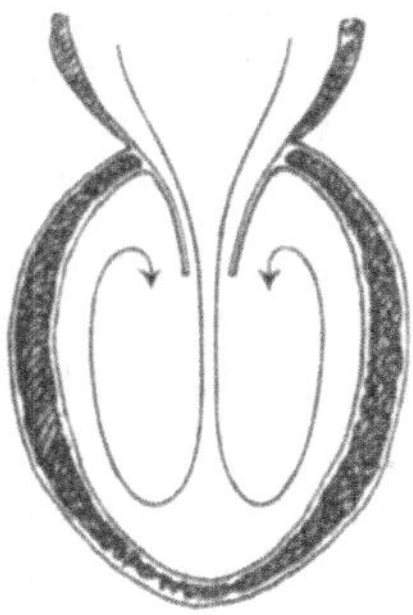

Fig. 30.
Schema für die Füllung der Kammerhöhle und die Stellung der venösen Klappen.

geschrieben, welche durch die gleichmässige Spannung aller Sehnenfäden gegeben ist. Aber auch im schlaffen Zustande, am ausgeschnittenen Herzen, ist die Beweglichkeit der Klappe auf enge Grenzen beschränkt. Durch ihre Befestigungen, sowie durch das derbere Gewebe des Ursprungstheiles wird die Lage der Zipfel derart bestimmt, dass sie convergirend in die Höhle des Ventrikels hereinragen. Man vergleiche Fig. 29. Nur den Rändern ist eine gewisse Freiheit der Bewegung belassen, indem sie sich der Axe des Ventrikels nähern oder von ihr entfernen können. Diese Unbestimmtheit der Lage hört aber auf während des Einströmens des Blutes. Da der Querschnitt des venösen Ostium kleiner ist als die benachbarten Querschnitte des Vorhofs sowohl wie der Kammer, so wirkt das Ostium wie ein in den Strom gestelltes Diaphragma, welches zu der Contraction des Strahles und zur Entstehung von Wirbelbewegungen an den Seiten Veranlassung gibt. Bei der Kleinheit der Herzhöhle, namentlich im Beginn der Vorhofsystole, ist aber auch der Stoss des Blutstrahles auf die gegenüberstehenden Theile der Kammerwand in Rücksicht zu ziehen. Es entsteht eine Ablenkung des Blutes in einer zur inneren Herzfläche tangentialen Richtung; dieselbe im Verein mit der Saugwirkung (dem sogenannten negativen hydraulischen Druck), welche der contrahirte Strahl auf seine Umgebung ausübt, werden einen Strömungsvorgang hervorrufen, welcher schematisch durch die Fig. 30 dargestellt wird. Die Wirbel, welche den Strahl umgeben, werden allerdings in den Ebenen der Papillarmuskeln gestört werden; gerade unter den Klappensegeln werden sie sich aber voll entfalten können, weil die Muskeln in den Spalten zwischen den Klappensegeln nicht unter deren Fläche stehen. Das Einströmen des Blutes bedingt also nicht, wie vielfach geglaubt wird, ein Anlegen der Klappen an die Kammerwand, sondern im Gegentheil eine Annäherung an die Axe des Strahls oder wie man es auch nennt die „Stellung der Klappe". Die Ränder der Klappe stehen einander parallel und so nahe gegenüber, dass der kleinste Ueberdruck in der Kammer genügt, die Berührung herzustellen. Die Aneinanderlegung geschieht dann entsprechend der Lage und Länge der Zipfel sofort in grösserer Fläche und die Berührung wird mit zunehmender Contraction der Kammer in Folge der Verengerung des Ostium immer inniger, d. h. die Berührungsfläche immer grösser. Eine Bewegung der freien Ränder der Segel gegen die Ebene des Ostium ist ausgeschlossen, weil das Zusammenrücken der Herzwände durch die Verkürzung der Papillarmuskeln compensirt wird.

Arterielle Klappen. In allen wesentlichen Punkten ähnlich gestaltet sich der Abschluss der grossen Arterien von den Herzkammern. Die Klappen haben hier die Gestalt von Taschen, deren Oeffnung gegen die Arterie sieht. Sie bestehen aus einem sehr dünnen, aber doch ungemein widerstandsfähigen elastischen Gewebe, welches nur an der Befestigungsstelle grössere Derbheit besitzt. Sie können daher fast in ihrer ganzen Ausdehnung an die Aortenwand angelegt werden und man hat vielfach geglaubt, dass dies durch den Blutstrom in der That geschehe. Die Untersuchung des arteriellen Ostium zeigt aber, dass, genau wie an dem venösen, besondere Einrichtungen vorhanden sind, wodurch die „Stellung" der Klappen schon während des Einströmens des Blutes bewerkstelligt wird. Diese Einrichtungen sind: die Verengerung der Kammerhöhle unmittelbar vor den Klappen und die Erweiterung der Aortenwurzel in Gestalt der Sinus Valsalvae.

Um die Gestalt und Dimension der Ausflussöffnung der Herzkammer kennen zu lernen, muss man frische, noch nicht todtenstarre Herzen nach der früher beschriebenen Methode in maximaler Contraction härten. Man bemerkt dann, dass die Verkleinerung der Herzbasis durch die Ringmuskeln, auf deren Bedeutung schon mehrfach hingewiesen wurde, auch an den arteriellen Ostien zu wichtigen Umformungen führt. Während am gewöhnlichen Präparat die Klappen aus glatter Fläche zu entspringen scheinen, findet man am contrahirten Herzen dicht unter den arteriellen Mündungen starke, in das Lumen vorspringende Muskelwülste, auf welchen die Taschenklappen mit ihrem tiefsten Theile aufsitzen. Man vergl. Fig. 31. Die genauere Präparation zeigt, dass die Wülste herrühren von Fasern, welche zum Theil unterhalb der Klappen durchziehen, also zu der Masse der Sphinktermusculatur gehören, zum anderen Theil aber von Meridionalfasern, welche im Grunde der Taschenklappen entspringen (v. Frey 16, Krehl 29). Es gilt dies namentlich von jenen Taschen der Pulmonalis und Aorta, welche der Scheidewand der beiden Kammern anliegen. Contrahiren sich die Kammern, so werden die Klappen durch den Blutstrom nicht glatt gestrichen, sondern im Gegentheil in Folge der Wulstung des Taschengrundes in das Lumen vorgedrängt. Je weiter die Contraction fortschreitet, desto mehr verengert sich die Ventrikelhöhle, die arteriellen Mündungen werden durch die wulstartig vorspringenden Sphinkteren zu engen Spalten zusammengezogen, sodass der Blutstrom nicht in der vollen Breite des arteriellen Gefässes, sondern im stark zusammengezogenen Strahle austritt. Die durch den Blutdruck gespannten grossen Arterien stellen eine plötzliche Eweiterung des Strombettes dar, in welcher es zu Wirbelbewegungen rings um den centralen Strahl kommen muss. Die Sinus Valsalvae können in dieser Beziehung nur begünstigend wirken, indem sie die Wirbel auf die Rückenflächen der Klappen ablenken und deren „Stellung“ befördern.

Selbst am todtenstarren Herzen, welches diese Begünstigungen nicht besitzt, hat Ceradini (2) unter geeigneten, den

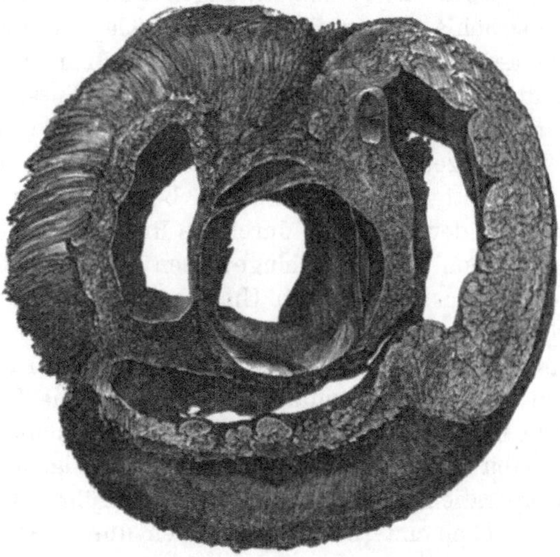

Fig. 31.
Herzbasis von den Vorhöfen her betrachtet, der grösste Theil der Kammern durch einen Schnitt dicht unterhalb der Ostien abgetrennt, Vorhöfe weggeschnitten, Kammern halb contrahirt. Man sieht die Klappen der Aorta auf einem Muskelwulst aufsitzend. Davor eine Tasche der Pulmonalklappe ganz im Muskelfleisch sitzend.

natürlichen nachgeahmten Versuchsbedingungen niemals gesehen, dass die Klappen sich an die Wand anlegen, vielmehr, selbst bei heftigen Bewegungen, beobachtet, dass sie sich gegen die Axe des Gefässes einstellen. Aehnliche Angaben hat schon früher Rüdinger (46) gemacht.

Man sieht also, dass am arteriellen Ostium so gut wie am venösen besondere Vorkehrungen getroffen sind, um die Klappen durch den Blutstrom so zu stellen, dass sie zu ihrer

Berührung nur sehr kleine Wege zurückzulegen haben, die Schliessung also fast ohne Zeitverlust geschehen kann.

Diese aus den anatomischen Verhältnissen abgeleiteten Vorstellungen werden durch die Ergebnisse der Druckmessung vollauf bestätigt. Würde der Klappenschluss erst geraume Zeit nach der Umkehrung des Gefälles erfolgen, so müssten Blutquantitäten zurücktreten, welche sich diesseits der Klappe durch eine Steigerung, jenseits durch eine Abnahme des Druckes bemerklich machen würden. Für die gegenwärtigen Hilfsmittel zur Druckmessung ist ein solches Verhalten nicht nachweisbar. Im Vorhofe, dessen Spannung durch sehr kleine Kräfte schon verändert werden kann, findet man normaler Weise niemals eine mit dem Beginn der Kammersystole zusammenfallende Drucksteigerung, wofür Fig. 28 auf S. 88 als Beispiel dienen möge (für weitere Beispiele sei auf v. Frey & Krehl 14 S. *53* ff. verwiesen). Ebenso wenig sieht man im Ventrikel einen Abfall des Druckes. Die Drucksteigerung durch die Vorhofsystole und die unmittelbar anschliessende, rasch zu hohen Werthen führende Drucksteigerung der Kammercontraction gehen ohne zwischenliegende Senkung in einander über; sie sind, wenn überhaupt, nur durch die verschiedene Steilheit des Druckanstieges von einander zu trennen.

Zu analogen Resultaten führt die Vergleichung von Kammerpuls und Aortenpuls. Das Druckmaximum der Kammer ist stets etwas höher als das correspondirende Druckmaximum der Aorta. Von diesem Gipfelpunkte fällt der Druck in der Kammer steiler ab als in der Aorta, sodass früher oder später das Gefälle negativ und die Klappe geschlossen werden muss. Wo der Klappenschluss liegt, lässt sich in den beiden Druckcurven meist nur nach dem Verhältniss der Drücke, nicht aus einer Ablenkung der Curven folgern. Daraus ist zu schliessen, dass eine Rückstauung von Blut am Ende der Systole, wenn überhaupt, nur in so geringem Maasse stattfindet, dass ihr Einfluss auf die Form des Pulses ganz zu vernachlässigen ist.

Es könnte fast überflüssig erscheinen, noch besonders hervorzuheben, dass zum Studium des Einflusses des Klappenschlusses auf die Pulsform jede Methode zu verwerfen ist, welche die arteriellen Klappen verletzt oder in ihrer Beweglichkeit stört, wie z. B. die Einführung von Herzkathetern durch die Klappe. Ich kann daher die Versuche Hürthle's (24 bis 26) zur Entscheidung dieser Frage nicht für beweisend halten. In allerjüngster Zeit hat Fick (10) den Einfluss der negativen, dem Klappenschluss angeblich vorhergehenden Welle auf die dikrotische Pulsform besprochen. Ohne die Correctheit seiner Ausführung anzuzweifeln, kann man doch billig verlangen, dass die Existenz einer negativen Welle im Arteriensystem vor allem nachgewiesen wird. Ich leugne eine solche Welle und auch Fick wird sich bedenken, wenn er berücksichtigt, dass gerade in der Aorta des Hundes die dikrotische Welle in der Regel fehlt. Weiteres darüber später.

Die Untersuchung des Herzstosses (Cardiographie).

Angesichts der Schwierigkeiten, welche mit der Aufschreibung des Druckes in den Höhlen des Herzens verbunden sind, und der eingreifenden Operationen, welche sie voraussetzt, ist der Wunsch nach einer einfacheren Methode naheliegend. Man kann fragen, ob aus den Bewegungen der Aussenwand des Herzens bez. aus den Bewegungen, welche das Herz den benachbarten Körpertheilen mittheilt, nicht Aufschlüsse über die Vorgänge im Innern in ähnlicher Weise zu erlangen sind, wie aus der Beobachtung der pulsirenden Arterie auf gewisse Vorgänge im Blutstrom geschlossen werden kann.

Die Bewegungen des Herzens sind, wie eingangs erwähnt, am gesunden Menschen im 5. Intercostalraum zu fühlen und können durch Uebertragung auf der rotirenden Trommel zur Aufzeichnung gebracht werden. Dass auch hier die graphische Darstellung der Betastung überlegen ist, braucht nach den Ausführungen auf S. 41 nicht nochmals nachgewiesen zu werden. Apparate, welche zur Registrirung des Herzstosses dienen, werden jetzt meist als Cardiographen bezeichnet, obwohl Marey (38 p. *86*) den Namen auch auf jene Instrumente anwendet, mit welchen er den Druck im Innern des Herzens schreibt. Letztere sind aber identisch mit den Vorrichtungen, welche allenthalben in der physiologischen Methodik zur

Druckmessung dienen und als Manometer bez. Tonographen bekannt sind.

Die Curve des Herzstosses ist dagegen weder mit den Druckpulsen der Herzhöhlen noch mit der sphygmographischen Curve unmittelbar zu vergleichen. Sie stellt eine Bewegungsform eigener Art dar, und es erscheint daher zweckmässig, sie mit einem besonderen Namen zu belegen. Ich werde sie künftig ausschliesslich als Cardiogramm bezeichnen und die Apparate zu ihrer Darstellung als Cardiographen. Dieselben bestehen alle im Principe aus einem trichterförmigen Hohlraum, dessen weite Oeffnung auf die Brustwand luftdicht aufgedrückt wird, während ein an die Röhre angesteckter Kautschukschlauch die Verbindung mit dem Tambour von Marey oder einem ähnlichen Apparate vermittelt.

Die Luftkapseln unterscheiden sich von den Tonographen principiell dadurch, dass die in ihnen eingeschlossene Luft nur sehr geringen Druckänderungen unterworfen wird. Sie sind daher befähigt Bewegungen von geringer Kraft zu übertragen, beanspruchen aber auch ihrerseits sehr kleine Widerstände, wenn sie richtig schreiben sollen. Sie können nur kleine elastische Widerstände überwinden (dünne Gummimembran), können nur kleine Massen bewegen (geringes Trägheitsmoment der Schreibvorrichtung) und werden durch die Reibung leicht beeinflusst.

Aus diesen Ueberlegungen folgt, dass für die Uebertragung solcher Bewegungen, bei welchen grosse Massen grosse Wege zurücklegen, wie z. B. der Herzstoss, die Luftkapseln eine unnöthige und gefährliche Empfindlichkeit besitzen. Nicht selten trifft man in der Litteratur auf Herzstosscurven von gigantischen Dimensionen, die mit entsprechend grossen Fehlern behaftet sind. Es muss hier neuerdings wie bei der Sphygmographie vor diesen grossen Excursionen gewarnt werden.

Verkleinerung der Ausschläge erzielt man durch eine stärkere Kautschukmembran an der Schreibkapsel, noch besser aber durch Einschaltung eines elastischen Widerstandes zwischen Herzstoss und Aufnahmekapsel in Gestalt von Metallfedern, wie dies bei den Aufnahme-Apparaten von Marey (37), Burdon-Sanderson (48) und Anderen geschehen ist. Die Federn drücken die Pelotte in den Zwischenrippenraum hinein und schaffen dadurch viel günstigere Bedingungen für die Aufnahme, sie verkleinern die Excursion und gestatten die Anlegung der Aufnahmekapsel ohne Deformirung der Membran. Besonders sorgfältige Wahl der richtigen Excursionsgrösse fordern die Instrumente mit äquilibrirtem Schreibhebel (Modell von Grunmach 21), weil die bewegte Masse ein wesentlich grösseres Trägheitsmoment besitzt. Ich gehe auf alle diese Punkte so ausführlich ein, weil bei der Darstellung des Cardiogramms sehr häufig mit einem unberechtigten Optimismus verfahren wird. Die Beobachtung, dass zwei verschiedene Cardiographen oder Cardiograph und Sphygmograph „ähnliche" Curven zeichnen, kann nicht im Ernste als eine Controlle der Apparate gelten.

Die Registrirung des Herzstosses hat übrigens noch eine spezifische Schwierigkeit, welche darin beruht, dass bei gleichen Excursionen dem Schreibhebel grössere Beschleunigungen ertheilt werden als bei irgend einer anderen Pulsbewegung. Von den Druckpulsen haben bekanntlich die der linken Herzkammer die grösste Steilheit. Schreibt man gleichzeitig den Herzstoss, indem man dafür sorgt, dass Tonograph und Cardiograph gleiche Excursionen ausführen, so findet man im Cardiogramm stets grössere Beschleunigungen als im Tonogramm (man vergleiche die Figg. 40 u. 41 auf S. 114 u. 115). Daraus folgt, dass man zur fehlerfreien Darstellung des Cardiogramms ein Instrument benutzen muss, welches die grössere Winkelbeschleunigung ohne Schleuderung zulässt, oder dass man die Curven entsprechend verkleinern muss. Ich habe es häufig, namentlich am blossliegenden Herzen, unmöglich gefunden, richtige Herzstosscurven durch die übliche Methode der Luftübertragung zu erhalten. Nur am gesunden Menschen, dessen Herzstoss in der Regel schwach ist, lassen sich bei sehr vorsichtiger Handhabung brauchbare Curven erzielen.

Ich habe mich daher mit Vorliebe nicht der Luftkapseln, sondern eines doppelarmigen Hebels bedient (Fig. 32), den ich in der Folge als Herzhebel bezeichnen will. Seine Schenkel sind aus Holzstreifen (Fournirholz) geschnitten und so leicht gemacht, als sich mit der nöthigen Steifigkeit verträgt. Die beiden Streifen werden auf eine stählerne, in Spitzen laufende Axe von 2 mm Durchmesser aufgesteckt und festgeschraubt.

Die Neigung der beiden Schenkel zu einander kann beliebig gewählt werden. Endlich wird um die Axe ein Faden geschlungen und mit einem Gewicht (gewöhnlich 100 gr) gespannt. Beide Hebelarme sind gleich lang. Wird also das Ende des einen Armes dem Herzen angelegt, die Schreibspitze des andern Armes der Trommel, so wird die Bewegung in natürlicher Grösse aufgezeichnet, was fast für alle Fälle genügt.

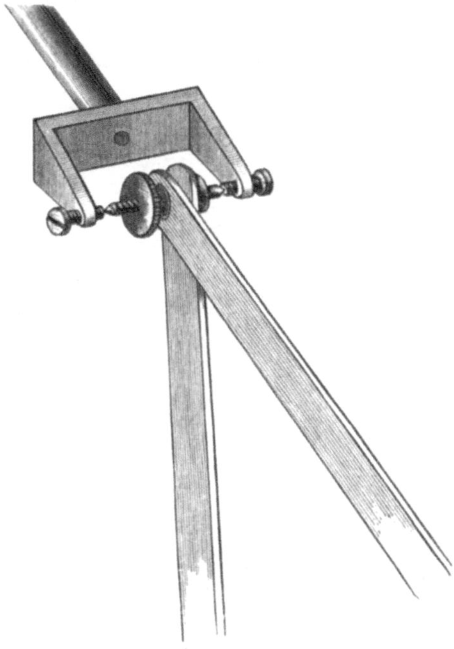

Fig. 32.
Doppelarmiger Hebel zur Darstellung des Cardiogramms (Herzhebel).

Die Treue, mit welcher ein derartiger Hebel einer mitgetheilten Bewegung folgt, ist eine ausserordentlich grosse, speciell habe ich mich überzeugt, dass er darin den Sphygmographen wie namentlich auch die registrirende Luftkapsel bei weitem übertrifft. Mit der oben beschriebenen Prüfungsmethode lässt sich die Leistungsfähigkeit der einzelnen Instrumente leicht vergleichen. So ergab der Versuch bei einer gewissen Pulsform die zulässige Amplitude:

1. für den Tambour zu 6 mm,
2. für den Sphygmographen zu 11 m,
3. für den Herzhebel zu 20 mm.

Hierzu muss bemerkt werden, dass die genannten Amplituden bei Tambour und Sphygmograph kritische waren, d. h. solche, über welche hinaus störende Eigenschwingungen bemerklich wurden, während der Herzhebel auch den grossen Excursionen von 20 mm Amplitude ohne ein Anzeichen von Trägheitsschwingungen folgte. Man kann also sagen, dass der genannte Hebel mindestens 3 mal so leistungsfähig ist wie der Tambour.

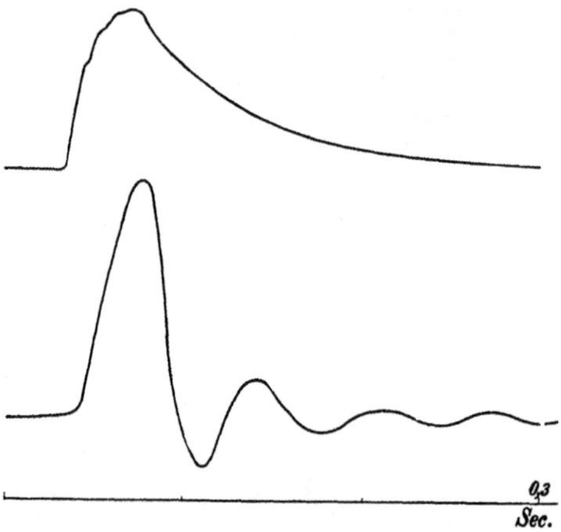

Fig. 33.

Zuckungscurven des Gastrocnemius. Die obere Curve, mit dem Herzhebel geschrieben, zeigt im aufsteigenden Aste Erzitterungen, welche von der Durchbiegung des Hebels herrühren. Die untere Curve, mit 2 Luftkapseln geschrieben, zeigt starke Trägheitsschwingungen. Vergr. $^9/_2$.

Die Arme des Hebels müssen je nach der Art des Versuches verschieden lang gemacht werden. So zwingt z. B. an grösseren Thieren die Aufnahme des Herzstosses bei geöffnetem Thorax unter Umständen zur Anwendung grösserer Hebellängen, da es sonst unmöglich wird, mit der Trommel an die Schreibspitze heranzukommen. Doch bin ich mit einer Länge von 25 cm für jeden Hebelarm stets ausgekommen, häufig noch mit kürzeren. Auch die Länge von 25 cm hat schon den Nachtheil, dass sich bei grösseren Beschleunigungen die Arme durchbiegen und daher die Curven-Erzitterungen zeigen, welche nicht als Trägheitsschwingungen im gewöhnlichen Sinne aufzufassen sind. Solche auf Durchbiegung beruhende Erzitterungen werden die nachfolgend dargestellten Herzstosscurven wiederholt zeigen.

Eine anschauliche Vergleichung von Herzhebel und Tambour liefert der in Fig. 33 dargestellte Versuch. Der Gastrocnemius eines Frosches wird zuerst mit dem Herzhebel verbunden und schreibt die obere Zuckungscurve der Figur. Der Muskel wird hierauf mit der Membran einer Aufnahmekapsel verbunden und schreibt durch Uebertragung auf die registrirende

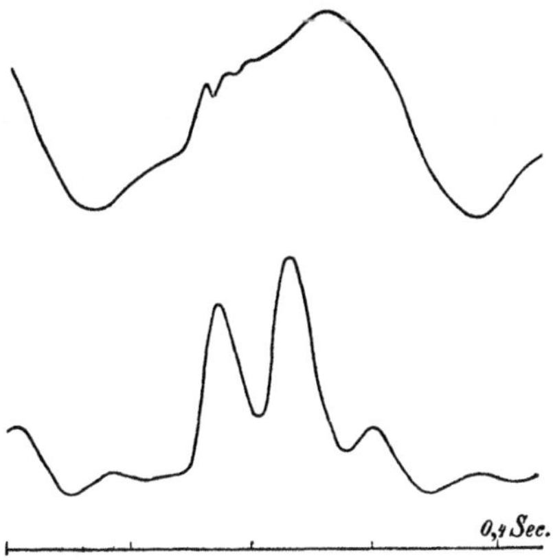

Fig. 34.
Herzstosscurven von demselben Punkte eines linken Ventrikels. Die obere Curve vom Herzhebel, die untere von der Luftkapsel geschrieben. Vergr. $^9/_2$.

Kapsel die untere Zuckungscurve. Die obere Zuckungscurve hat, von kleinen Erzitterungen im aufsteigenden Schenkel abgesehen, einen isotonischen Verlauf (man vergl. Fick 8, S. *112*), während die untere Curve durch Trägheitsschwingungen stark entstellt ist.

Aehnlich gestaltet sich der Versuch am Herzen selbst. Fig. 34 stellt 2 Cardiogramme dar, welche von demselben linken Ventrikel und zwar von der gleichen Stelle seiner Oberfläche gezeichnet sind, die obere wieder mit dem Herzhebel, die untere mit den beiden Luftkapseln. Der Herzhebel zeigt die oben erwähnten Erschütterungen, doch sind sie so klein und rasch verlaufend, dass die Gestalt der Curve nicht wesentlich beeinträchtigt wird. An der unteren Curve würde die Erkennung der Eigenschwingungen ohne die Controlle durch den Hebel nicht so leicht gelingen. Die Trägheitsschwankungen sind hier gross und langsam und daher sehr störend.

Beim Menschen ist die Anlegung des Hebels wenig bequem. Ich habe daher meist vorgezogen, über der Stelle des Herzstosses ein Metallrähmchen festzubinden, welches eine federnde Stahlzunge mit Pelotte nach Art des Sphygmographen trug. Von der Pelotte wurde die Bewegung durch einen gespannten Faden auf den isotonischen Hebel übertragen, welcher dieselbe 2—3 mal vergrössert aufschrieb.

Ergebnisse der Cardiographie.

1. Die Form des Cardiogramms ist am blossliegenden Herzen örtlich verschieden.

Fig. 35 gibt 7 Cardiogramme eines linken Ventrikels, Fig. 36 die dazu gehörigen Punkte der Herzoberfläche. Die Curvenformen sind, wie man sich durch wiederholte Versuche überzeugen kann, für die betreffenden Regionen einigermassen charakteristisch, doch gilt dies nur, so lange gewisse Schlagzahlen und Füllungen eingehalten werden (vergl. unter 2). Der örtliche Unterschied der Curven kann für die vordere Fläche des linken Ventrikels kurz in folgender Weise gekennzeichnet werden. Am einfachsten sind die Curven aus der Gegend der vorderen Herzfurche; sie sind hoch, haben im Aufstieg nur einen stumpfen Knick und einen glatten absteigenden Schenkel. Die Curven von der Herzspitze sind weniger hoch und haben ein breites Plateau mit mehreren Gipfeln. Die Curven vom Aussenrande sind meistens niedrig, sehr formenreich und bestehen theils aus positiven, theils negativen Stücken, d. h. sie zeigen theils Vordrängungen, theils Einziehungen an. Manchmal ist die ganze Curve negativ.

Diese Erfahrungen entsprechen ungefähr den Erwartungen. Da das Versuchsthier auf dem Rücken liegt, so sieht diejenige Herzfläche, die man beim Menschen die vordere nennt, nach oben. In der Diastole flacht sie sich ab und schmiegt sich mehr der Unterlage an, bei der Systole richtet sie sich empor. Das

Umgekehrte gilt für den Aussenrand des Ventrikels, welcher daher leicht negative Curven gibt. Die Spitze des Herzens, welche im schlaffen Zustande nach unten sinkt, geht bei der Systole empor, aber nicht stark. Auch nähert sie sich kaum der Basis. Inwieweit die feineren Unterschiede der Curven einer Deutung zugänglich sind, kann erst unten besprochen werden.

Am Menschen hat Marey (38, p. *154*) den Herzstoss je nach der Körperlage verschieden gefunden, was auf die gleiche Abhängigkeit deutet.

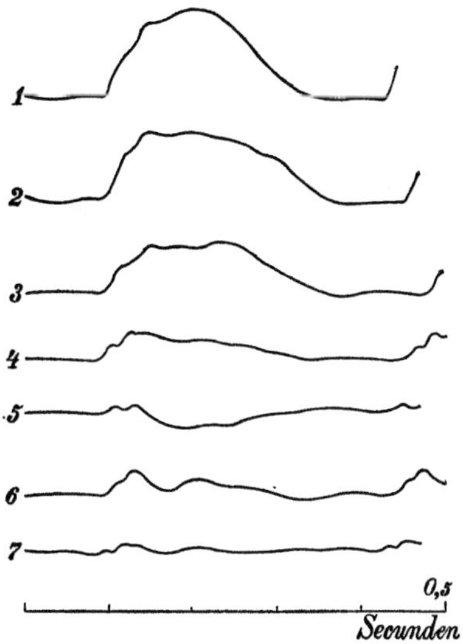

Fig. 35.
Cardiogramme eines linken Ventrikels. Vergr. 11/4.

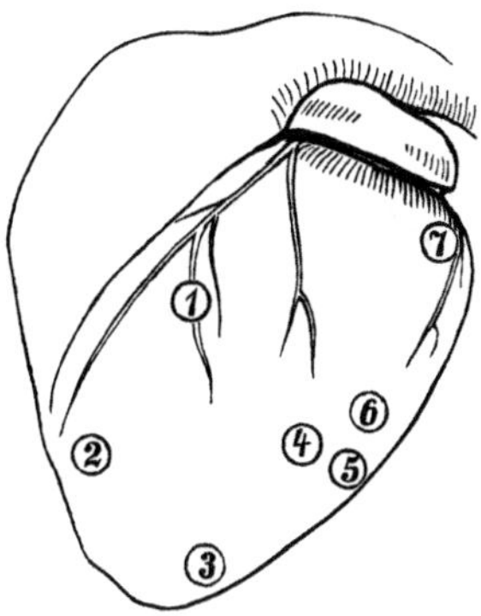

Fig. 36.
Angabe der Punkte, an welche der Herzhebel angelegt wurde. Die Zahlen entsprechen den Curven der Fig. 35.

Eine derartige Vergleichung von Cardiogrammen verschiedener Punkte einer Herzoberfläche ist nur zulässig, wenn stets derselbe Druck auf das Herz ausgeübt wird, und zwar ein möglichst geringer. Dies ist mit den Luftkapseln kaum zu erreichen, wohl aber mit dem Herzhebel, dessen Druck auch während der Bewegung stets derselbe bleibt. Man kann sich leicht überzeugen, dass diese Bedingung von Bedeutung ist. Legt man bei einem auf dem Rücken liegenden Thiere mit geöffnetem Thorax den Hebel unter geringem Druck an die nach links gewendete Fläche des linken Ventrikels, so erhält man bei jeder Systole eine Einziehung der Wand, also einen negativen Herzstoss. Verstärkt man nun den Druck, so wandelt sich der Herzstoss in einen positiven um, sobald der schlaffen Herzwand durch den Hebel eine Stellung aufgedrängt wird, welche der Herzaxe näher liegt als der systolischen Form entspricht. Aehnlich kann man durch Niederdrücken der oberen Herzfläche gegen die Wirbelsäule den Herzstoss beliebig verstärken und auch in seiner Form verändern. Derartige Erfahrungen haben auch Roy & Adami (45) gemacht.

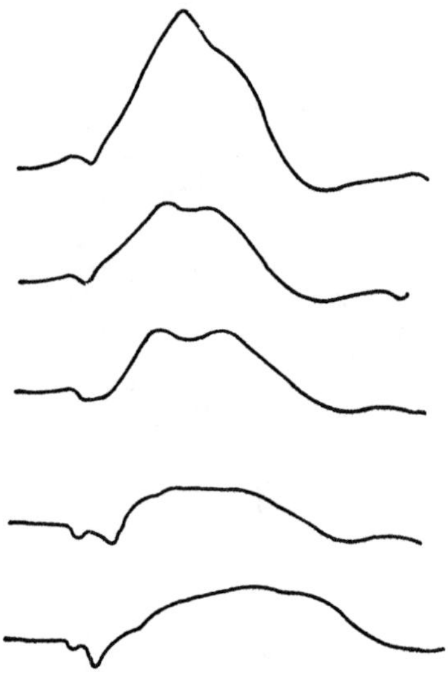

Fig. 37.
Veränderung des Herzstosses im Verlaufe einer Vagusreizung. Die oberste Curve ist die normale. Vergr. 3/1.

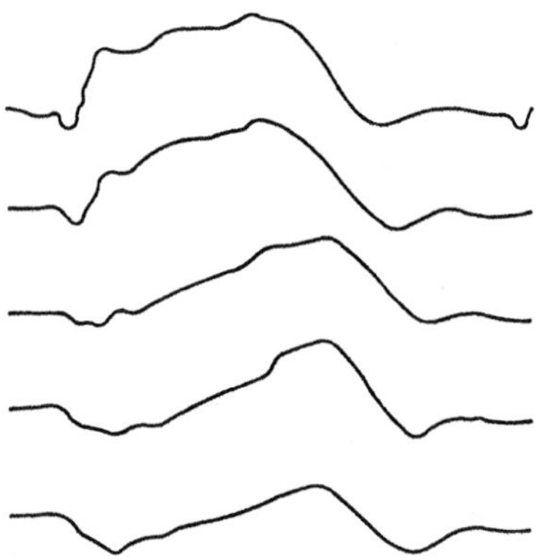

Fig. 38.
Veränderung des Herzstosses im Verlaufe einer Erstickung. Die oberste Curve ist die normale. Vergr. 9/4.

2. An demselben Ort sind die Cardiogramme je nach Schlagzahl und Füllung des Herzens verschieden.

Fig. 37 zeigt die Veränderung des Herzstosses durch Vagusreizung, Fig. 38 unter dem Einfluss der Erstickung. Um sicher zu gehen, dass bei den verschiedenen Füllungen des Herzens das Hebelende seinen Platz nicht ändert, wurde dasselbe mit zwei feinen Spitzen versehen, welche sich in das oberflächliche Herzfleisch eingruben. Es ist dies gewissermassen der theoretisch einfachere Fall; er entspricht aber nicht den Verhältnissen am unversehrten Thier, wo das Herz je nach seiner Füllung eine verschiedene Lage zur Brustwand einnehmen wird. Man kann auch diese Bedingung bei geöffnetem Thorax nachahmen, indem man den Hebel nur lose auf das Herz auflegt, so dass es im Stande ist, sich darunter zu verschieben. Die Resultate sind im Wesentlichen die gleichen. Die Veränderung des Herzstosses durch Vagusreizung ist der durch Erstickung ähnlich und sehr beträchtlich; man vergl. die Figg. 37 u. 38. Man sieht, dass es unmöglich ist, gewisse Punkte, Zacken, Maxima oder Minima festzulegen und auf Grund derselben eine Deutung sämmtlicher Cardiogramme versuchen zu wollen.

Es ist in der That verwunderlich, dass die örtliche Verschiedenheit des Cardiogramms, seine Abhängigkeit von Schlagzahl und Füllung bisher noch niemals besonders hervorgehoben worden ist. Es besteht doch auch am Menschen nicht die geringste Garantie, dass es immer nur die Herzspitze ist, welche den deutlichsten Stoss erzeugt, und es ist sehr leicht festzustellen, dass der Herzstoss die grössten Unterschiede aufweist. Dies ist eigentlich schon aus der Litteratur zu folgern. Ueberblickt man die Zusammenstellung, welche Rollett in seinem Handbuch (43, S. *191*) oder L. Fredericq (13) gegeben haben, so gewinnt man die Ueberzeugung, dass dafür die Verschiedenheit der Instrumente und ihres Gebrauches allein nicht verantwortlich gemacht werden kann. Trotzdem ist der Glaube allgemein verbreitet, dass alle Cardiogramme im Grunde nach ein und demselben Schema gebaut sind, und dass es nur auf den Besitz eines „Schlüssels“ ankommt, um sie insgesammt zu deuten. Selbst Roy & Adami (45), welche die Veränderlichkeit des Spitzenstosses erkannt haben, behaupten, im Besitz des Schlüssels zu sein. Hürthle (26, p. *94*) unterscheidet zwischen „typischen“ und „atypischen“ Cardiogrammen oder mit anderen Worten zwischen solchen, welche in das Schema passen und solchen, welche nicht passen; letztere werden auf Grund der Roy'schen Versuchsanordnung aus dem starken Druck des registrirenden Instrumentes auf das Herz zu erklären gesucht. Am einfachsten hilft sich Martius (39) über die Schwierigkeiten hinweg, indem er kurzweg lehrt,

„dass die relative Lage der einzelnen charakteristischen Curvenabschnitte zur Abscissenaxe unwesentlicher Natur ist“. Man darf wohl fragen, wozu dann überhaupt noch Curven gezeichnet werden.

So lange man sich nur eines Instrumentes und noch dazu eines stark schleudernden bedient, kann allerdings leicht eine Verwandtschaft sämmtlicher Cardiogramme vorgetäuscht werden, weil sich eben immer beim ersten systolischen Anschlag des Herzens ein hoher Gipfel einstellt, welcher mit den darauf folgenden schwächeren Schwingungen scheinbar sichere Erkennungspunkte liefert.

3. Das Cardiogramm ist im Wesentlichen eine Zuckungscurve, dagegen nicht eine Druckcurve oder eine Volumcurve des Ventrikels.

Schneidet man das Herz eines Säugethieres aus dem Körper und legt es auf eine ebene Fläche, so schlägt es auch blutleer noch einige Zeit fort. Ein auf die Oberfläche gelegter Hebel zeichnet Curven, welche in der Muskelphysiologie als Verdickungscurven bezeichnet werden (Fig. 39, mittlere Curve). Sie haben mit den Verdickungscurven der Skelettmuskeln die grösste Aehnlichkeit (vergl. auch Marey 38, p. *25* u. *28*), nur dass sie viel langsamer verlaufen. Ich bemerke Fredericq (13) gegenüber ausdrücklich, dass die Curve nur einen einzigen Gipfel und keine Undulationen aufweist. Dieselbe einfache Curve lässt sich ferner ganz oder nahezu erreichen, wenn man das Herz durch Compression der Venae cavae anämisch macht, Fig. 39 untere Curve (die Vena azygos führt dann allein noch Blut zu). Dasselbe Herz gibt, so lange es mit Blut schlägt, ein Cardiogramm von anderer Form, auch wenn der Hebel in beiden Fällen auf denselben Punkt der Oberfläche gelegt wird. Daraus zu schliessen, dass die normale Herzcontraction ein kurzer Tetanus sei, scheint mir ganz unbegründet (Fredericq a. a. O.). Die elektrischen Erscheinungen am Herzen sprechen ebenfalls dafür, die Herzcontraction als eine Zuckung aufzufassen. Viel näher liegt die Annahme, dass der Wechsel in der Füllung und Spannung des Herzens und die reactiven Bewegungen, welche der Blutstrom dem Herzen aufdrängt, die Ursache der Complication sind, welche der Herzstoss zeigt. Mit anderen Worten: die Wölbung eines bestimmten

Punktes der Herzoberfläche wird bedingt sein von der Dicke der Muskelwand an dieser Stelle, von dem Zustande der Füllung und Spannung der Höhle, von der Verschiebung der Muskeln gegeneinander und von den Verlagerungen des Herzens in toto.

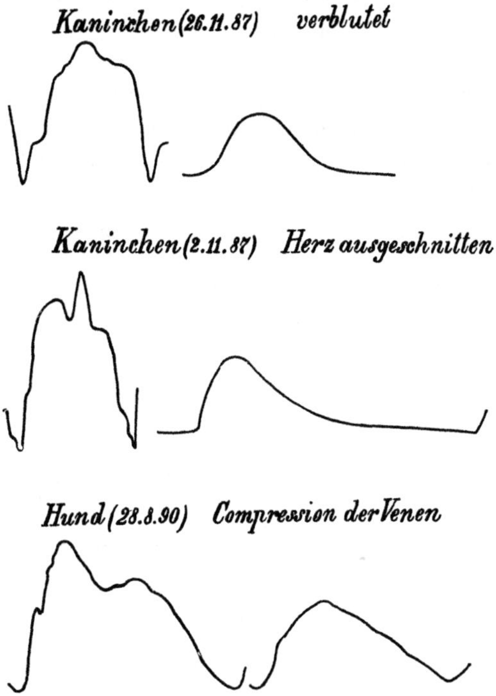

Fig. 39.
Veränderung des Herzstosses durch Aufhebung der Circulation. Die Vergrösserung der Curven beträgt bezw. $^3/_2$, $^6/_1$. $^3/_1$.

Der Einfluss der Spannung des Blutes auf das Cardiogramm lässt sich feststellen durch den *Vergleich von Cardiogramm und Ventrikelpuls*. Nimmt man das Cardiogramm von der Gegend der vorderen Herzfurche, so haben die beiden Curven eine ziemlich weitgehende Aehnlichkeit (s. Fig. 40). *Erstens* ist die Dauer der Schwankung in beiden Curven ungefähr gleich gross, was sich am besten aus der Annahme erklärt, dass der Ventrikel seine äussere Form, seine Lage und gleichzeitig den Druck im Innern so lange verändert als die Muskeln in Thätigkeit sind. Zweitens fallen die Maxima und Minima der beiden Curven annähernd zusammen. Ich sage annähernd, weil das Zusammentreffen der Maxima häufig ein weniger gutes ist als in der Figur. Da die Abweichungen in beiden Richtungen liegen, so kann der Grund nicht in verzögerter Aufschreibung des Druckes durch den Tonographen liegen. Noch weniger scharf ist das Zusammentreffen der Minima. Die auffallendste Verschiedenheit liegt in den ansteigenden Schenkeln der Curven. Die Druckcurve besitzt den bekannten gleichmässig geschwungenen

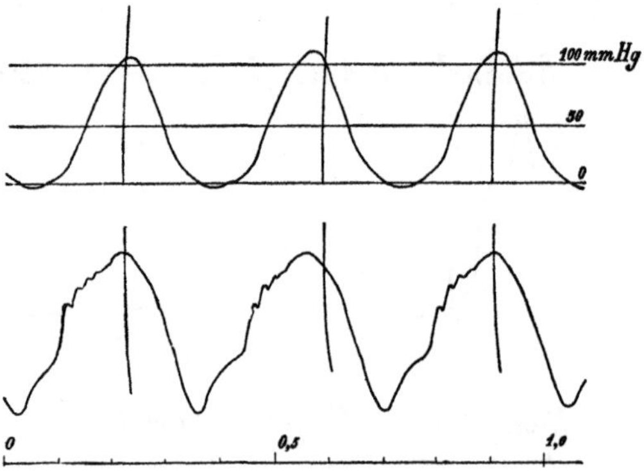

Fig. 40.
Tonogramm (oben) und Cardiogramm des linken Ventrikels gleichzeitig geschrieben. Vergr. 11/5.

Anstieg, im Cardiogramm geschieht dagegen der Anstieg anfangs mit sehr grosser Steilheit, gegen den Gipfel zu mit einer viel geringeren. Die anfängliche Steilheit ist so gross, dass der Hebel in lebhafte Erzitterungen geräth, welche indess so klein sind, dass die Form der Curve nicht verhüllt wird. Durch Anwendung kürzerer Hebelarme gelingt es, diese Schwingungen bedeutend zu verringern oder zu vermeiden, wie die Figg. 39 und 43 zeigen.

Wählt man für die Darstellung des Cardiogramms andere Punkte der Herzoberfläche, so ist die Uebereinstimmung mit den Druckpulsen eine viel unvollkommenere. Gegen die Herzspitze zu wird das Cardiogramm 2 oder 3 gipflig, der erste Gipfel ist zuweilen der höchste und kommt früher als das

Druckmaximum. In anderen Fällen hat das Cardiogramm ein Plateau und man kann auf demselben zuweilen eine kleine Erhebung unterscheiden, welche dem Druckmaximum in der Kammer zeitlich entspricht. Bei den negativen Cardiogrammen vom äusseren Herzrand fällt das Minimum der Curve gewöhnlich nicht mit dem Druckmaximum zusammen. Fallen für einen gegebenen Ort auf der Oberfläche des Herzens die Maxima der beiden Curven zusammen, so kann man die Coïncidenz aufheben durch Vagusreizung oder Erstickung, wofür Fig. 41 ein Beispiel gibt. Dieselbe stellt 3 auf einander folgende Pulse dar, zwischen welche durch Erstickung lange Pausen eingeschoben sind. Oben ist der Druck, unten das

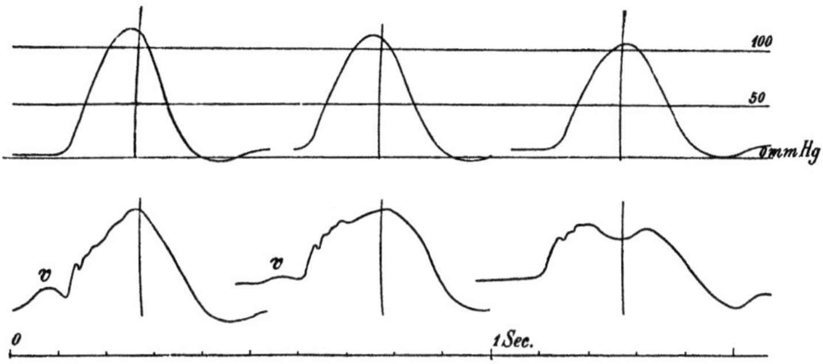

Fig. 41.
Tonogramm (oben) und Cardiogramm eines linken Ventrikels. Veränderung des Herzstosses durch Erstickung. Vergr. $^{11}/_{5}$.

Cardiogramm geschrieben. Die Uebereinstimmung der Maxima verschwindet, sobald die dyspnoïsche Vagusreizung deutlich wird.

Beziehungen des Cardiogramms zu den Klappenschlüssen. Man sieht, dass die Uebereinstimmung zwischen Cardiogramm und Druckpuls des Ventrikels eine unvollkommene und namentlich eine durchaus unsichere ist. Es drängt sich daher der Gedanke auf, dass die Aenderungen des Volums das Cardiogramm viel stärker beeinflussen, als die Spannungen des Ventrikels. Volumcurven des linken Ventrikels oder überhaupt einer einzelnen Herzabtheilung sind nicht bekannt. Die von Roy und Adami (44), sowie von Tigerstedt und Johannson (51) angewendeten Methoden geben die Volumänderungen des ganzen Herzens. Wohl aber lässt sich für die einzelnen

Zeiträume der Herzrevolution die Richtung angeben, in welcher die Volumänderung stattfinden muss. Speciell für den linken Ventrikel können folgende Regeln aufgestellt werden: 1. vom Schluss der Bicuspidalis bis zur Oeffnung der Aorta tritt eine Volumänderung nicht ein — Spannungszeit —; es folgt 2. eine Periode der Verkleinerung, welche bis zum Schluss der Aortenklappen währt — Entleerungszeit —; 3. das Minimum des Volums erhält sich bis zur Oeffnung der Bicuspidalis (von einer eventuellen Beeinflussung des Herzvolums durch den Coronarkreislauf ist hier abgesehen) — Erschlaffungszeit —; 4. Volumzunahme des Herzens bis zum Schluss der Bicuspidalis

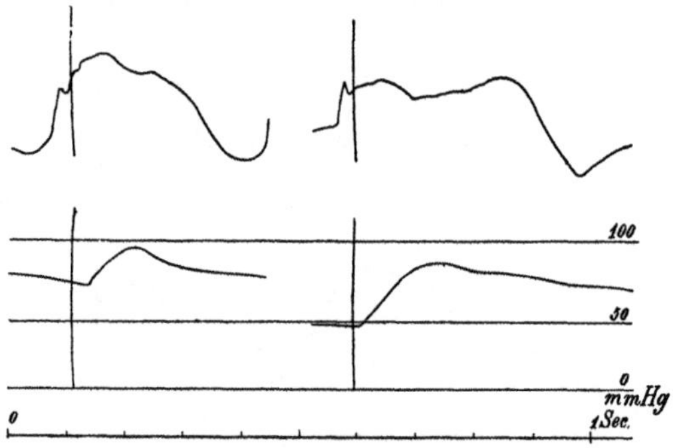

Fig. 42.
Cardiogramme des linken Ventrikels (oben) und Tonogramme der Anonyma gleichzeitig geschrieben. Die Eröffnung der Aortenklappe geht dem Gipfel des Cardiogramms voraus. Vergr. $^{11}/_{5}$.

— Füllungszeit —. Unter der Voraussetzung, dass das Herzvolum den wesentlichsten Antheil an der Gestaltung des Cardiogramms nimmt, wird man also erwarten müssen, dass die Momente der Klappenschlüsse auch Punkte von Richtungsänderungen der cardiographischen Curve sind.

Betrachtet man daraufhin Fig. 40, so lässt sich diese Auffassung für den Schluss der Aortenklappen sofort zurückweisen. Die Curve fällt von ihrem Gipfel, welcher dem Druckmaximum entspricht, herab, ohne den Schluss der Aorta durch irgend eine Knickung oder Störung zu verrathen. Fällt der Gipfel des Cardiogramms nicht mit dem Druckmaximum zusammen, sondern früher, so liegt die Vermuthung nahe, dass er die Oeffnung der Aortenklappe anzeigt. Aber auch diese Vorstellung ist nicht zutreffend. Schreibt man das Cardiogramm gleichzeitig mit dem Druckpulse der Anonyma, wie z. B. in Fig. 42, so findet man, dass in der Carotis der Puls beginnt, bevor das Cardiogramm seinen Gipfel erreicht hat, und zwar gilt dieses Verhalten nicht nur für einige wenige herausgegriffene Curven, sondern, so weit meine Erfahrung reicht, für alle ohne Ausnahme. Ich stehe hier im Widerspruch mit Martius (39), welcher findet, dass der Gipfel des Cardiogramms stets mit der Oeffnung der Aorta zusammenfällt. Man könnte den Widerspruch dadurch erklären wollen, dass die oben angeführten Versuche am Thiere und bei geöffneter Brusthöhle gemacht sind, während die Beobachtungen von Martius sich

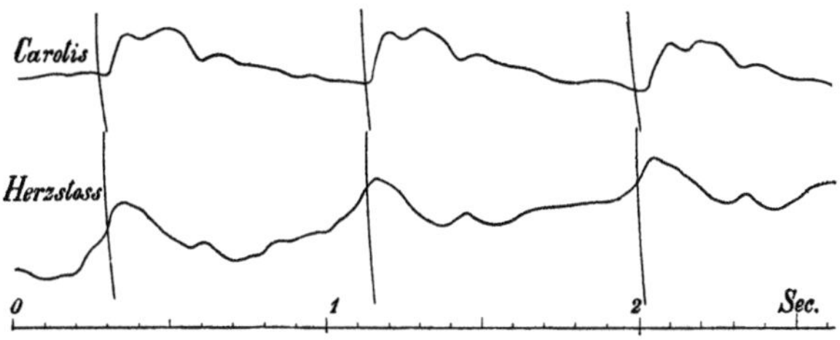

Fig. 43.
Carotispuls und Herzstosscurve eines gesunden Menschen gleichzeitig geschrieben. Vergr. $^{11}/_{5}$.

auf den Menschen beziehen. Ich habe daher in Gemeinschaft mit Dr. Krehl die Angaben von Martius auch am Menschen nachgeprüft, sie aber nicht bestätigen können. Fig. 43 zeigt das Cardiogramm eines gesunden Menschen und darüber, gleichzeitig geschrieben, das Sphygmogramm der Carotis. Das Cardiogramm ist auf früher beschriebene Weise auf den Hebel übertragen, der Carotispuls durch Luftleitung geschrieben. Der Carotispuls beginnt stets vor dem Gipfel des Cardiogramms, die Verspätung des Pulses und der Zeitverlust durch die Luftleitung können diese Differenz nur kleiner erscheinen lassen, als sie wirklich ist. Versuche, bei welchen beide Curven durch Luftleitungen gleicher Länge geschrieben wurden, haben übrigens dasselbe Resultat ergeben. Ich muss daher den Satz von Martius, dass der Spitzenstoss in die Zeit vor Austreibung des Blutes fällt, als im Allgemeinen unrichtig bezeichnen.

Die Vergleichung des Cardiogramms mit den Druckpulsen des Ventrikels und der Arterien lehrt somit, dass der Herzstoss weder über den Verlauf des Druckes im Ventrikel, noch über die Volumänderungen Aufschluss geben kann. Ebenso ist die Erwartung, dass sich die Klappenschlüsse im Cardiogramm ausprägen müssten, eine unbegründete. Es ist daher als irreführend zu bezeichnen, wenn Fr. Frank die Registrirung des Herzstosses von den einzelnen Abtheilungen des Herzens als Cardiographie volumetrique beschreibt. Der Ausdruck ist selbst dann nicht am Platze, wenn er nur auf die Zuckungscurven der Herzohren angewendet wird. Ich habe oben gezeigt, dass Zuckungscurven und Druckcurven des Vorhofs nicht identisch sind, und dass auch aus der Zuckungscurve auf den Füllungszustand nicht geschlossen werden kann.

Ebenso wäre zu wünschen, dass mit dem seit Marey eingewurzelten Vorurtheil, dass Cardiogramm und Ventrikelpuls im Wesentlichen übereinstimmen, speciell dass die beiden das Plateau und die darauf befindlichen Undulationen gemeinsam haben, endlich gebrochen würde, und es ist zu bedauern, dass Roy (45), welcher dieser Erkenntniss schon sehr nahe steht, dieselbe nicht noch schärfer hervorgekehrt hat. Es ist zu bedenken, dass eine Anzahl gleichzeitig und mit gleichen Instrumenten geschriebener Curven auch leicht gleiche Fehler aufweisen können, deren Vorhandensein so lange vorausgesetzt werden darf, als eine genügende Kritik der Apparate aussteht. Wie viel es mit der Vergleichung eines Instrumentes mit einem Sphygmographen auf sich hat, habe ich schon gezeigt. Hält man sich die Schwierigkeiten der Methode vor Augen, so würde man nicht, wie dies Edgren (4) gethan hat, aus der zeitlichen Uebereinstimmung einer Anzahl von Maxima und Minima im Cardiogramm und Sphygmogramm die Zahl, Richtung und Schnelligkeit der Pulswellen ableiten wollen. Ich komme auf diesen Versuch noch unten zu sprechen.

Die ungelösten Schwierigkeiten, welche die Deutung des Cardiogramms umgeben, lassen es wünschenswerth erscheinen, dass dasselbe einer gründlichen Bearbeitung unterworfen werde, damit seine diagnostische Verwerthung möglich wird.

Am zutreffendsten ist es, das Cardiogramm als eine durch die Form- und Ortsveränderung des Herzens modificirte Zuckungscurve aufzufassen. Schreibt man den Herzstoss zuerst bei erhaltener Circulation und dann am ausgeschnittenen blutleeren Herzen, so haben beide Curven gleiche Gesammtdauer (Fig. 39). Es kann daher das Cardiogramm zur Bestimmung der Zuckungsdauer dienen. In diesem Sinne hat Baxt (1) es verwendet und eine Verkürzung der Herzcontraction durch Reizung des Accelerans nachweisen können. Andererseits bewirkt Vagusreizung eine geringe Zunahme der Zuckungsdauer, welche im äussersten Falle bis 30% des normalen Werthes steigen kann (v. Frey & Krehl 14, S. *51*). Dass man diese Veränderungen der Zuckungsdauer nicht als eine direkte Wirkung der Nerven auf den Herzmuskel aufzufassen braucht, sondern vielleicht durch die Aenderung der mechanischen Bedingungen des Zuckungsablaufes genügend erklären kann, habe ich an einem anderen Orte angedeutet (15). Immerhin sind die Unterschiede gering, verglichen mit den Aenderungen, welche die Gesammtdauer des Pulses erfährt, so dass man, namentlich innerhalb gewisser Grenzen, Donders (3) Recht geben muss, wenn er die verschiedenen Schlagzahlen durch Aenderung der diastolischen Zeit zu Stande kommen lässt.

Auf Grund des Cardiogramms lässt sich die Dauer des ganzen Pulses in 2 Abschnitte zerlegen, welche man als Schlag- oder Arbeitszeit und Ruhezeit des Ventrikels unterscheiden kann. In der Ruhezeit verläuft die Curve der Abscissenaxe nahezu parallel, nur allmählich ansteigend, entsprechend der zunehmenden Füllung. Von der eigentlichen Herzstosscurve ist der Schlagzeit des Ventrikels nicht zuzurechnen jene Zacke, welche der Vorhofcontraction zugehört. Sie ist, wenn sie überhaupt vorhanden ist, bei gleichzeitiger Registrirung des Ventrikeldruckpulses leicht abzutrennen. Charakteristisch für sie ist ihr Verschwinden bei längerer Vagusreizung oder Erstickung, weil bei sehr grossen Füllungen der Vorhof erlahmt (Waller 53, v. Frey & Krehl 14, S. *59*). So zeigt Fig. 41 auf S. 115 drei Ventrikelpulse sammt den zugehörigen Herzstössen bei zunehmender Erstickung. Der erste und zweite Herzstoss zeigen die Vorhofszacke v, beim dritten fehlt sie. Ferner ist das Zurücksinken der Herzwand am Schlusse der Schlagzeit vielleicht nicht nur auf das Abflachen der Wölbung bei abnehmender Contraction, sondern auch auf eine Einziehung durch die ansaugenden Kräfte zurückzuführen, so dass eventuell das letzte Stück des abfallenden Schenkels nicht mehr als ein unmittelbarer Ausdruck der Herzzuckung aufzufassen wäre.

Wie dem aber auch sein mag, soviel ist sicher, dass bei normaler Schlagzahl am Thier die Schlagzeit ausnahmslos länger ist, als die Ruhezeit, während das Verhältniss Systole: Diastole, wie es sich aus der Beobachtung der Herztöne ergiebt, stets kleiner als 1 gefunden wird. Da nun der erste Herzton mit dem Beginn des Cardiogramms zusammenfällt, so kann der verschiedene Werth der beiden Verhältnisse nur davon herrühren, dass der zweite Herzton vor das Ende des Cardiogramms fällt. Dies lässt sich bei gleichzeitiger Aufschreibung der Druckpulse der Kammer leicht beweisen, ohne dass es nöthig wäre, den Moment des zweiten Herztones besonders zu markiren. Es ist über allen Zweifel sichergestellt, dass der Schluss der Aorta sehr bald nach dem Gipfel der Kammerdruckcurve eintritt. Der zugehörige Punkt des Cardiogramms liegt je nach dem Ort, von dem es stammt, auf dem abfallenden Schenkel oder auf dem sog. Plateau[1]). (Man vergl. die Figg. 40 und 41 auf S. 114 u. 115).

Man kann diese Erfahrung durch den Satz ausdrücken: Die Zuckung oder Erregung des Herzmuskels dauert länger, als die Systole, letztere definirt als der Zeitraum zwischen erstem und zweitem Herzton. Man kann natürlich den Begriff Systole auch anders definiren und ihn der Zuckungsdauer gleichsetzen; vergl. darüber Martius a. a. O. S. *454*. Doch fällt dann die bequeme Bezeichnung für das Intervall zwischen den beiden Tönen fort und das Wort wird auf einen Vorgang bezogen, der ihm etymologisch noch viel weniger entspricht. Ich werde also die Ausdrücke Systole und Diastole im Sinne von Volkmann (52, S. *358* ff.) und Donders (3) gebrauchen.

An der Zuckung des Herzmuskels lassen sich, wie an jeder anderen Muskelzuckung, zwei Abschnitte unterscheiden,

[1]) Derselben Meinung sind auch sämmtliche Untersucher des menschlichen Herzstosses, Edgren (4), soviel ich weiss, allein ausgenommen.

welche von Helmholtz (22) als die Perioden der wachsenden und abnehmenden Energie bezeichnet worden sind. Bei passender Befestigung der Last äussert sich das Stadium der steigenden Energie als zunehmende Verkürzung des Muskels ohne Spannungsänderung — isotonische Zuckung, Fick 8, S. *112* —. Verhindert man den Muskel an der Verkürzung, so äussert sich die steigende Energie als zunehmende Spannung — isometrische Zuckung, Fick 8, S. *131* —. Bei der Zuckung des Herzmuskels ändern sich sowohl Länge wie Spannung. Am zweckmässigsten ist es, von den Spannungsänderungen auszugehen. Der erste Abschnitt der Herzrevolution, vom Schluss der Zipfel- bis zur Oeffnung der Taschenklappen, verläuft als sog. isometrische Zuckung, die Spannung wächst fortwährend, wie die Druckcurve lehrt. Es gehört dieser Abschnitt zweifellos zur Periode der wachsenden Energie. Der dritte Abschnitt der Herzrevolution, vom Schluss der Aorta bis zur Oeffnung der Bicuspidalis, verläuft ebenfalls als isometrische Zuckung, aber mit sinkender Spannung, er gehört demnach zur Periode der abnehmenden Energie. In der zweiten, der Austreibungsperiode, geht die Spannung des Herzmuskels, wie die Druckcurve lehrt, durch ein Maximum hindurch.

Anders verläuft die Längenänderung des Kammermuskels. Er bleibt unverkürzt während der Anspannungszeit, zieht sich dann während der Austreibung fortschreitend zusammen, so dass er im Momente des Aortenschlusses das Minimum seiner Länge erreicht, welches er bis zur Oeffnugn der venösen Klappe beibehält. Man kann daher mit gleich gutem Rechte behaupten, dass schon vor dem Aortenschluss die Contraction des Herzmuskels der Erschlaffung Platz macht (Landois 31, S. *60*), wie dass der Ventrikel nach Aortenschluss noch in Contraction verharrt (Baxt (1), Moens (41), je nachdem man unter Contraction die Entwickelung von Spannung oder die Verkürzung versteht. Am wenigsten verständlich ist die Angabe, dass nach dem Klappenschluss keine „rückständige" Contraction mehr vorhanden sei (Hürthle 25, 26, S. *76*). Aus den mitgetheilten Curven erfährt man nur, dass der Druck im Ventrikel nach dem Klappenschluss absinkt.

Dass das Maximum der Spannung und das Maximum der

Verkürzung nicht zusammenfallen, ist nicht eine Eigenthümlichkeit des Herzmuskels, sondern auch für die Skelettmuskeln eine sehr gewöhnliche Form der Inanspruchnahme, die jedesmal stattfindet, wenn sie mit Schwung oder unter Schleuderung arbeiten.

Am nächsten liegt es, die Zuckung des Herzmuskels mit einer „überlasteten“ oder unterstützten Zuckung zu vergleichen. Dieselbe zerfällt wie jene in 3 Abschnitte:

1. Spannungsänderung ohne Längenänderung.
2. Spannungsänderung mit Aenderung der Länge, endlich
3. wieder Spannungsänderung ohne Aenderung der Länge.

Fasst man das Ergebniss der Untersuchungen über den Spitzenstoss als den für den Arzt interessantesten Theil der äusseren Herzbewegung zusammen, so lässt sich sagen: Der Spitzenstoss entsteht durch das Bestreben des erregten Ventrikels, eine ganz bestimmte Form und eine bestimmte Lage relativ zu den grossen Gefässen einzunehmen. Da letztere wenig beweglich, die Herzspitze aber frei ist, so richtet sich letztere auf, wenn sie im schlaffen Zustand durch die Schwere nach abwärts gezogen worden ist. Dadurch entsteht der erste steile Anstieg des Cardiogramms. An diesem Orte bleibt nun die Herzspitze während der ganzen Dauer der Erregung ziemlich unverändert stehen, weil die Entleerung des Herzens nicht zur Verkürzung der Herzaxe, sondern nur der Querdurchmesser führt. Kleine Ortsveränderungen der Spitze in Folge Lageveränderung des ganzen Herzens, sowie durch die Dehnung und Streckung der Arterien sind jedoch nicht ausgeschlossen und können, wie die Cardiographie lehrt, je nach dem augenblicklichen Zustand des Kreislaufes, in sehr verschiedener Weise verlaufen. Der Herzstoss ist daher im Wesentlichen eine Erregungscurve. Dieselbe dauert viel länger, als die Austreibungszeit des Blutes, weil der Herzmuskel Zeit braucht, seinen Inhalt auf den Druck der Aorta zu bringen, und ebenso, um vom Aortendruck zum atmosphärischen zurückzukehren. Mit dem Verlauf des Druckes im Ventrikel und Arterie steht der Herzstoss nicht in einer festen, unveränderlichen Beziehung. Die Einzelheiten des Cardiogramms können daher zur Erklärung der Pulserscheinungen nicht herangezogen werden, sie bedürfen vielmehr selbst erst der Erklärung aus den übrigen Vorgängen der Circulation.

Litteraturverzeichniss zum zweiten Theil.

1. Baxt N., Du Bois' Arch. 1878. S. 121.
2. Ceradini, Mechanismus der halbmondförm. Klappen. Leipzig 1872.
3. Donders, Nederl. Arch. voor Genees-en Naturk. Bd. II. 1865. S. 184.
4. Edgren, Skandinav. Arch. für Physiologie. Bd. I. 1889. S. 67.
5. Engelmann, Pflüger's Arch. Bd. 11. 1875. S. 465.
6. — Ebenda. Bd. 17. 1878. S. 68.
7. Exner S., Ebenda. Bd. 34. 1884. S. 310.
8. Fick A., Mechanische Arbeit und Wärmeentwicklung. Leipzig 1882.
9. — 5. Congr. f. inn. Medicin. Wiesbaden 1886. S. 92.
10. — Pflüger's Arch. Bd. 49. 1891. S. 105.
11. Foster, M. & Dew-Smith, Proc. R. Soc. t. 23. 1875. p. 318.
12. Frank, Fr., Archives de physiologie. 1890. p. 810.
13. Fredericq, L., Travaux du laboratoire. 1887—88. p. 40 ff.
14. v. Frey & Krehl, Du Bois' Arch. 1890. S. 31.
15. v. Frey, M., Archiv f. klin. Medicin. Bd. 46. 1890. S. 398.
16. — Verh. des X. internat. med. Congr. Berlin 1890. II. Abth. S. 35.
17. Gaskell W. H., Journ. of Physiology. Vol. IV. 1883. p. 43.
18. Gaule J., Correspondenzbl. f. Schweizer Aerzte. Bd. XVI. 1886.
19. — Centralbl. f. Physiologie. Bd. IV. 1890. No. 21.
20. Goltz & Gaule, Pflüger's Arch. Bd. 17. 1878. S. 100.
21. Grunmach, Berl. klin. Woch. 1876. S. 473.
22. v. Helmholtz, Gesammelte Abhandlungen. Bd. II. S. 766.
23. Hesse, F., His & Braune's Arch. 1880. S. 328.
24. Hürthle, K., Pflüger's Arch. Bd. 47. 1890. S. 1.
25. — Verh. d. 9. Congr. f. inn. Medicin. Wien 1890. S. 490.
26. — Pflüger's Arch. Bd. 49. 1891. S. 29.
27. Knoll Ph., Wiener Sitzungsber. Bd. 99. III. Abth. 1890. S. 31.
28. Krehl, L., Du Bois' Arch. 1889. S. 289.
29. — Beiträge z. Kenntniss der Füllung und Entleerung des Herzens Abhandl. d. Sächs. Ges. d. Wiss. Leipzig 1891.
30. Kühne W., Reichert & Du Bois' Arch. 1889. S. 815.
31. Landois, Graphische Unters. über den Herzschlag. Berlin 1876.
32. Ludwig C., Zeitschrift f. rat. Medicin. Bd. VIII. 1849. S. 189.
33. Lutze E. A., Ein Beitrag zur Mechanik der Herzcontractionen. Inaug.-Diss. Leipzig-Cöthen 1874.
34. Magini, Archives italiennes de biologie. t. VIII, 1887. p. 125.
35. Marchand, Pflüger's Arch. Bd. 17. 1878. S. 137.
36. Marey E. J., Physiologie médicale de la circulation du sang. Paris 1863.

37. Marey E. J., Travaux du laboratoire. t. I. 1875. p. 32.
38. — La circulation du sang. Paris 1881.
39. Martius F., Zeitsch. f. klin. Medicin. Bd. XIII. 1888. S. 327 u. 453.
40. Mink, Centralbl. f. Physiologie. Bd. IV. 1890. No. 21.
41. Moens J., Pflüger's Arch. Bd. XX. 1879. S. 517.
42. Rolleston H. D., Journal of Physiology. t. VIII. 1887. p. 235.
43. Rollett A., Hermann's Handbuch d. Physiologie. Bd. IV, 1. 1872.
44. Roy & Adami, British medical journal. 15. Dec. 1888.
45. — Practitioner. Feb. to July 1889.
46. Rüdinger, Mechanik der Aorten- und Herzklappen. Erlangen 1859.
47. Sanderson J. Burdon-, Journal of Physiology. t. II. 1880. p. 384. t. IV. 1883. p. 327.
48. — Handbook f. the physiolog. laborat. u. Cyon's Methodik.
49. Thompson W. G., Scientific american supplement. Oct. 2. 1886.
50. Tigerstedt R. & Santesson, Mittheil. des physiolog. Laborator. Stockholm 1886.
51. Tigerstedt R. & Johansson, Skand. Arch. f. Physiologie. Bd. I. 1889. S. 331.
52. Volkmann A. W., Hämodynamik nach Versuchen. Leipzig 1850. S. 358 ff.
53. Waller A., Du Bois' Arch. 1878. S. 525.
54. Waller A. & Reid, Proc. Roy. Soc. t. 41. 1887. p. 461.

Dritter Theil.

Der Arterienpuls und seine örtlichen Verschiedenheiten.

I. Die Pulswelle.

Der Anstoss, den das Herz der Blutmasse ertheilt, breitet sich nicht augenblicklich durch das ganze Gefässsystem aus, sondern führt zunächst zur Ausdehnung der dem Herzen benachbarten Abschnitte des arteriellen Systems; indem diese zur Aufnahme neuer Blutmengen Platz schaffen, kann das Herz sich entleeren. Der Grund für diese erste Veränderung kann nur darin liegen, dass die Ausdehnung der grossen Arterien viel weniger Arbeit erfordert, als die Fortschiebung der Blutmasse als Ganzes. Hierdurch wird aber offenbar das Gleichgewicht der Spannungen im Arteriensystem gestört, die erweiterten, also stärker gespannten Abschnitte wirken durch Vermittlung des flüssigen Inhaltes auf die weniger gespannten, und daraus folgt, dass die Bewegung sich ohne Verzug auf die entfernteren Arterienstrecken ausbreiten muss. Man nennt eine solche, von Ort zu Ort fortrückende Bewegung eine Welle, und bezeichnet im Besonderen die von der Herzcontraction herrührende fortschreitende Bewegung als Pulswelle.

Es ist ferner ersichtlich, dass die Störung im Gleichgewicht der Drucke umso eher bemerklich werden wird, die Ausbreitung der Bewegung umso rascher erfolgen muss, je grösser der Druckzuwachs ist, den die Aorta bei einer gegebenen Vergrösserung ihres Querschnittes erfährt.

In der mathematischen Zeichensprache lässt sich das Verhältniss der beiden Grössen wiedergeben durch den Ausdruck

$$\frac{dh}{\frac{dQ}{Q}}\,; \tag{1}$$

im Zähler steht hier die unendlich kleine Drucksteigerung, im Nenner die zugehörige Vergrösserung des Querschnittes bezogen auf die Einheit des ursprünglichen Querschnittes. Die Analyse des Vorganges lehrt, dass die Geschwindigkeit, mit welcher die Pulswelle sich fortpflanzt, nicht diesem Werthe, sondern der Quadratwurzel aus demselben proportional ist. Bezeichnet man mit α die Geschwindigkeit der Welle, mit c eine Constante, so lautet die Gleichung:

$$\alpha = c\sqrt{\frac{dh}{\frac{dQ}{Q}}}\,. \tag{2}$$

Man vergleiche darüber v. Kries 24.

Statt des Querschnittes kann man auch den Halbmesser r der Röhre setzen und statt des Druckes die Spannung p der Röhrenwand pro Flächeneinheit des Dickenschnittes. Die Gleichung (2) wird dann lauten:

$$\alpha = k\sqrt{\frac{dp}{\frac{dr}{r}}}\,. \tag{3}$$

wo k eine andere Konstante bedeutet.

Der Ausdruck unter dem Wurzelzeichen in (3) stellt jenen Werth dar, welcher als Elasticitätsmodul bekannt ist, d. h. die Spannungszunahme, die nöthig ist, um den Halbmesser auf das Doppelte seiner ursprünglichen Länge zu bringen, vorausgesetzt, dass er innerhalb so weiter Grenzen proportional der Spannung wüchse. Die Einführung dieses Werthes hat den Vortheil, dass er leicht direct experimentell bestimmt werden kann und auch schon vielfach bestimmt worden ist. Die Abhängigkeit der Fortpflanzungsgeschwindigkeit der Pulswelle von dem Elasticitätsmodul der Röhrenwand ist von grossem Einfluss auf die Form des Pulses, wie später zu zeigen sein wird.

In Bezug auf die Ableitung der obigen Gleichungen und der vereinfachenden Voraussetzungen unter welchen sie möglich ist, sei auf die Abhandlungen von W. Weber (44), Moens (34), Korteweg (23) und v. Kries (24) verwiesen, woselbst auch weitere Litteraturangaben zu finden sind.

---

*) Siehe das Litteraturverzeichniss auf S. 192.

1. Absolute Werthe für die Geschwindigkeit der Pulswelle. Oertliche Verschiedenheit derselben.

Die Ungleichzeitigkeit des Pulsstosses an verschiedenen Arterien ist wiederholt bemerkt worden, aber erst E. H. Weber (42, 43), hat versucht, dieselbe zu messen. Mit Hülfe einer Uhr, welche Terzen schlug, konnte er die Verspätung des Pulses an der Tibialis antica, gegenüber der Maxillaris externa, zu $^1/_6$—$^1/_7$ Sec. bestimmen. Dies gibt bei einer Wegdifferenz von 1,32 Meter eine Geschwindigkeit von 7,92—9,24 Met./Sec. Spätere Beobachter haben die Bestimmung mit graphischen Methoden ausgeführt und die Angaben von Weber im allgemeinen bestätigt. Sie fanden ferner zeitliche und örtliche Verschiedenheiten.

Czermak (3) fand, dass die Ausbreitung des Pulses in den Gefässen der unteren Extremität rascher von Statten geht, als in der oberen, und setzt dies auf Rechnung der grösseren Dicke und Resistenz der Arterien des Beins. Er vermuthet aus demselben Grunde, dass die Pulswelle in den grossen, dem Herzen nahe gelegenen Gefässen, sich rascher ausbreite, als in der Peripherie. In den weichen Arterien des Kindes findet er die Pulsgeschwindigkeit geringer, als beim Erwachsenen. Ueber ähnliche Resultate berichten Landois (27) und Grunmach (13). Dagegen findet Keyt (22) und neuerdings Edgren (5) die Geschwindigkeit in der unteren Extremität kleiner, als in der oberen. Man vergleiche die folgende Tabelle, in welcher ich aus den von Czermak gemessenen Verspätungsintervallen die Fortpflanzungsgeschwindigkeit unter Annahme mittelgrosser Statur berechnet habe.

Beobachter	Geschwindigkeit der Pulswelle in Met./Sec. in der	
	oberen Extremit.	unteren Extremit.
Czermak	6,70	11,16
Landois	5,77	6,43
Grunmach . . .	9,0	11,0
Keyt	7,37	6,83
Edgren	7,63	6,20
	7,32	6,59

Die Zahl der Beobachtungen ist klein; doch zeigen sie deutlich, dass nicht überall gleiche Strecken in der Zeiteinheit durchlaufen werden. Wird also zwischen irgend 2 Orten a und b des Körpers die Pulsverspätung gemessen und daraus sowie aus der Arterienlänge die Fortpflanzungsgeschwindigkeit berechnet, so stellt dieselbe nur den Mittelwerth der Geschwindigkeiten dar, mit welcher sich die Welle von a nach b oder umgekehrt ausbreitet.

Der Grund für diese Ungleichheit kann entweder in dem verschiedenen Bau der Arterien des Beines gegenüber denen des Armes gesucht werden, eine Möglichkeit, welche Czermak (3) andeutet und auch Landois (27) gelten lässt, oder in der Zertheilung des Gefässsystems überhaupt. Man könnte denken, dass die Pulswelle um so langsamer fortschreitet, je kleiner die Arterie ist, in die sie eindringt. Bewiesen ist aber diese Annahme keinesfalls, auch ist die Kenntniss von der Art und Weise, in welcher die Verästelung stattfindet, noch zu unvollkommen, als dass sich theoretisch etwas aussagen liesse.

Denkt man sich einen mit Flüssigkeit gefüllten Schlauch auf der einen Seite in eine Anzahl unter sich gleicher Zweige aufgetheilt derart, dass der Gesammtquerschnitt der Zweige dem des Stammes gleichkommt, so wird die Welle in so viele Theile zerspalten, als Zweige vorhanden sind, überall bleibt aber die Querschnittszunahme im Verhältniss zum ursprünglichen Querschnitt dieselbe. Denkt man sich ferner die Wand der Zweige ohne Aenderung des Materials im Verhältniss der Durchmesser verdünnt, so bleibt auch dh constant, der Ausdruck unter dem Wurzelzeichen in 2) ändert also nicht seinen Werth; die Fortpflanzungsgeschwindigkeit bleibt in den Aesten dieselbe wie im Stamm. In Anwendung auf das Arteriensystem liegen die Verhältnisse insofern anders, als mit der Verästelung auch der Gesammtquerschnitt wächst. Die Welle wird, bezogen auf die Einheit des Querschnittes, immer kleiner. Nimmt auch der Spannungszuwachs proportional ab, so behält die Welle ihre Geschwindigkeit. Es hängt also alles davon ab, ob die kleinen und kleinsten Arterien der gleichen procentischen Vergrösserung ihres Querschnittes denselben Widerstand entgegenstellen wie die grossen Arterien. Darüber ist nichts bekannt. Die wenigen Versuche über Dehnbarkeit verschiedener Arterien, welche existiren, beziehen sich nur auf die grössten Gefässe und sind sämmtlich an der Leiche angestellt, wo ein wesentlicher Faktor des elastischen Widerstandes, der Tonus der glatten Muskelfasern in der Media wegfällt. So hat Roy (38) durch eine sinnreiche Methode die Volumzunahme eines abgeschlossenen Gefässstückes unter verschiedenen Drücken direkt graphisch verzeichnen lassen. Es ist zu bemerken, dass bei dieser Versuchsanordnung nicht nur die Vergrösserung des Querschnittes, sondern auch die Längsdehnung des Gefässes in die Messung eingeht. Roy (a. a. O. S. *141*) giebt folgende Werthe:

Wird der Rauminhalt des Gefässstückes bei 0 mm Hg = 1 gesetzt, so betrug derselbe

I. bei 200 mm Hg in der

	Aorta	Carotis, Femoralis
Kaninchen	3,6—4,3	5,3—7,6
Katze	5,5	6—7
Hund	5	6,5—7;

II. bei 40 mm Hg in der

	Vena cava	Art. pulmonalis
Kaninchen	2	12.

Die Versuche ergeben eine etwas grössere Dehnbarkeit der Aeste der Aorta gegenüber der des Stammes. Von Interesse scheint mir die enorme Dehnbarkeit der Art. pulmonalis zu sein. Da dem Kreislauf durch die Lungen je nach den respiratorischen Bewegungen sehr verschiedene Widerstände entgegengestellt werden, so muss das grosse Fassungsvermögen der zuführenden Arterie als eine sehr zweckmässige compensatorische Einrichtung betrachtet werden, welche bestimmt ist, das rechte Herz zu entlasten.

Eine Berechnung der Fortpflanzungsgeschwindigkeit (F. G.) in einigen grösseren Arterien des Menschen auf Grund von Dehnungsversuchen hat Moens (34 S. *105*) ausgeführt. Er findet folgende Zahlen:

Aorta		Carotis		Radialis	
Wasserdruck in cm	F. G. in cm/sec.	Wasserdruck in cm	F. G. in cm/sec.	Wasserdruck in cm	F. G. in cm/sec.
160		161		170	
	790		930		909
138		144			
	814		528		
113		130			
	511		533		
93		114		118	
	423		540		571
73		97			
	354		387		
52		81		61	
			391		
		64			

Hiernach würde die Geschwindigkeit in den Aesten der Aorta mindestens ebenso gross wie im Stamme sein. Es ist übrigens zu berücksichtigen, dass nicht die Quer-, sondern die Längsdehnung des Gefässes gemessen wurde. Dass diese beiden Functionen für dasselbe spannende Gewicht ungleiche Werthe haben und überhaupt verschiedene Form besitzen, hat Roy (38 p. *145*) gezeigt.

Endlich ist zu berücksichtigen, dass wohl auch die Grösse des Gefässquerschnittes an sich von einem Einfluss auf die Geschwindigkeit der Welle ist. In den theoretisch abgeleiteten Formeln für die F. G. findet sich auch fast ausnahmslos ein derartiges Glied, aber in verschiedener Stellung. Nach W. Weber (44) macht Vergrösserung des Durchmessers die Welle rascher fortschreitend, nach Moens (34) und Korteweg (23) dagegen Verkleinerung des Durchmessers. Möglicherweise sind beide Voraussetzungen innerhalb gewisser Grenzen richtig. Sinkt der Durchmesser unter einen gewissen Werth herab, so wird die Ausbreitung der Welle durch die Reibung verlangsamt werden. Auch die Fortpflanzung des Schalles durch die Luft wird in engen Röhren beträchtlich verlangsamt, wie die Versuche von Kundt (26) u. A. beweisen. Für eine Flüssigkeit, in welcher Theilchen aufgeschwemmt sind, wird diese Störung früher bemerklich werden, als in einem homogenen Mittel. Andererseits ist bekannt, dass in Röhren von gewisser Weite, namentlich bei sehr raschem Strömen, Abweichungen von dem regelmässigen Strömungsvorgang stattfinden, und der Druck innerhalb eines Querschnittes nicht mehr als constant angesehen werden kann. Ein Theil der treibenden Kräfte wird dann zu Beschleunigungen in radiärer Richtung verbraucht und geht für die Vorwärtsbewegung verloren. Auch kann in weiten elastischen Röhren die Verschiedenheit des hydrostatischen Druckes innerhalb eines Querschnittes nicht mehr vernachlässigt werden. Diese Complicationen sind wohl geeignet, die Fortpflanzung von Wellen in weiten Schläuchen zu verlangsamen.

Zusammenfassend lässt sich sagen, dass zwar die ungleiche Geschwindigkeit der Pulswelle in verschiedenen Abschnitten ihrer Bahn zweifellos beobachtet ist, dass aber eine Beziehung zur anatomischen Beschaffenheit des Arteriensystems noch nicht hergestellt ist. Es wird später eine Erscheinung zu erwähnen sein, welche es wahrscheinlich macht, dass die Pulswelle in den kleinen Arterien kaum langsamer fortschreitet als in den grossen, die Thatsache nämlich, dass der Puls so ausserordentlich rasch aus der Peripherie wieder in die grossen Arterien zurückgelangt. Es setzt dies schon voraus, dass der Puls nicht bis in die nachgiebigen und engen Capillaren eindringt, was ja auch in der Regel zutrifft.

2. Einfluss des Blutdrucks auf die Fortpflanzungsgeschwindigkeit des Pulses.

Nach den vorausgegangenen Betrachtungen ist zu erwarten, dass der absolute Werth des Blutdrucks solange ohne Einfluss auf die Pulsgeschwindigkeit sein wird, als die Vergrösserung des Arterienquerschnittes für die Einheit der Drucksteigerung dem ursprünglichen Querschnitt proportional geht, oder so lange der Elasticitätsmodul der Röhre constant bleibt. Auf diese Folgerung hat W. Weber (44) zuerst aufmerksam gemacht. Die Versuche, welche E. H. Weber (43) 1850 über die Wellenbewegungen in Röhren anstellte, und welche für W. Weber die Veranlassung zur theoretischen Behandlung der Frage wurden, beziehen sich hauptsächlich auf einen Kautschukschlauch, welcher bei sehr verschiedenen Drücken (0,08 und 3,5 m Wasser) annähernd denselben Werth für die Geschwindigkeit der Fortpflanzung ergab. Die kleine Verminderung, welche bei dem hohen Drucke beobachtet wurde, ist wohl auf die Abnahme der Wanddicke zu beziehen. Dagegen zeigte sich bei einigen Versuchen an einem Dünndarm, dass die Geschwindigkeit der Welle mit dem Drucke zunahm.

Sehr eingehend hat Moens (34 S. *95* ff.) die Frage behandelt. Er vergleicht wie Weber, beobachtete und berechnete Geschwindigkeiten, indem er die Röhren oder Stücke aus denselben durch Gewichte dehnt und daraus den Elasticitätsmodul ableitet. Er findet bei Kautschukschläuchen den E-M.*) constant und daher die F-G. wenig vom Druck beeinflusst. (Siehe unten Grunmach.)

Zu den Röhren mit variablem E-M. gehört der Darm; bei steigender Spannung wächst der E-M. sehr rasch. Es ist daher vorauszusehen, dass bei hohem Druck die F-G. grösser ist, und ebenso ist zu erwarten, dass grosse Wellen rascher fortschreiten als kleine. Moens beobachtete je nach dem Drucke eine F-G. von 280 bis 870 cm in der Secunde und bei constanter Füllung konnte er je nach der Grösse der Wellen Werthe von 296 bis 435 cm nachweisen. Aus gleichem Grunde

*) Hier und auf den folgenden Seiten steht E-M. für Elastizitätsmodul und F-G. für Fortpflanzungsgeschwindigkeit.

pflanzen sich Wellen, welche mit Erweiterung des Schlauches einhergehen, sog. positive oder Bergwellen, rascher fort als negative oder Thalwellen, wie dies auch schon E. H. Weber am Darm beobachtet hatte.

Ein gleiches Verhalten gilt für die Arterien. Moens hat auf Grund seiner Dehnungsversuche die den verschiedenen Höhen des Blutdrucks zukommende Pulsgeschwindigkeit berechnet. Einige solche Werthe, aus den Ergebnissen der Längsdehnung abgeleitet, sind bereits oben (S. 129) angeführt worden. Aus der Querdehnung berechnet sich ebenfalls ein rasches Wachsthum der Wellengeschwindigkeit mit dem Druck. Eine experimentelle Verifikation wie bei Därmen oder Kautschukschläuchen ist aber hier schwer durchführbar, weil die Arterien nur auf kleine Strecken gleiche Beschaffenheit behalten und die Bestimmung der F-G. innerhalb kurzer Stücke an die Feinheit der Methode die höchsten Ansprüche stellt. Immerhin gelang es Moens zu zeigen, dass die Pulsgeschwindigkeit innerhalb einer gegebenen Arterienstrecke keine constante ist, sondern mit dem Blutdruck steigt. Er bediente sich dazu zweier verschiedenen Methoden:

I. Am Menschen. Es wurde die Pulsverspätung an zwei Arterien gemessen und daraus in bekannter Weise F-G. berechnet, einmal bei ruhigem Athmen, das andere Mal bei angehaltenem Athem und starkem Pressen — der sog. Valsalva'sche Versuch. Derselbe bedingt eine ungenügende Füllung des Herzens und daher Sinken des Blutdrucks im Arteriensystem (die sphygmographische Curve erhebt sich dagegen, siehe S. 37 sowie unten). Moens (34 S. *111*) fand folgende Werthe für F-G.

Ruhiges Athmen	Pressen
8,4 Met./Sec.	7,0 Met./Sec.
8,0 „	7,3 „
8,5 „	7,6 „

II. Am Thier. Es wurde die Pulsverspätung zwischen Carotis und Cruralis an einer Ziege gemessen, vor, während und nach einer starken Vagusreizung. Der Blutdruck ist nicht bekannt. Es wird angenommen, dass der Druck um so niedriger ist, je seltener das Herz schlägt, was im Allgemeinen zutreffen wird. Es fand sich:

	Vor						Während der Reizung	Nach					
Pulsverspätung zwischen Carotis und Tibialis	0,66	0,75	0,75	0,75	1,0	0,75	kein Puls	2,0	2,0	1,5	1,2	0,75	0,66
Fortpflanzungsgeschw. . . .	13,5	12	12	12	9	12		4,5	4,5	6	7,5	12	13,5
	(im Mittel 11,5)												

Das Verhältniss des kleinsten zum grössten Werthe ist wie 1 : 3. Verhältnisse von 1 : 2 habe ich auf anderem Wege (s. u.) bei Hunden häufig beobachtet. Moens glaubt, dass bei gesunden Blutgefässen die beobachtete Fortpflanzungsgeschwindigkeit des Pulses ein Maass für den Blutdruck sein könne. Die Ausführbarkeit des Versuchs scheitert aber daran, dass auch der Tonus des betr. Gefässes die F-G. verändert und dass damit eine Steigerung des allgemeinen Blutdruckes nicht einherzugehen braucht.

Roy (38) hat die Dehnungscurven menschlicher Aorten durch ein automatisches Verfahren aufgezeichnet und zwar sowohl für Längsstreifen als für Querstreifen. Die Dehnungscurven der Querstreifen, also der Ringe, welche aus dem Gefäss geschnitten sind, haben das Eigenthümliche, dass sie bei steigenden Spannungen anfangs fast geradlinig verlaufen und erst später mit relativ grosser Krümmung assymptotisch zur Abscisse werden. Mit anderen Worten: Die Vergrösserung des Durchmessers der Aorta ist anfangs für gleiche Druckzuwüchse nahezu constant, wird aber bei höheren Spannungen rasch kleiner. Die Abnahme der Wandstärke wird sich entsprechend verhalten. Umgekehrt wird der Elasticitätsmodul sich anfangs nur wenig, später stärker ändern. Man kann die von Roy mitgetheilten Curven benutzen, um die Fortpflanzungsgeschwindigkeit für die einzelnen Spannungswerthe zu berechnen, obwohl die Wandstärke des leeren Gefässes unbekannt ist. Man wird aber nicht weit fehlen, wenn man dieselbe gleich 0,1 cm setzt. Die Rechnung ergiebt, dass die F-G. nicht am entspannten Gefäss am kleinsten ist. Vielmehr sinkt sie anfangs wie bei Kautschukschläuchen, geht durch ein Minimum hindurch, um dann rasch zu steigen; bei dem einen Beispiel, das ich durchgerechnet habe, liegt das Minimum bei sehr niedrigem Druck (15,5 mm Hg). Aus der Form anderer Curven ist aber zu schliessen, dass es unter Umständen auch etwas höher liegen kann. In vivo wird allerdings der Druck immer so hoch sein, dass nur der aufsteigende Ast der Curve in Betracht kommt.

Zu fast demselben Resultate führen die Versuche Roy's, in welchen er die cubische Capazität der Arterien automatisch aufzeichnen liess; vgl. Fig. 44. Er findet, dass die Arterien für

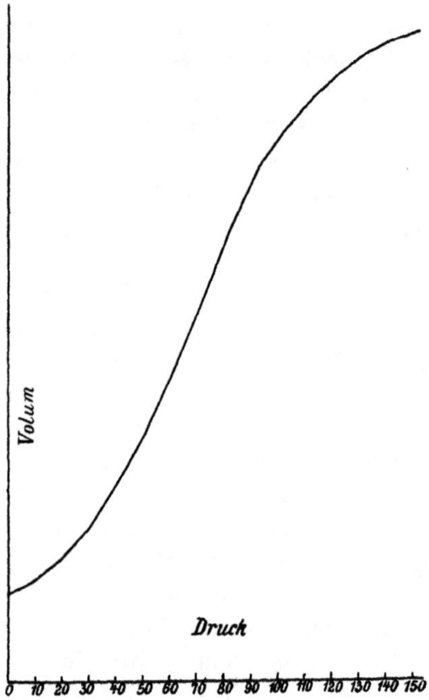

Fig. 44.
Inhalt einer Kaninchenaorta bei verschiedenen Drücken nach Roy.

einen gegebenen Druckzuwachs die meiste Flüssigkeit aufnehmen, wenn der Druck in die Höhe des normalen Blutdruckes gelangt. Die Rechnung ergiebt das Minimum der F-G. nicht bei diesem Drucke, sondern schon früher (bei etwa 30—40 mm Hg für die Aorta descendens des Kaninchens). Zu bemerken ist, dass die Zunahme des Volums in diesem Falle nicht nur durch Zunahme des Querschnittes, sondern auch durch Verlängerung geschieht.

Endlich ist von Grunmach (15) die Dehnbarkeit von Schläuchen im Vergleich mit der Aorta (des Pferdes) zum Gegenstand einer Untersuchung gemacht worden. Er bestimmte die Volumzunahme für die Einheit des Druckzuwachses, und fand sie bei gewöhnlichen Kautschukschläuchen mit dem Druck wachsend; es konnte aber auch das umgekehrte Verhalten herbeigeführt werden, wenn der Schlauch vor dem Versuch mit

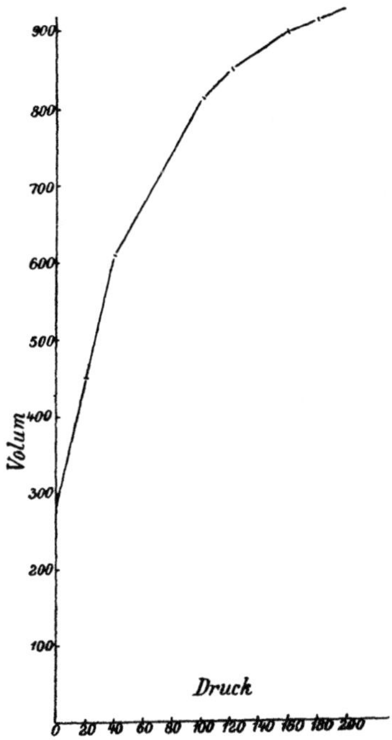

Fig. 45.
Inhalt einer Pferdeaorta bei verschiedenen Drücken nach Grunmach.

einer Leinenbinde umwickelt wurde. Der Schlauch verhielt sich dann gerade so, wie die Aorta, auch nahm in beiden die F-G. mit dem Drucke zu. Die cubische Dehnungscurve der Pferdeaorta nach Grunmach weicht übrigens von den Curven, welche Roy vom Hunde und Kaninchen abbildet, etwas ab. Grunmach findet die stärksten Dehnungen gleich zu Anfang, so dass die Curve durchweg concav zur Abscissenaxe ist; Roy dagegen, wie erwähnt, erst in der Höhe des normalen Blutdruckes, weshalb seine Curven zuerst convex und erst später concav zur Abscissenaxe sind: Vgl. die Fig. 44 und 45.

Ueber die Abhängigkeit der Pulsgeschwindigkeit von dem Blutdruck hat Grunmach (13) zahlreiche Versuche an Thieren und an Menschen gemacht. An Hunden mass er die Zeitdifferenz zwischen dem Herzstoss und dem Volumpuls der Hinterpfote:

Am normalen Thier zu	0,158 Sec.
In der Aethernarkose	0,180 „
Nach Einführung von Chloralhydrat .	0,191 „
In der Morphiumnarkose	0,227 „
Nach Durchschneidung des Halsmarks	0,244 „
Bei Reizung des Rückenmarks . . .	0,136 „

Obwohl diese Zahlen zu einer Berechnung der F-G. nicht ohne weiteres brauchbar sind, weil die unbekannte Zeit, welche zwischen dem Beginn des Herzstosses und der Oeffnung der Aortenklappe verstreicht, mit aufgenommen ist, so zeigen sie doch deutlich, dass mit dem Blutdruck auch die F-G. sich ändert und zwar im gleichen Sinne. Könnte man die Zeit bis zur Oeffnung der Aortenklappen, die sog. Latenzzeit der Herzcontraction, in Abzug bringen, so würden die Unterschiede noch grösser ausfallen, weil bei niedrigem Blutdruck die Klappen früher geöffnet werden.

Am Menschen fand Grunmach beim Erwachsenen und beim Kinde die Pulsverspätung zwischen Carotis und Radialis ziemlich gleich, was im Einklange mit Czermak (3) auf eine langsamere Fortbewegung der Welle in den (kürzeren) kindlichen Gefässen hinweist. Allgemeine Erniedrigung des Blutdrucks durch den Valsalva'schen Versuch (s. u.) hatte eine Verlangsamung der Welle um fast 20% zu Folge. Chloroform, Chloralhydrat, Morphium wirkten ähnlich wie beim Thier.

Bestimmungen der Fortpflanzungsgeschwindigkeit am Menschen unter verschiedenen physiologischen Bedingungen sind von Keyt (22) (citirt nach Edgren 5 S. *71*) ausgeführt worden. Er findet gleichfalls bei hohem Blutdruck die Geschwindigkeit grösser.

Es stimmen demnach alle Beobachtungen darin überein, dass die Arterien zu jenen Röhren gehören, bei welchen mit der Spannung die Fortpflanzungsgeschwindigkeit wächst.

3. Einfluss des Gefässtonus auf die Geschwindigkeit der Pulswelle.

Der arterielle Blutdruck kann für die Geschwindigkeit der Wellenfortpflanzung nicht allein entscheidend sein. Es ist bekannt, dass das Gefässsystem sehr verschiedene Blutmengen bei annähernd gleichem Blutdruck beherbergen kann. Ebenso kann, wie durch das Sphygmomanometer nachweisbar ist, derselbe Blutdruck bald bei blasser, bald bei hyperaemischer Haut, bei ruhenden oder thätigen Muskeln gefunden werden. Mit anderen Worten, die Arterien können bei verschiedenen Durchmessern die gleiche Spannung besitzen, eine Fähigkeit, die auf Rechnung der Muskelringe zu setzen ist. Im Zustande des erhöhten Tonus hat die Arterie für denselben Durchmesser eine stärkere Spannung und wahrscheinlich auch einen grösseren Elasticitäts-Modul. Man kann fragen, ob sich der grössere E-M. auch dann einstellt, wenn man den Blutdruck constant hält, also dem Gefässe erlaubt, sich zu contrahiren. Von dem quergestreiften Muskel wird bekanntlich behauptet, dass er im contrahirten Zustande dehnbarer sei. Ob man den Satz auch auf den contrahirten Zustand des glatten Muskels übertragen darf, ist unbekannt. Für die Fortpflanzung der Welle kommt übrigens nicht nur der E-M., sondern auch die Verdickung der Wand in Betracht.

Sehr lehrreich sind in dieser Richtung 2 Versuche, über welche Grunmach berichtet. Wurde der Arm in Wasser von 33⁰ R. getaucht, so stieg die Pulsverspätung zwischen Carotis und Radialis von 0,07 Sec. auf 0,096 Sec. und die gleiche Verlängerung wurde gefunden, als durch eine über den Oberarm gestülpte Kautschukmanschette die Venen in mässigem Grade comprimirt wurden. Da eine Aenderung des gesammten Blutdruckes durch diese unbedeutenden Eingriffe nicht zu erwarten ist, insbesondere, wenn man berücksichtigt, dass die Messung erst 10 Minuten nach Beginn des Versuchs vorgenommen wurde, so ergiebt sich eine Verlangsamung der Fortpflanzung um 14 Proc. des ursprünglichen Werthes in Folge der localen Erschlaffung der Arterien.

Es folgt daraus mit Wahrscheinlichkeit, dass die Pulswelle auch bei constantem Blutdruck verschieden schnell sich ausbreitet, insbesondere in den Gefässgebieten mit vermindertem Tonus mit kleinerer Geschwindigkeit vorwärts rückt. Es wird sich später zeigen, dass die Form eines Arterienpulses ausser von der Art der Herzcontraction und der Höhe des Blutdruckes auch noch von einem dritten Factor bestimmt wird, der in nichts anderem gesucht werden kann, als in der Art und Weise, wie der Erregungszustand des Gefässcentrums sich auf die verschiedenen Provinzen des Körpers vertheilt.

4. Die Fortpflanzungsgeschwindigkeit des Pulses bei Erkrankungen des Circulationssystems.

Am genauesten bekannt sind die Folgen der Altersveränderung der Gefässe. Roy (38) hat bei seinen schon früher erwähnten Versuchen auch den Einfluss des Alters auf die Dehnbarkeit der Gefässe berücksichtigt. Die Aorta eines Kindes von $2^1/_2$ Jahren und eines Mannes von 26 zeigten ein sehr übereinstimmendes Verhalten, dagegen ist bei senilen Aorten die Dehnbarkeit beträchtlich herabgesetzt. Als Beispiel diene die folgende Tabelle.

Ein Querstreifen aus der Aorta von 1 cm Breite dehnte sich mit 100 gr gespannt:

Alter der Leiche	Ursprüngl. Länge	Länge bei 100 g Spannung	Prozentische Verlängerung
$2^1/_2$	18	27	50,0
9	25	37,4	49,6
22	30	43	43,3
26	28	41,5	48,2
71	45	52,5	16,6
76	49	59,8	22,0

Die beiden letzten Leichen, namentlich die von 71 Jahren, hatten sklerotische Arterien, doch waren die zum Versuche benutzten Stücke frei von Kalkeinlagerungen. Alte Arterien setzen also der Pulswelle hohe elastische Widerstände entgegen, wodurch die Pulsgeschwindigkeit gesteigert wird. In der That hat schon Czermak (3) und später Grunmach die Zunahme der Pulsgeschwindigkeit mit dem Alter beobachtet. Eine gleiche Angabe rührt von Keyt (22) her.

Sehr hohe Werthe fand Grunmach (14) bei Arteriosklerose mit Hypertrophie des linken Ventrikels, wo er statt 9 und 11 Meter/Secunde bez. für die obere und untere Extremität die

Zahlen 11,5 und 13,8 fand. Aehnlich hohe Werthe fanden sich bei chronischer Nephritis mit Herzhypertrophie sowie bei Bleikolik. In den letzten beiden Fällen ist die rasche Ausbreitung des Pulses wohl nicht auf pathologische Veränderung der Gefässe, sondern auf hohen Tonus und gleichzeitig gesteigerten Blutdruck zu beziehen.

Kranke mit Klappenfehlern hatten normale Werthe nur im Zustande der Compensation, sonst starke Herabsetzung der Pulsgeschwindigkeit. Wurde Digitalis oder Coffeïn mit Erfolg verabreicht, so hob sich auch der Werth der F-G. Verminderte Pulsgeschwindigkeit fand sich ferner bei Chlorose und Anämie.

Neuestens hat auch Edgren (4) eine Anzahl Bestimmungen an Kranken ausgeführt und bei Klappenfehlern nur geringe Aenderungen, dagegen bei Arteriosklerose, sowie bei Schrumpfniere sehr hohe Werthe der Pulsgeschwindigkeit gefunden.

5. Die Pulswelle erleidet bei ihrer Ausbreitung eine Aenderung der Form.

Als Pulswelle ist bisher ganz allgemein der Anstoss bezeichnet worden, den die arterielle Blutmasse vom Herzen her erfährt und der sich mit der beobachteten Geschwindigkeit im Gefässsystem ausbreitet. Dieser Anstoss ist aber kein momentaner, sondern er dauert so lange, als die Klappen der Aorta geöffnet sind. Sobald die Spannung im Herzen den nöthigen Werth erreicht hat, tritt Blut in die Aorta über mit einer Geschwindigkeit, welche vom Werthe Null sehr rasch zu einem Maximum emporsteigt, um dann ungefähr ebenso schnell wieder bis zum Werthe Null im Momente des Klappenschlusses herabzusinken. Würde die Aorta als ungetheilte überall gleichweite Röhre sich forterstrecken, so müsste die Druckveränderung überall mit der Geschwindigkeit gleichen Schritt halten, und zwar nicht nur in unmittelbarer Nähe des Herzens, sondern an jedem Orte der Röhre, nur mit entsprechender Verspätung. Die mathematische Zergliederung des Vorganges lehrt, wie v. Kries (24) gezeigt hat (man vgl. auch Fick 7 S. *126*), dass in elastischen Röhren von genügender Weite die Aenderungen der Geschwindigkeit und des Druckes an jeder Stelle einander proportional erfolgen. Findet also an einer bestimmten Stelle der Röhre ein Maximum der Geschwindigkeit statt, so trifft auf dieselbe Stelle und zur selben Zeit auch ein Maximum des Druckes. Man kann diese Forderung leicht experimentell bestätigen, indem man den Flüssigkeitsstrom in einem weiten Schlauch durch Hahnschluss plötzlich unterbricht und durch ein oberhalb des Hahnes eingeschaltetes Manometer den Druckverlauf verfolgt. Fig. 46 nach v. Kries stellt einen solchen Versuch dar. Unmittelbar nach dem Hahnschluss steigt in s der Druck so plötzlich an, dass selbst das stark gedämpfte Manometer noch kleine Schwingungen ausführt. Der Druck stellt sich darauf sofort auf einen nahezu constanten Werth ein, bis in r die Reflexion vom Anfang des Schlauches eintrifft. Sieht man von den Reflexionen ab, so lässt sich der Satz aussprechen, dass in einem weiten Schlauche, an dessen Anfange ein- oder mehrmalig oder auch periodisch sich wiederholende Geschwindigkeitswechsel stattfinden, nirgends irgend

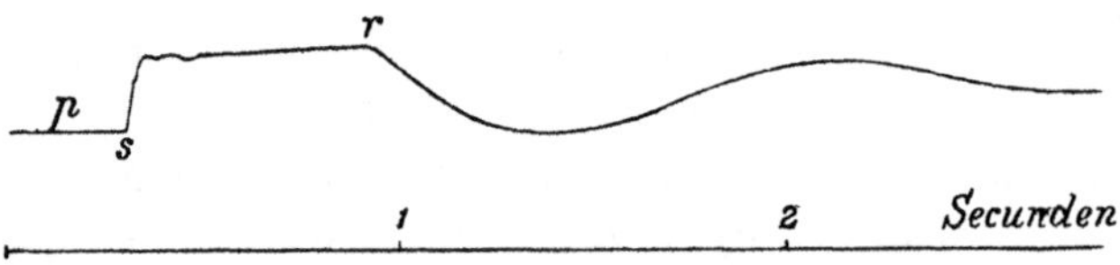

Fig. 46.
Verhalten des Drucks bei plötzlicher Unterbrechung der Strömung durch Hahnschluss in einem weiten Schlauch nach v. Kries.

welche Geschwindigkeits- oder Druckschwankungen eintreten, welche etwas anderes böten als eine Wiederholung eben jenes zeitlichen Verlaufs am Anfangsstück. Man erhält also z. B. bei einer sprungweise periodisch wechselnden Geschwindigkeit auch einen jedesmal gleichzeitig sprungweise wechselnden Druck, eine Beziehung wie sie in Fig. 47 schematisch dargestellt ist, wo die mit p und v bezeichneten Linien den zeitlichen Verlauf des Druckes bzw. der Geschwindigkeit bedeuten.

Ist die Röhre so eng, dass die Reibung merklich wird, so gehen die Aenderungen von Druck und Geschwindigkeit einander nicht mehr genau parallel. Bei einem plötzlichen Wechsel der Geschwindigkeit, wie er z. B. im Falle der Unterbrechung eines Stromes durch Hahnschluss stattfindet, tritt oberhalb des Hahnes zunächst zwar auch ein plötzliches Steigen des Druckes ein, daran schliesst sich aber ein Curvenstück, in welchem der Druck allmählich und geradlinig weiter wächst. Das Schema der Fig. 47 verwandelt sich in Fig. 48, wo p und v wieder die zusammengehörigen Aenderungen des Druckes und der Geschwindigkeit vorstellen. Sind die Zeiten des Strömens und der Ruhe nicht gleich lang, sondern letztere überwiegend, so erhalten die Curven die Form wie in Fig. 49.

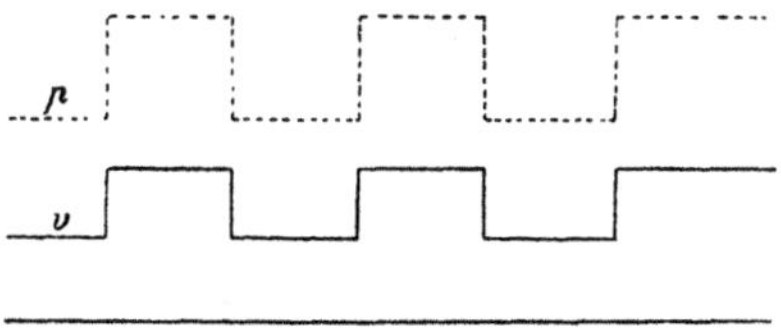

Fig. 47.
Schematische Darstellung der Beziehung von Druck (p) und Geschwindigkeit (v) in einem weiten Schlauch, bei periodisch plötzlichem Wechsel der Geschwindigkeit.

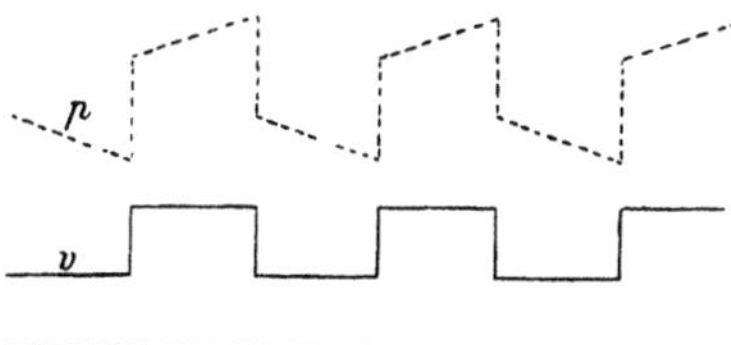

Fig. 48.
Schematische Darstellung der Beziehungen von Geschwindigkeit (v) und Druck (p) in einem engen Schlauch bei periodisch plötzlichem Wechsel der Geschwindigkeit.

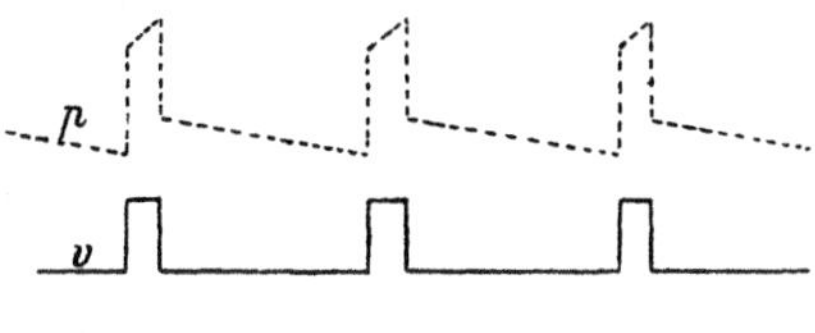

Fig. 49.
Schematische Darstellung derselben Beziehung unter der Voraussetzung, dass der eine Geschwindigkeitswerth jedesmal länger dauert als der andere. Fig. 47—49 nach v. Kries.

Auch diese theoretisch geforderten Formen lassen sich, wie v. Kries gezeigt hat, experimentell hervorbringen, wenn auch den Bedingungen nicht ganz streng genügt werden kann. Zunächst bedarf der Hahnschluss stets einer gewissen Zeit, so dass eine vollkommene Unstetigkeit der Geschwindigkeit nicht zu erreichen ist. Sodann zeigt sich, dass der durch die Reibung bedingte allmähliche Druckanstieg nicht genau geradlinig geschieht, sondern sich assymptotisch einem Grenzwerth nähert. Als Beispiel diene Fig. 50, welche den in Fig. 46 ausgeführten Versuch an einem engen Schlauche wiederholt.

Unter Voraussetzung eines Geschwindigkeitsverlaufes ähnlich wie Curve v in Fig. 49 wird demnach der Druckverlauf sich etwa wie in Fig. 51 (A) gestalten. Die darunter gesetzte

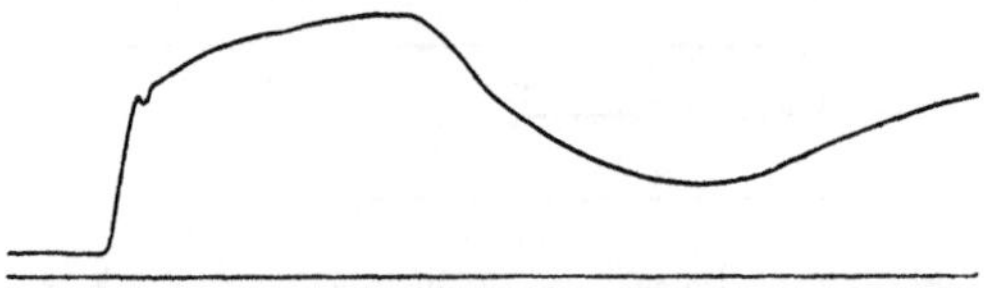

Fig. 50.
Verhalten des Drucks bei plötzlicher Unterbrechung der Strömung durch Hahnschluss in einem engen Schlauch. Vergr. $^9/_4$.

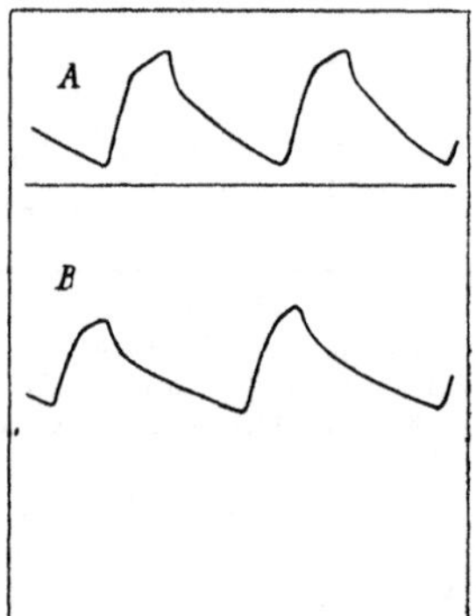

Fig. 51.
A. Schematische Darstellung des Druckverlaufs in der Aorta auf Grund der Figg. 49 u. 50. B. Monokrote Aortenpulse des Hundes.

monokrote Pulscurve der Aorta (B) zeigt, wie sehr die durch v. Kries abgeleitete Form des Druckverlaufs der Grundgestalt des Arterienpulses entspricht, worauf schon Fick (7 S. *129*) aufmerksam gemacht hat.

Bei Druckschwankungen in engen elastischen Röhren werden also im Allgemeinen die Maxima und Minima des Druckes zeitlich nicht streng zusammenfallen mit den Maximis und Minimis der Geschwindigkeit. So sieht man in Fig. 49 jedesmal, wenn der Strom eine gewisse endliche Stärke erreicht hat, den Druck noch weiter steigen und umgekehrt, wenn der Strom unterbrochen ist, den Druck noch fortwährend sinken.

Für das Druckmaximum des Pulses kann indessen eine Verspätung gegen das Maximum der Geschwindigkeit in merklichem Grade kaum vorhanden sein, da ein Verweilen des Stromes auf einem constanten Werth nicht stattfindet, die Geschwindigkeit vielmehr sofort wieder mit grosser Steilheit abfällt, was durch den Druck angezeigt werden muss, so dass für die Pulswelle die Maxima des Druckes und der Geschwindigkeit practisch als zusammenfallend betrachtet werden können. Namhafte Differenzen in dem zeitlichen Eintreffen der beiden Maxima, die später Erwähnung finden werden, müssen auf andere Weise erklärt werden. Deutlich tritt dagegen die geforderte Erscheinung in der Diastole hervor. Nach dem Klappenschluss wird die Stromgeschwindigkeit in der Aortenwurzel sofort gleich Null, während der Druck beständig absinkt entsprechend der schematischen Darstellung in Fig. 48 und 49. Diese Thatsache wird gewöhnlich in der Weise ausgedrückt, dass man sagt, die Reibung in den Capillaren verhindere das sofortige Ueberströmen des Schlagvolums in die Venen, es werde daher ein Theil des Blutes aufgestaut und fliesst erst während der Diastole ab. Hieher gehört auch der oft demonstrirte Versuch, dass ein periodisch unterbrochener Flüssigkeitsstrom aus einem elastischen Schlauche in continuirlichem Strahl ausfliesst.

Die Reibung bewirkt ferner, dass die Welle bei ihrem Fortschreiten immer kleiner wird, indem fortwährend Energie in andere Form (Wärme) übergeht. Dies ist selbst bei dem Versuche am weiten Schlauch Fig. 46 schon recht merkbar in der zunehmenden Abflachung der Reflexionen. An der Pulswelle macht sich die Erscheinung ebenfalls, verhältnissmässig aber kaum in stärkerem Grade bemerklich, was bei der grossen Enge der Röhren auffällig ist. Die Erklärung dürfte in dem Umstande liegen, dass dort wo die Röhren am engsten sind, auch die Zertheilung der Strombahn am grössten ist, so dass für die einzelne Röhre die Welle sehr klein wird. Ueber die Reflexionen im Arteriensystem vgl. man die späteren Kapitel.

Bei den grossen Gefässen sind dagegen die Wellen im Verhältnis zum Durchmesser sehr gross, da Druckschwankungen von der Grösse des Minimaldruckes nichts seltenes sind. Die theoretisch abgeleiteten Bewegungsgesetze sind unter diesen Umständen nur als erste Annäherung zu betrachten, da die vereinfachenden Voraussetzungen derselben (kleine Dehnungen, constanter Elasticitätsmodul, ausschliesslich axiale Geschwindigkeiten u. s. w.) nur ausnahmsweise zutreffend sind. Es werden in diesem Falle namentlich die Sätze, dass jeder Theil der Welle sich gleich schnell, die Welle also ohne Formveränderung fortpflanzt, sowie dass verschiedene Wellen ungestört durch einander hindurchgehen, nicht mehr streng richtig sein.

Als Resultat der mehrerwähnten Untersuchungen sei hervorgehoben, dass die einfache Bergwelle, welche das Herz in der Aorta erzeugt, auch als solche durch das Arteriensystem hindurch sich ausbreitet, so dass für das Auftreten der sogenannten secundären Wellen der Pulscurve anderweitige Ursachen gesucht werden müssen.

II. Die Pulse der Aorta.

Von der Aorta und den grossen aus ihrem Bogen entspringenden Halsgefässen sind, abgesehen von einigen durch Lortet (30) publicirten Geschwindigkeitscurven, bisher nur Druckpulse bekannt.

Zur Darstellung derselben eignen sich die elastischen Manometer oder Tonographen; wenig zu empfehlen ist der Gebrauch von Sphygmographen. Nach Eröffnung des Thorax hat es zwar keine Schwierigkeit, letzteren Apparat oder irgend einen Fühlhebel an die Aorta zu bringen. Die Curven können aber, wie ich dies für die Sphygmogramme freiliegender Arterien im Allgemeinen besprochen habe, nicht als reiner Ausdruck der Druckschwankungen angesehen werden, da die Arterie als Ganzes sich bewegt. Man kann bei aufmerksamer Beobachtung schon mit freiem Auge erkennen, dass der Bogen der Aorta mit jedem Herzschlage erzittert. Die Aorta thoracica, welche an der Wirbelsäule angeheftet ist, sowie die Wurzel der Aorta, welche durch das Herz beschwert und gehemmt ist, machen diese Bewegungen nicht oder nur spurweise mit. Sie sind gewissermassen die Stützpunkte, um welche der Aortenbogen schwingt. In den Sphygmogrammen des Aortenbogens stellen sich diese Bewegungen dar als eigenthümliche Kräuselungen, welche jedesmal auftreten, wenn innerhalb einer Pulsperiode ein rascher Druckwechsel stattfindet. Man muss demnach das Tonogramm als den getreueren Ausdruck der Druckänderungen betrachten, und ich werde mich im Folgenden ausschliesslich darauf beziehen.

Die Druckpulse der Aorta und der grossen Halsgefässe sind von zwar wechselnder, aber nicht so mannigfaltiger Form, als die der weiter peripher gelegenen Arterien. In Fig. 52 sind eine

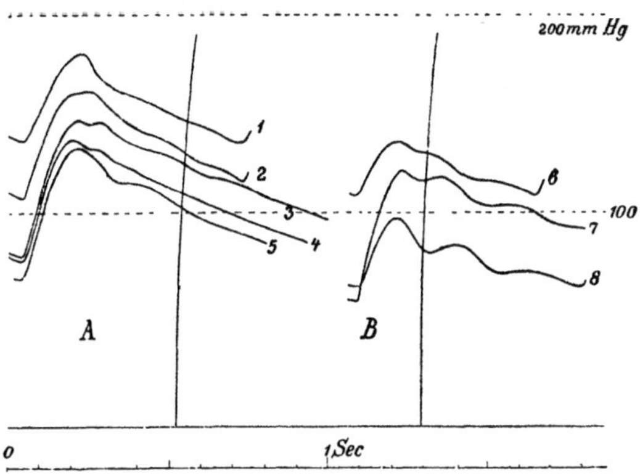

Fig. 52.
Druckpulse der Anonyma von einem Hunde bei verschiedenen Werthen des Mitteldrucks. A vor, B nach Eröffnung der Brusthöhle. Vergr. 9/4.

Anzahl Pulse aus einem Versuch zusammengestellt, welche so ziemlich alle überhaupt beobachteten Formen umfassen. Weitere Beispiele finden sich auf den folgenden Seiten.

Ueber die Form der Aortenpulse beim Hund und Kaninchen lassen sich die folgenden allgemeinen Aussagen machen:

1. Innerhalb einer Pulsperiode ist der Anstieg des Druckes stets steiler als der Abfall. Dies ist eine charakteristische Eigenthümlichkeit aller Arterienpulse, wie schon oben erwähnt worden ist. Im Gegensatz zum Kammerpuls erhält dadurch die Aortencurve eine unsymmetrische Gestalt bezogen auf die Maximalordinate.
2. Innerhalb einer Pulsperiode erreicht der Druck bald nur

ein Maximum (oder Gipfel), bald deren mehrere. Für mehrgipflige Aortenpulse gilt noch der folgende Satz:

3. Die zu den einzelnen Gipfeln führenden Druckanstiege folgen einander in regelmässigen Zeitabschnitten; sie nehmen dabei an Umfang stetig ab.

Für den Satz 3 kann Figur 53 als Beispiel dienen. Sie stellt 2 Pulse der Anonyma dar, welchen sich in Folge Vagusreizung eine lange Pause anschliesst. Dadurch ist in dem zweiten Pulse die volle Entwickelung sämmtlicher Erhebungen und Senkungen der Curve ermöglicht. Man bemerkt 4 Schwingungen von abnehmender Amplitude, welche in regelmässigem Abstande von etwa $^1/_5$ Secunde aufeinander folgen.

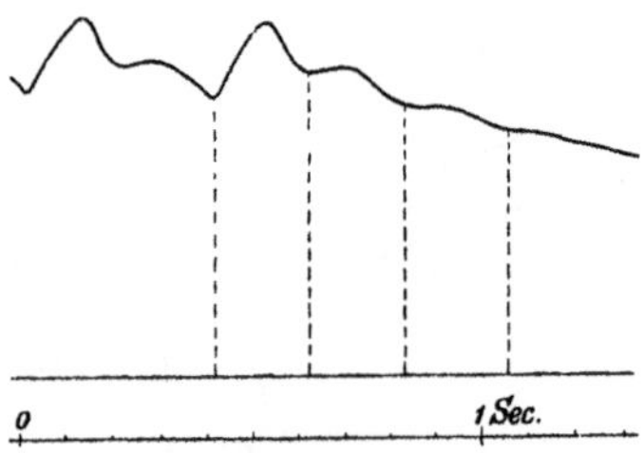

Fig. 53.
Zwei Druckpulse der Anonyma eines Hundes gefolgt von einer Pause (Vagusreizung), um sämmtliche Schwingungen des Pulses zu zeigen. Vergr. $^9/_4$.

Diese Beschreibung genügt vorläufig, um die wichtigsten Eigenthümlichkeiten des Aortenpulses festzustellen. Die Bedeutung der einzelnen Stücke der Curve ist eine Frage, über welche ein Einvernehmen bisher noch nicht erzielt werden konnte. Wesentlich gefördert wird das Verständniss, wenn man Kammer- und Aortenpuls gleichzeitig und in möglichst gleichem Massstabe übereinander schreibt, wie dies z. B. in Fig. 28 auf S. 88 geschehen ist, welche nebenstehend als Fig. 54 nochmals abgedruckt ist. Es zeigt sich dann deutlich, dass jede Pulsperiode aus 2 ungleichen Hälften besteht:

Erste kleinere Hälfte: Der Druck ist in der Kammer höher als in der Aorta, doch sind die Druckdifferenzen gering. Systolischer Theil.

Zweite grössere Hälfte: Der Druck ist in der Aorta höher als im Vertrikel und es kommen sehr bedeutende Druckdifferenzen vor. Diastolischer Theil.

Da ein unabhängiger Druckverlauf in der Aorta nur bei geschlossenen Klappen möglich ist, so muss sie in der ganzen zweiten Hälfte vom Herzen abgesperrt sein. Die Durchschnittspunkte der beiden Curven mit den senkrechten Linien bezeichnen

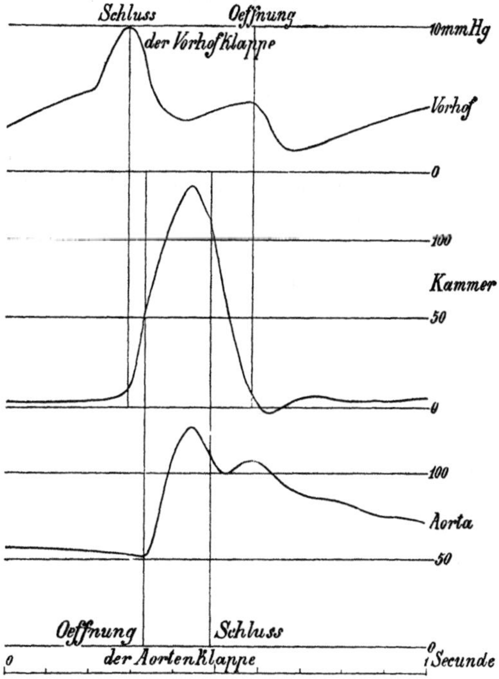

Fig. 54.
Druckpulse des Vorhofs, der Kammer und der Aorta mit Angabe der Klappenschlüsse. Vergr. 11/5.

die Momente der Oeffnung bez. des Schlusses der Aortenklappen. Diese beiden Abschnitte der Pulsperiode sollen nun besonders betrachtet werden.

Systolischer Theil des Aortenpulses.

Eine gegenseitige Beeinflussung des Druckverlaufs zwischen Ventrikel und Aorta kann nur in der ersten Zeithälfte stattfinden, in welcher die beiden Räume communiciren. Der Druck ändert sich zu beiden Seiten der Klappe in gleichem Sinne und um annähernd proportionale Beiträge. Eine Congruenz der betr. Abschnitte der beiden Curven kann nicht erwartet werden, denn erstens geht bei der Austreibung des Blutes aus der engen Mündung der Kammer Druck verloren, zweitens dringt nicht die ganze Welle in die Anonyma ein und endlich ist selbst auf diesem kurzen Wege eine gewisse Deformation der Welle nicht ausgeschlossen. Ferner wird die Druckschwankung in der Anonyma um ein Geringes verspätet eintreten. Von diesen kleinen Differenzen abgesehen, stimmen die beiden Curven fast völlig überein.

Mehrfache Schwingungen, sog. systolische Wellen, wie sie häufig, so z. B. schon von Marey, abgebildet werden, kommen nicht vor, wenn man die Trägheitsschwingungen der Instrumente vermeidet.

Es scheint mir ferner nöthig, einen gewissen Nachdruck auf den Befund zu legen, dass nach Erreichung des Maximum der Druck in beiden Curven vor Schluss der Klappe sinkt. Es herrscht vielfach die Meinung, dass in dem Augenblick, in welchem die Spannung des Herzmuskels nachlässt, die Klappe zuschlagen müsste. (Man vergl. Martius, 33 S. *458*).

Diese Anschauung muss als irrthümlich bezeichnet werden. Ich habe oben bei Besprechung des Druckpulses in der Kammer gezeigt, dass der Druck mit ungefähr derselben Geschwindigkeit vom Maximum zum atmosphärischen absinkt, mit der er zu demselben aufgestiegen ist. Mit dem Maximum des Druckes muss auch das Maximum der Geschwindigkeit zusammenfallen, mit welcher das Blut den Ventrikel verlässt; es ist durch nichts bewiesen, dass mit dem Druckmaximum das Ausströmen aufhört und der Ventrikel entleert ist, es wird vielmehr nach dem Maximum die Stromgeschwindigkeit in ungefähr derselben Weise abnehmen, wie sie vor demselben zugenommen hat. Alle diese Druckschwankungen muss die Aorta getreulich mitmachen und es ist in dem Nachlassen des Druckes an sich kein Moment gegeben, welches die Schliessung der Klappen veranlassen könnte, so lange nur dem Blute noch irgend eine, wenn auch noch so geringe centrifugale Geschwindigkeit ertheilt werden kann.

Es dürfte zweckmässig sein, die Verhältnisse durch einen Versuch am Modell anschaulich zu machen. An ein Wasserreservoir R Fig. 55 wurden der Reihe nach angesetzt: Ein leicht spielender

Hahn H, ein Abzugsrohr A in ein tief stehendes Gefäss, ein erster Druckschreiber I, ein Ventil V, welches das Wasser nur in der Richtung nach rechts durchtreten lässt (die Einrichtung desselben findet sich beschrieben in: v. Frey & Gruber: 9 S. *527*), ein zweiter Druckschreiber II und endlich 4 m Kautschukschlauch von 4 mm innerem Durchmesser und 1 mm Wandstärke. Derselbe war an seinem freien Ende soweit geschlossen, dass das Wasser nur tropfenweise austreten konnte. Wird das Abzugsrohr A und der Hahn H geschlossen, so stellen sich die beiden Druckschreiber sehr bald auf atmosphärischen Druck ein. Wird A geschlossen gehalten und der Hahn rasch auf- und gleich wieder zugedreht, bevor noch die Reflex-

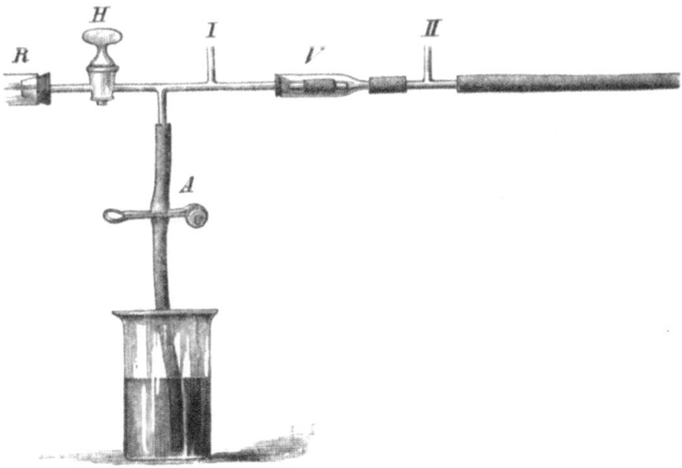

Fig. 55.
Versuchseinrichtung zum Studium des Druckverlaufs zu beiden Seiten einer Klappe.

welle von dem Schlauchende zurückkommt, so erhält man in I und II eine einsinnige, positive Drucksckwankung, vgl. Fig. 56, welche in II nur kleiner und weniger steil abläuft, weil durch die Reibung im Spaltventil Druck verloren geht. Die Curve in II hat trotz des Ventils einen auf- und einen absteigenden Ast mit dazwischen liegendem Maximum, ebenso wie I; auch streben beide nach der Schwankung auf denselben, der Füllung des Schlauchs entsprechenden Druckwerth zu. Das Ventil kommt erst zur Geltung in dem Augenblicke, in welchem die (gleichnamig) reflectirte Welle von dem verengten Schlauchende zurückkehrt; nun wird es zugeschlagen wie daraus hervorgeht, dass II unabhängig von I die Schwingung aufschreibt.

Dieser Versuch ist trotz mancher Beziehungen zum Druckverlauf in Kammer und Aorta insofern den wirklichen Verhältnissen unähnlich als die Schwankung beginnt und endet mit Druckgleichheit zu beiden Seiten des Ventils. Man kann den Versuch ähnlicher gestalten durch Oeffnung des Abzugsrohres A. I stellt sich dann nach Hahnschluss sehr bald wieder auf negativen Druck ein, entsprechend der Saugung durch die Wassersäule in A. Fig. 57 zeigt einen solchen Versuch mit kurzem, Fig. 58 mit langem Schlauch. In dem letzteren Falle ist auch das Abzugsrohr A so weit geöffnet, dass der negative Druck sehr

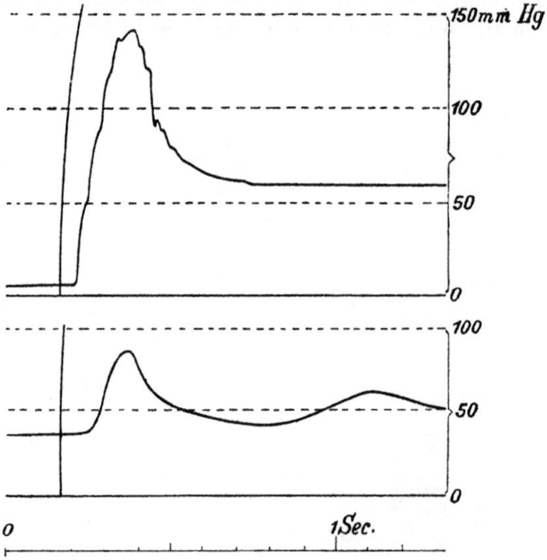

Fig. 56.

Druckschwankung in Folge eines Stromstosses zu beiden Seiten eines Ventils. Oben die Curve des Tonographen I (Fig. 55), unten von II. Der Schlauch rechts vom Ventil war zu Beginn des Versuchs nicht völlig entleert. Vergr. $^{11}/_{3}$.

rasch sich wieder einstellt. In Folge der Länge des Schlauches kommt die Reflexion spät und man sieht deutlich, wie durch die Reibung die Welle im Rohr deformirt und dadurch das Ventil geschlossen wird.

Mit diesen Beobachtungen am Modell steht der Thierversuch insofern in Uebereinstimmung als er lehrt, dass der Klappenschluss in der Aorta fast stets erst im absteigenden Schenkel der Curve stattfindet. Ein Unterschied besteht jedoch darin, als der Moment des Eintrittes ausserordentlich veränderlich ist. So findet er in Fig. 59 zweite Curve sehr bald nach dem Druckmaximum, in der ersten Curve erheblich später

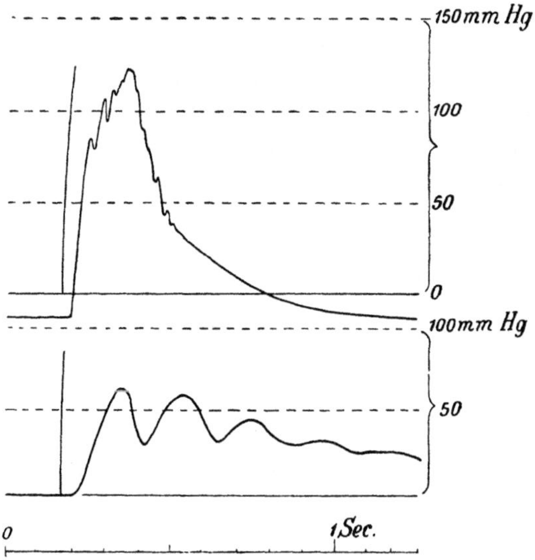

Fig. 57.

Derselbe Versuch wie in Fig. 56. Der Tonograph I fällt in den Ruhepausen auf negative Druckwerthe. Rechts vom Ventil 1,6 Meter Schlauch. Vergr. $^{11}/_{3}$.

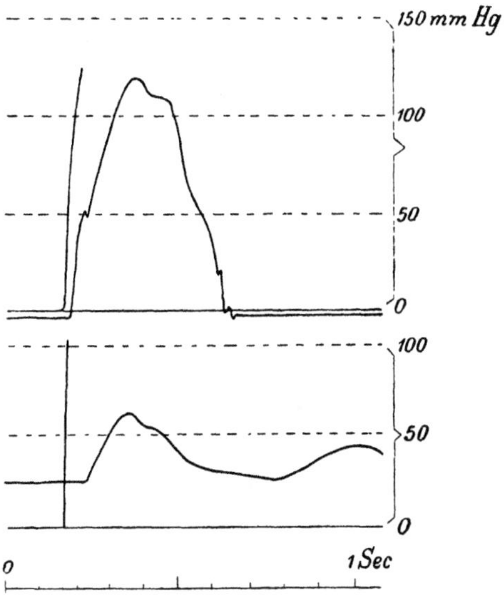

Fig. 58.

Derselbe Versuch wie in Fig. 57. Rechts vom Ventil 4 Meter Schlauch. Die Eigenschwingungen des Tonographen I sind hier kleiner als in den Figg. 56 u. 57. Vergr. $^{11}/_{3}$

statt. Es müssen also in der Aorta Kräfte thätig sein, welche im Stande sind, den Klappenschluss schon herbeizuführen bevor der Druck wieder auf den Ausgangspunkt zurückgegangen ist.

Als eine der Ursachen, welche hier wirksam werden, kann sofort die Reibung bezeichnet werden mit der die Bewegung des Blutes im arteriellen Gefässsystem verknüpft ist. Dieselbe bedingt, wie oben auseinandergesetzt wurde, trotz des Aufhörens der Triebkraft ein nur allmähliges Herabsinken auf den ur-

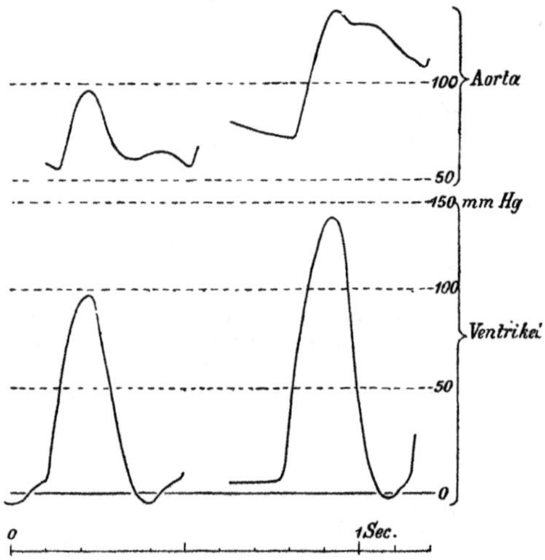

Fig. 59.

Druckpulse der Anonyma und linken Herzkammer von einem Hunde. Die ersten beiden Curven bei niedrigem, die zweiten bei hohem Druck. Vergr. $^9/_4$.

sprünglichen Druckwerth. Genau derselbe Druckverlauf müsste auch im Herzen stattfinden, wenn es im Momente seiner grössten Verkleinerung aufhören würde, ein contractiles Organ zu sein und lediglich einen elastischen Röhrenabschnitt darstellen würde. In Wirklichkeit ändert sich aber seine Spannung fortwährend, dieselbe kehrt auf den Ausgangsdruck Null rasch zurück und da ein gleicher sofortiger Abfall im Arteriensystem durch die Reibung verhindert wird, so muss eine Druckdifferenz entstehen, welche den Klappenschluss herbeiführen kann.

Eine andere Ursache für den Klappenschluss bilden die reflectirten Wellen wie unten auszuführen ist.

Es lässt sich demnach für die erste Hälfte des Aortenpulses der Satz aufstellen, dass er bis zu dem meist vorzeitig herbeigeführten Klappenschlusse ein recht getreues Abbild des Druckverlaufes in der Kammer darstellt. Es wird daher zweckmässig sein, diesen ersten Theil des Aortenpulses, welcher von der Kammercontraction unmittelbar abhängig ist, als den systolischen Theil, den ersten Gipfel als systolisches Druckmaximum zu bezeichnen. Der Fall, dass dieser erste Gipfel bereits etwas Zusammengesetztes ist (bei sehr hohem Blutdruck), so dass diese Bezeichnung nicht mehr zutrifft, soll sofort Berücksichtigung finden.

Diastolischer Theil des Aortenpulses.

Wie die Figuren zeigen, entfernen sich nach dem Klappenschluss Kammer- und Aortendruck sehr rasch und beträchtlich von einander; der Druck in der Aorta sinkt entweder sehr viel langsamer als der Kammerdruck oder er zeigt neue Schwankungen von abnehmender und stets viel geringerer Amplitude als die systolische Druckschwankung. Auf die bemerkenswerthe Thatsache, dass diese „secundären" Schwankungen eine Periode innehalten, welche innerhalb eines Pulses constant bleibt, ist bereits aufmerksam gemacht worden.

Die Ursache dieser secundären Druckschwankungen hat man theils in der elastischen Reaction der Aorta und des Arteriensystems (Schwingung der arteriellen Blutsäule als Ganzes Marey 31 p. *270*, Elasticitätselevationen, Ausgleichsschwankungen, Rückstosselevation Landois 27, Oeffnungs- und Schliessungsschwingungen Moens 34, theils soweit es sich um die erste der Schwankungen handelt, in dem Klappenschluss gesucht (Marey in der II. Auflage seines Buches 32 p. *255* und viele andere).

Zunächst ist zu bemerken, dass das Arteriensystem nur mit seinen elastischen Eigenschaften nicht auch mit seinen contractilen in Betracht kommen kann. Die glatten Muskelfasern der Gefässe contrahiren sich viel zu träge (man vgl. den langsamen Anstieg des Druckes bei Rückenmarksreizung oder innerhalb einer Traube-Hering'schen Welle), als dass sie ihren Tonus innerhalb der kurzen Periode einer secundären Erhebung der Pulscurve merklich ändern könnten. Wenn

Landois (27 S. *188*) sagt, die Rückstosselevation komme durch die elastische Reaction der Gefässe und durch deren Contraction zu Stande, so ist das jedenfalls nur so zu verstehen, dass der elastische Widerstand der Gefässe von dem Tonus der Muskeln unterstützt wird.

Die Vorstellung, dass die Fortpflanzung des Pulses durch die elastischen Gefässe zu einer Zerspaltung des einfachen systolischen Anstosses in mehrere Schwingungen führt, m. a. W., dass neben der Fortpflanzung auch noch selbständige Oscillationen stattfinden, ist bereits oben S. 144 zurückgewiesen worden.

Jedes Röhrenelement erschöpft, indem es seine Bewegung auf das benachbarte überträgt, seine ganze lebendige Kraft. Demgemäss fanden schon E. H. & Th. Weber (43), wenn sie in dem Schlauche eine Bergwelle erregten, dass nur diese eine Welle hin- und herwandert. Ein abweichendes Verhalten wurde bei Därmen beobachtet, indem der erregten Bergwelle eine kleine Thalwelle nachfolgte. Da es sich aber hier um ein sehr weites, dünnes und schwach gespanntes Rohr handelt, so treten erhebliche Verschiebungen in transversaler Richtung auf, wodurch sich der Versuch mehr den Bedingungen der Wellenerregung an freien Oberflächen annähert.

Ich muss es dahin gestellt sein lassen, in wie weit die Vorstellung, dass die Arterienwand unter dem Einfluss des Pulsstosses oscillire, welche später grosse Verbreitung fand, von der Wahl ähnlicher Versuchsbedingungen beeinflusst gewesen sein mag. In einer sehr ausgedehnten Versuchsreihe an Kautschukschläuchen hat dann Grashey (12) zwar häufig eine schwingende Bewegung der registrirenden Apparate, aber nicht der Röhrenwand nachweisen können. Endlich habe ich mit L. Krehl (10) den Beweis erbracht, dass die Oscillationen des Druckes, welche im Gefässsystem der Leiche jede einfache Welle begleiten und den Anschein von selbständigen Schwingungen erwecken, in Wirklichkeit durch die rasche Fortpflanzung und Reflexion der Welle entstehen.

Viel besser begründet scheint die Klappenschlusswelle zu sein, weil sich in der That vielfach nachweisen lässt, dass dem Klappenschluss die erste der secundären Erhebungen unmittelbar nachfolgt. Man vergleiche z. B. die Figur 59. Der Auffassung stehen jedoch gewichtige Bedenken entgegen, welche ich der Uebersichtlichkeit halber im Folgenden aufzählen werde:

1. Der Druckverlauf im Ventrikel zeigt keine Störung, welche dem Auftreten einer stark ausgeprägten Klappenschlusswelle entspricht.

2. Die anatomische Beschaffenheit des arteriellen Ostiums sowie der Klappe im stark contrahirten Ventrikel sprechen gegen einen Rückfluss des Blutes in irgend merklichem Grade.

Diese beiden Sätze finden sich schon im zweiten Theil ausgeführt.

3. Die Grösse der secundären Erhebungen zeigt eine Unabhängigkeit von der Höhe des Blutdruckes, welche mit der Vorstellung einer K. S. W.*) nicht vereinbar ist.

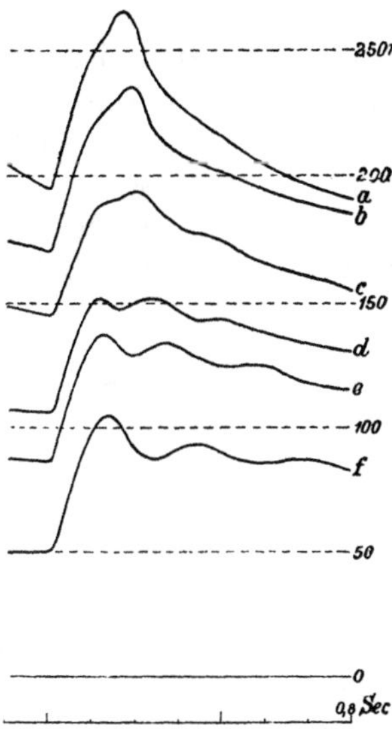

Fig. 60.
Einfluss des Blutdruckes auf die Pulsform. Sechs aufeinander folgende Druckpulse der Anonyma bei Vagusreizung. Die langen Pausen sind fortgelassen und die Curven mit ihren Anfangspunkten übereinander gezeichnet. Infolge der seltenen Schlagfolge sinkt d Blutdruck beständig. Vergr. 9/2.

Diese Thatsache habe ich bereits in meinem Wiener Vortrag (11) erörtert. Die einer K. S. W. entsprechende Drucksteigerung sollte entstehen durch die Stauung des in die Kammer zurückstürzenden Blutstromes; sie müsste zweifellos um so beträchtlicher sein, je grösser die Geschwindigkeit des regurgitirenden Blutes ist, was wiederum von der Spannung der Aorta abzuhängen hätte, d. h. die K. S. W. müsste mit

*) K. S. W. bedeutet hier und später Klappenschlusswelle.

steigendem Blutdrucke immer deutlicher werden. Die Betrachtung der Aortenpulse lässt eine solche Abhängigkeit nicht beobachten, man muss im Gegentheil sagen, dass die erste, sowie auch die folgenden secundären Erhebungen bei den niederen Werthen des Blutdrucks (stets gleiche Pulsgrösse vorausgesetzt) viel deutlicher auftreten. Vgl. Fig. 60.

4. Die erste secundäre Erhebung kann höher werden (und wird bei genügend hohem Blutdruck stets höher) als der systolische Gipfel.

Diese sicher constatirte Thatsache ist für sich allein schon gegen die K. S. W. entscheidend. Dass es in der That die erste secundäre Erhebung ist, welche sich in Figur 60 bei steigendem Druck über den systolischen Gipfel hinaufschiebt, kann durch die mit den Aenderungen des Blutdruckes einhergehende völlig stetige Verlagerung dieses Pulsstückes, ausser-

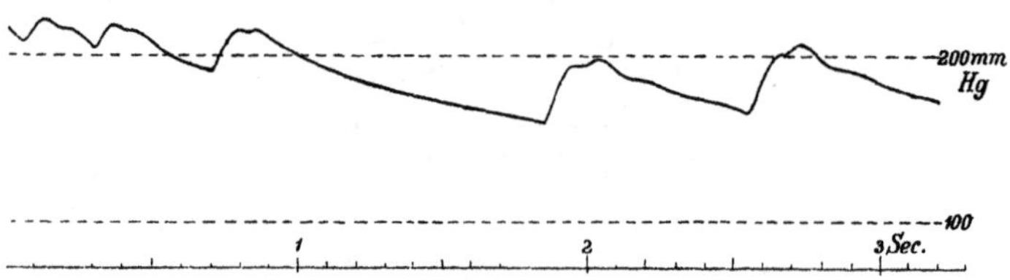

Fig. 61
Druckpuls der Anonyma. Einfluss des Schlagvolums auf die Pulsform. Vergr. $^{11}/_{4}$.

dem auch durch gleichzeitige Aufschreibung von Ventrikel- und Aortenpuls sichergesellt werden. Wenn durch die Spannung der Aorta unmittelbar vor dem Klappenschluss ein Rückstrom des Blutes entstehen soll, so kann die Vernichtung dieser centripetalen Strömung im günstigsten Falle die ursprüngliche Aortenspannung wieder herstellen; ein Rückstrom aus entlegenen Arteriengebieten ist durch die Beobachtung des Kreislaufes unter dem Mikroskope ausgeschlossen.

5. Die Amplitude der secundären Erhebungen wächst mit der Pulsgrösse.

So wird z. B. in Fig. 61 die Pulsgrösse durch eine Vagusreizung vermehrt. Sofort treten auch die secundären Erhebungen insbesondere die erste derselben deutlich hervor, die Pulse werden sogar anakrot, obwohl der Blutdruck sinkt. Auch diese Abhängigkeit ist für eine K. S. W. unverständlich.

Letztere sollte lediglich von der im Momente des Rückflusses herrschenden Spannung im Arteriensystem nicht von der Spannungsänderung abhängig sein. Die Erscheinung weist darauf hin, in der ersten secundären Erhebung gewissermassen ein Abbild der systolischen Welle zu erblicken.

6. Die erste secundäre Erhebung ist anscheinend nicht an den Klappenschluss gebunden, sondern kann sowohl vor als nach ihm stattfinden.

Diesen Satz kann ich nicht mit derselben Bestimmtheit aussprechen wie die früheren. Vor dem Klappenschluss scheint mir die erste secundäre Erhebung stets bei jenen Pulsen einzutreten, welche wie 60a zu dem monokroten Typus bei hohem Blutdruck gehören. Dass hier die secundäre Erhebung bereits im aufsteigenden Schenkel der Pulscurve eintrifft, ist ganz sicher gestellt. Dass in diesem Moment der Klappenschluss noch nicht eintritt, schliesse ich nur aus der Ueberlegung, dass ein so frühzeitiger Schluss eine Insufficienz des Herzmuskels bedeuten würde, welche höchst unwahrscheinlich ist. Jede Blutdrucksteigerung müsste eine Störung des Kreislaufes und eine Dilatation des Herzens nach sich ziehen. Eine derartige Vorstellung ist um so unannehmbarer, als bei Hunden, deren Blutdruck nicht durch Narkotika herabgesetzt ist, der monokrote, aus der Verschmelzung von primären und secundären Erhebungen entstandene Puls in der Aorta die Regel Regel bildet. Die secundären Erhebungen entstehen in dem Arteriensystem, sie stellen eine Druckzunahme in der Aorta dar und werden daher, wenn sie während der Entleerungszeit des Ventrikels auftreten, wirken wie eine Vergrösserung des elastischen Widerstandes, welchen die Aorta ihrer Füllung entgegensetzt. Es ist, wie gesagt, höchst unwahrscheinlich, dass der noch im Stadium der wachsenden Energie befindliche Herzmuskel dieses geringfügige Hinderniss nicht überwinden sollte.

Die Frage durch den Versuch zu entscheiden ist schwierig und ch habe dazu bisher noch keine Gelegenheit gehabt. Oeffnet man zum Zwecke der Druckmessung im Herzen den Thorax, so sinkt der Druck so tief, dass monokrote Pulse kaum mehr zu erzielen sind. Einen Herzkatheter von der Aorta einzuführen, verbietet sich aber bei allen Versuchen, welche zur Entscheidung der Klappenschlussfrage angestellt werden sollen.

Umgekehrt scheint bei sehr niedrigem Blutdruck die erste secundäre Erhebung erst nach dem Klappenschluss aufzutreten. Man kann als Beispiel Fig. 62 oder Fig. 54 a. S. 147 heranziehen. In beiden löst sich die Curve der Anonyma von der Vertrikelcurve dadurch ab, dass sie langsamer sinkt als diese. Der Druck in der Anonyma erhält bald bedeutend höhere Werthe als in dem Ventrikel, was nur bei geschlossener Klappe möglich ist; erst einige Zeit hinterher beginnt der Druck neuerdings zu steigen. Es wäre dies also der Fall, welcher bei dem schematischen Versuch auf S. 151 durch Fig. 58 darge-

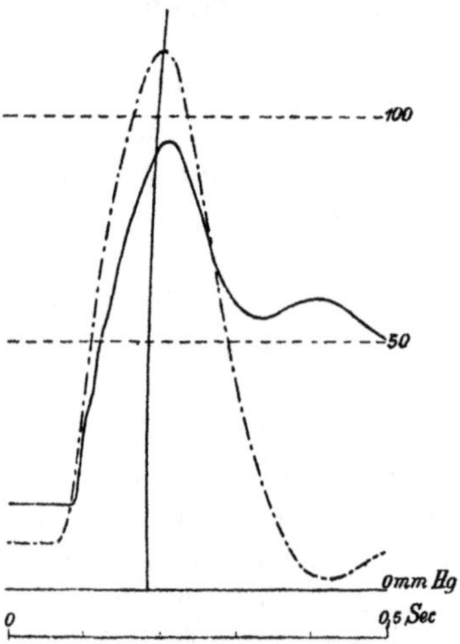

Fig. 62.
Druckpuls der Anonyma (ausgezogen) und der linken Herzkammer (gestrichelt) gleichzeitig geschrieben und übereinander gezeichnet. In der Arteriencurve zeigt sich im Moment des Klappenschlusses eine Aenderung der Richtung. Vergr. $^9/_2$.

stellt wird, wo der Klappenschluss durch die deformirende Wirkung der Reibung herbeigeführt wird. Dasselbe Bild kann aber wohl auch dann entstehen, wenn die secundäre Welle von einer Reflexion herrührt. Fällt dieselbe in den absteigenden Schenkel der primären Welle, so braucht sie nicht sofort zu einer Drucksteigerung zu führen. Der Tonograph wird dann nur die Resultirende aus zwei Antrieben zeichnen.

Zusammenfassend lässt sich über die zweite Hälfte des Aortenpulses sagen, dass er einen vom Ventrikeldruck unabhängigen Verlauf besitzt und in der Regel Schwankungen zeigt, welche nicht als selbstständige elastische Schwingungen der Aorta und auch nicht als Klappenschlusswellen gelten können. Da sich für dieselben weder im Herzen noch in der Aorta eine Ursache finden lässt, so wird es höchst wahrscheinlich, dass sie aus der Peripherie des Arteriensystems stammen, in welchem Falle sie eine Reflexion des ursprünglichen Pulsstosses darstellen. Dass solche Reflexionen stattfinden, soll in dem nächsten Abschnitt gezeigt werden.

Aus den angeführten Beobachtungen folgt nicht, dass für den Moment des Klappenschlusses niemals ein Merkmal an den Curven zu sehen ist. Ich habe oben S. 89 darauf hingewiesen, dass sich an dem Druckpuls der Kammer unter günstigen Umständen (grosse Pulse, niedriger Blutdruck) sowohl die Oeffnung der Aortenklappe als die Schliessung derselben durch eine Aenderung der Steilheit der Curve bemerklich machen kann. Unter ähnlichen Umständen findet sich auch in der Aortencurve hinter dem Gipfel zuweilen ein Knick (vergl. Fig. 62), welcher, wie die gleichzeitige Aufschreibung des Kammerpulses ergiebt, dem Momente des Klappenschlusses entspricht. Die Erscheinung ist, wenn sie sich zeigt, stets äusserst geringfügig und in den peripheren Gefässen nicht mehr nachweisbar.

Es versteht sich von selbst, dass der Klappenschluss nur so lange ohne hervortretende Störung des Pulses verläuft, als die Klappe richtig functionirt und dicht ist. Es können daher für den Nachweis der K. S. W. solche Versuche nicht herbeigezogen werden (Marey 32 p. *252*), bei welchen eine Sonde von der Aorta aus in die linke Kammer eingeführt und gleichzeitig der Puls der Aorta oder der Carotis geschrieben wird. Es entzieht sich unter solchen Umständen der Beurtheilung, ob eine Verletzung und welcher Art an den Klappen stattgefunden hat, sowie welche Störungen dadurch die Pulscurven erlitten haben.

III. Die Pulse peripherer Arterien.

Zur Beobachtung der Pulsbewegung in den kleinen und kleinsten Arterien des Körpers bieten sich mehrere Methoden. Weitaus die meisten Untersuchungen wurden mit dem Sphygmographen gemacht; er lässt sich an alle oberflächlichen Arterien anlegen und vermeidet jede Verletzung. Natürlich darf der Durchmesser der Arterie nicht unter eine gewisse Grenze herabgehen, wenn leserliche Curven erhalten werden sollen. Der Tonograph fordert die Eröffnung der Arterie; unter dieser Voraussetzung lässt er sich an jedem Orte des Körpers anwenden. Auch gegen die endständige Einbindung in kleinere Arterien ist nichts einzuwenden, da hierdurch der Vorgang der Pulsbewegung nicht merklich gestört wird. Sehr periphere Arterien sind jedoch für diese Methode wenig geeignet, da die mit der tonographischen Methode nothwendig verbundene Flüssigkeitsbewegung zu störenden Reibungen führen kann[1]). Die beiden Methoden ergänzen sich daher in der Weise, dass die Tonographie für die grösseren centralen Arterien, der Sphygmograph für die peripheren Arterien am passendsten ist. Die plethysmographischen und tachographischen Methoden sind auf die Extremitäten beschränkt. Sie stellen Vorgänge dar, welche sich nicht auf eine einzelne Arterie beziehen, sondern auf alle arteriellen Gefässe, welche durch den Querschnitt des eingeschlossenen Gliedes hindurch treten.

Alle Methoden schreiben Pulse, welche im Allgemeinen steiler ansteigen wie abfallen, genau so, wie dies am Aortenpuls gefunden worden ist. Sie enthüllen aber ausserdem noch eine sehr grosse Veränderlichkeit des Pulses und zwar in zweierlei Richtung. Die mit irgend einer Methode gewonnene Pulsform ändert sich von Ort zu Ort und zweitens an ein und demselben Orte in der Zeit. Die Veränderungen, welche die Pulse einer Arterie in der Zeit erfahren, wozu auch die pathologischen Pulsformen gehören, sollen im vierten Abschnitt dieses Buches beschrieben werden, so dass hier nur die örtlichen Verschiedenheiten zu betrachten bleiben.

Von den 4 alten Qualitäten des Pulses bleibt von Ort zu Ort nur die Frequenz constant. Die Härte des Pulses oder die maximalen Spannungswerthe nehmen, wie die manometrischen Beobachtungen lehren (Volkmann 41 S. *168*), im Allgemeinen vom Herzen gegen die Peripherie zu ab, ebenso

---

[1]) Aus diesem Grunde scheint mir auch die Anwendung von Tonographen an der Froschaorta (Hofmeister 18) wenn sie mehr leisten sollen als eine Messung des Mitteldrucks, bedenklich.

die Pulsgrösse. Am verwickeltsten ist die Aenderung der Pulsform. Sie wurde durch die graphischen Methoden entdeckt und ist erst in ihren allgemeinsten Erscheinungen bekannt. Da der Puls an ein und derselben Stelle des menschlichen oder thierischen Körpers zu verschiedenen Zeiten die grössten Unterschiede zeigt, so sind zu einer Topographie des Pulses nur Untersuchungen verwerthbar, welche unter möglichst gleichen Bedingungen, am besten gleichzeitig an den zu vergleichenden Körperstellen angestellt werden.

Im Allgemeinen lässt sich sagen, dass jede Arterie unter normalen Verhältnissen ihre besondere Pulsform hat und dass

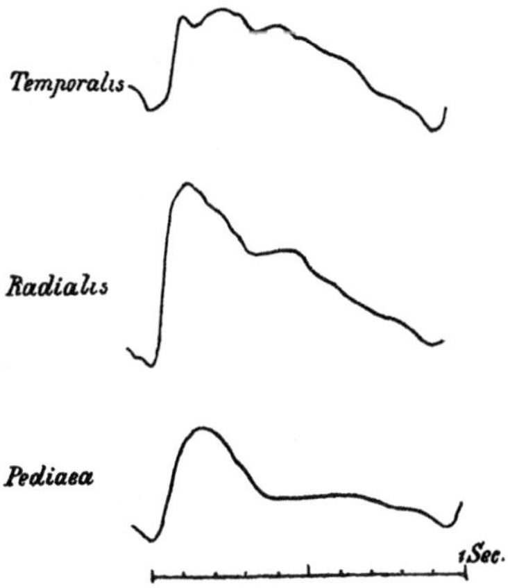

Fig. 63.
Sphygmogramme verschiedener Arterien desselben Individuums, unmittelbar hintereinander aufgezeichnet.

die örtlichen Verschiedenheiten sich nicht allein auf die Pulsgrösse, sondern auch auf die Zahl, die zeitliche Folge und die relative Grösse der einzelnen Gipfel beziehen.

Gewöhnlich wird der erste Anstieg des Pulses sowie der erste oder Hauptgipfel an allen Orten als der unmittelbare Ausdruck der vom Herzen kommenden Blutwelle aufgefasst. Man unterscheidet ihn daher als primären Gipfel von den übrigen secundären Zacken der Curve. Gegen eine solche Benennung ist nichts einzuwenden, wohl aber gegen die genannte Auffassung. Es kann an gleichzeitig geschriebenen Sphygmogrammen verschiedener Arterien leicht gezeigt werden, dass das, was man gewöhnlich als primäre Erhebung bezeichnet, unmöglich etwas Einheitliches sein kann. Fig. 63 stellt die Sphygmogramme meiner linken Temporalis, Radialis und Pediaea dar, welche bei gleicher Körperlage unmittelbar hintereinander mit demselben Instrumente geschrieben sind. Die verschiedene Höhe ist ohne Belang; die Pulsformen sind typisch. Der erste Gipfel in der Temporaliscurve kann nicht auf Schleuderung beruhen, weil die Radialiscurve trotz grösserer Anfangsbeschleunigung ihn nicht besitzt. Es frägt sich also, soll man der primären Erhebung in der Temporalis eine Dauer von 0,15 Sec. zuschreiben gegen 0,3—0,4 Sec. in Radialis und Pediaea; oder soll man den zweiten Gipfel der Temporaliscurve als Hauptgipfel betrachten, wobei wieder unerklärt bleibt, warum derselbe einen Vorschlag besitzt. Noch deutlicher wird die Verschiedenartigkeit der primären Erhebungen, wenn man eine möglicht centrale Arterie mit einer peripheren vergleicht. (Siehe unten.)

Aehnliche Schwierigkeiten ergeben sich für die Benennung der übrigen Erhebungen. Man pflegt als dikrotische Erhebung die am stärksten hervortretende Zacke im abfallenden Schenkel der Curve zu bezeichnen. Zuweilen ist eine solche nicht nachzuweisen. Fast alle Beobachter stimmen aber darin überein, dass sie, wenn sie vorhanden ist, eine sehr verschiedene Grösse relativ zum Hauptgipfel und eine wechselnde zeitliche Lage besitzt.

Sehr ausführlich hat sich Landois (27 S. *181*) mit der dikrotischen Erhebung beschäftigt. Er findet, dass jener Gipfel, den er als Rückstosselevation bezeichnet, um so weiter von dem primären abrückt, je entfernter die sphygmographirte Stelle vom Herzen liegt. Von einem und demselben Individuum verzeichnete er Pulscurven der Axillaris, Radialis, Femoralis und Pediaea und fand den zeitlichen Abstand des Gipfels der „Rückstosselevation“ vom Anfangspunkte der Curve

in der	Axillaris	im Mittel	gleich	0,40 Sec.
„ „	Radialis	„ „	„	0,39 „
„ „	Femoralis	„ „	„	0,60 „
„ „	Pediaea	„ „	„	0,52 „

Eine damit in Uebereinstimmung stehende Angabe rührt von v. Kries (25) her. Er misst an seinen Sphygmogrammen den Abstand nicht nur der Spitze, sondern auch des Anfangs der stärksten secundären Erhebung vom Beginn des Pulses:

Es liegt nach dem Anfang der Welle in hundertstel Secunden:

	Die Hauptspitze	Der Anfang der secundären	Die Spitze Erhebung
Femoralis	8	33	45—50
Dorsalis pedis . .	?	32	48
Brachialis	6	27	39
Radialis	10	28	40
Carotis	5	26	34

Viel kleinere Differenzen finden sich bei Edgren (5). Aus seinen Curven bemisst sich die Zeit zwischen Pulsanfang und Beginn der dikrotischen Erhebung in der

Carotis	0,29 Sec.
Radialis	0,29 „
Femoralis . . .	0,31 „

Marey findet, ohne Zahlen zu geben, den Abstand an allen Arterien gleich gross (31 p. *179*, 32 p. *226*). Grashey (12 S. *205*) bestimmt die betreffende Distanz an der Radialis zu 0,375 Sec. und zu eben so viel an der Pediaea, Hoorweg (18 S. *170*) an Radialis, Cruralis und Dorsalis pedis zu $^4/_{13}$ Sec. Eine geradezu vollständige Uebereinstimmung in der zeitlichen Folge sämmtlicher Maxima und Minima in den Tonogrammen von verschiedenen Orten (Hund) wird von Hürthle (21 S. *29*) behauptet.

Recht erhebliche örtliche Unterschiede zeigen sich nach v. Kries (25) auch an den Tachogrammen. Es liegt nach dem Anfang der Welle in hundertsteln Secunden:

	Die Hauptspitze	Der Anfang der secundären	Die Spitze Erhebung
Femoralis	10	27	43
Mitte des Unterschenkels	9	25	46
Mitte des Oberarms . .	9	25	38
Unterarm	8	25	35

Die Verschiedenheit der Beobachtungsresultate kann nicht auf Rechnung individueller Differenzen geschoben werden, da fast jeder Beobachter an mehreren Personen untersucht und ein gleichartiges Verhalten in seinem Sinne constatirt hat.

Geht man von der Vorstellung aus, dass der dikrotische Gipfel von einer centrifugalen Welle herrührt, so lassen sich wohl alle Beobachtungen deuten, indem man für die einen Fälle beiden Wellen die gleiche Fortpflanzungsgeschwindigkeit, für die anderen Fälle eine ungleiche zuschreibt. Letztere Annahme hat durchaus nichts willkürliches, da kaum zu bezweifeln ist, dass kleine Wellen im Arteriensystem langsamer fortschreiten als grosse (S. 131). Durch eine solche Vorstellung würde indessen wenig gewonnen sein; sie erklärt nicht die grossen lokalen Unterschiede der Pulsform, von welcher Fig. 63 ein Beispiel giebt, und welche in den angeführten Messungen der dikrotischen Erhebung nur einen unvollkommenen Ausdruck findet. Warum der sogenannte Hauptgipfel in dem einen Falle schmal und spitz, in dem anderen breit und stumpf ist; warum der abfallende Schenkel der Curve bald aufgewölbt, bald tief eingesunken ist; warum die Maxima und Minima zweier Curven bald zeitlich zusammenfallen, bald nicht, bleibt nach den bisherigen Erörterungen vollkommen unbegreiflich.

Man wird sich fragen müssen, ob es immer gerechtfertigt ist, an Curven verschiedener Arterien zwei zeitlich übereinstimmende Gipfel als identisch aufzufassen, ob jede secundäre Erhebung der Pulscurve der Ausdruek einer einfachen Welle ist oder ob Verschmelzungen, Interferenzen stattfinden; endlich, ob alle Wellen des Pulses in gleicher Richtung verlaufen.

Auf diese Fragen soll zunächst eine Antwort angestrebt werden.

Ueber den Nachweis und den Ort der Reflexionen.

Die Betrachtung der Aortenpulse sowohl wie der Pulse peripherer Arterien enthüllt Thatsachen, welche unter der Voraussetzung ausschliesslich centrifugaler Ausbreitung der Wellen unverständlich bleiben. Es erscheint daher von Wichtigkeit zu untersuchen, ob alle Wellen in gleicher Richtung ablaufen und, falls rückläufige Bewegungen nachweisbar sind, in welcher Weise das Pulsbild einer Arterie durch dieselben beeinflusst werden mag.

Im Jahre 1883 machte v. Kries (24) darauf aufmerksam, dass durch Vergleich der Druck- und Strompulse an ein und demselben Orte des Arteriensystems die Richtung der Wellen ermittelt werden könne. Es ist in einem früheren Abschnitt gezeigt worden, dass bei der Ausbreitung von Wellen in einem nicht zu engen Schlauche in jedem Punkte der grösste Druck

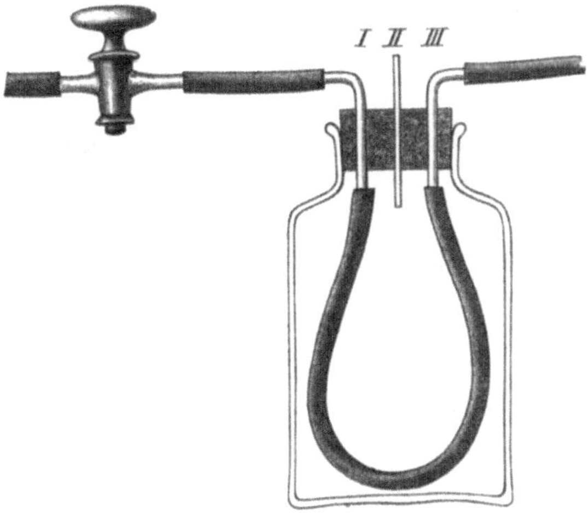

Fig. 64.
Schema für Volum- und Strompulse.

auch mit der grössten Geschwindigkeit zeitlich zusammenfällt. Rechnet man die Geschwindigkeit in der Richtung des Stroms als positiv, so fällt bei der Ausbreitung der Welle in der Stromrichtung an jedem Ort das Maximum des Drucks mit einem Maximum der Geschwindigkeit, in der anderen Richtung mit einem Geschwindigkeitsminimum zusammen.

Die im ersten Theil geschilderten Methoden geben die Mittel an die Hand, die geforderten Daten zu gewinnen. Denkt man sich in dem Schema Fig. 64 eine vom Hahn kommende Bergwelle in die eingeschlossene Schlinge eintretend, so wird ein über I angebrachter Druckschreiber ein Maximum des Druckes anzeigen, und es wird Luft aus der Flasche verdrängt, zum Zeichen, dass mehr Wasser durch I einströmt als durch III ausströmt. Bewegt sich umgekehrt eine Bergwelle aus der eingeschlossenen Schlinge gegen den Hahn, so wird der Druckschreiber über I wieder ein Maximum anzeigen, gleichzeitig wird Luft durch II in die Flasche zurücktreten, weil die rückläufige Welle eine Stauung des Stroms, also eine Verminderung des Einflusses in I gegen den Ausfluss in III hervorbringt. Die entgegengesetzten Luftbewegungen durch II können vermittelst des Tachographen beobachtet werden.

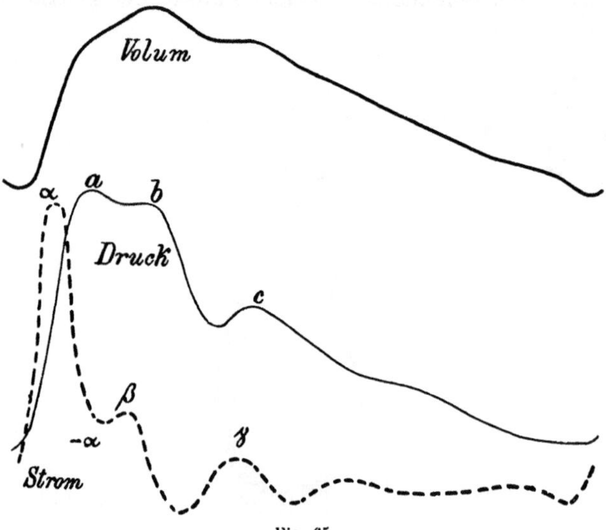

Fig. 65.
Volumpuls der linken Hand und Druckpuls der l. Radialis gleichzeitig geschrieben, Strompuls abgeleitet (nach A. Fick).

Diesem Gedanken folgend, hat dann A. Fick (8) 1886 seine älteren Versuche über Strompulse wieder aufgenommen und sie mit Druckschreibung verbunden. Er steckte seine linke Hand in einen Blechcylinder, welcher mit Wasser gefüllt und mit einer Luftkapsel verbunden als Plethysmograph diente. Dicht ober der abschliessenden Kautschukmanschette wurde ein Transmissionssphygmograph auf die Art. radialis aufgesetzt. So konnte er die beiden Curven gleichzeitig auf einer Trommel verzeichnen. Fig. 65 ist eine Probe seiner Curven. Ueber den Druckpuls ist der aus dem Volumpuls abgeleitete Strompuls gezeichnet. Schon die Verschiedenheit der beiden Curven beweist, dass die Wellen nicht einerlei Richtung haben können. Fick folgert aus den Curven:

1. Das gleichzeitige Ansteigen des Druck- und Strompulses zu Beginn der Periode entspricht der primären, positiven, von der Aorta kommenden Welle.
2. Der Strompuls hat sein erstes Maximum + α früher als der Druckpuls a, worauf er sofort ein tiefes Minimum aufweist. Es folgt also der ersten, positiven, stromläufigen Welle eine zweite, positive, rückläufige Welle unmittelbar nach. (Erste reflectirte Welle.)
3. Die Gipfel β und b, sowie γ und c entsprechen zwei weiteren positiven rechtläufigen Wellen. Von diesen wird die Welle γ c als die dicrotische aufzufassen sein.

Vermittelst des Gastachographen hat dann v. Kries (25) die Strompulse verschiedener Körperstellen unmittelbar aufgeschrieben und mit den zugehörigen Sphygmogrammen verglichen. Die Fig. 66—69 stellen die zusammengehörigen Curven für Brachialis und Femoralis desselben Individuums dar. Die Unterschiede zwischen Tachogramm und Sphygmogramm sind augenfällig. „Zwar zeigt sich überall ein starker Dikrotismus. Während aber die Sphygmogramme in bekannter Weise die dikrotische Erhebung als einen Höcker in dem nahezu gleichmässig sinkenden Theile der Curve präsentiren, zeigen die Stromcurven stets nach der Hauptspitze eine tiefe Einsenkung, dieser folgt die sehr starke dikrotische Erhebung und die Curve schliesst in einer Höhe, welche bei dem Unterarmpuls am wenigstens, bei dem des Oberarmes deutlicher, bei dem der unteren Extremität am ausgeprägtesten über dem Niveau jener tiefsten Einsenkung liegt.“ In dem Anfangstheil der Descensionslinie ist demnach der Unterschied zwischen Strompuls und Druckpuls am grössten. Das starke Sinken der Stromcurve unmittelbar hinter dem primären Gipfel, „welches nicht von einem entsprechenden Sinken des Druckes begleitet ist, zeigt . . . . . eine periphere Reflexion an und zwar eine positive, d. h. eine solche, bei welcher der Wellenberg als Wellenberg reflectirt wird, wie es an verschlossenen Stellen stattfindet.“ (25 S. *274*).

Es lässt sich ferner sagen, dass diese positive rückläufige

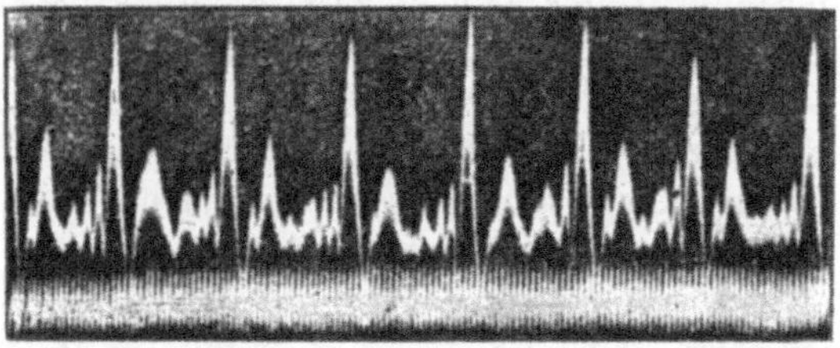

Fig. 66.
Strompuls von der Mitte des Oberarmes.

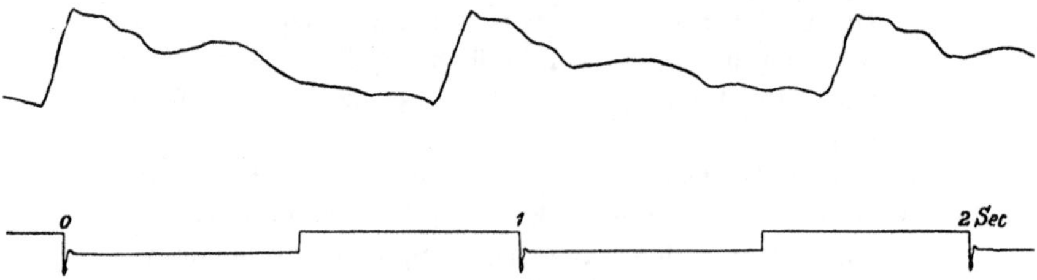

Fig. 67.
Sphygmogramm der Brachialis. Vergr. $^{2}/_{1}$.

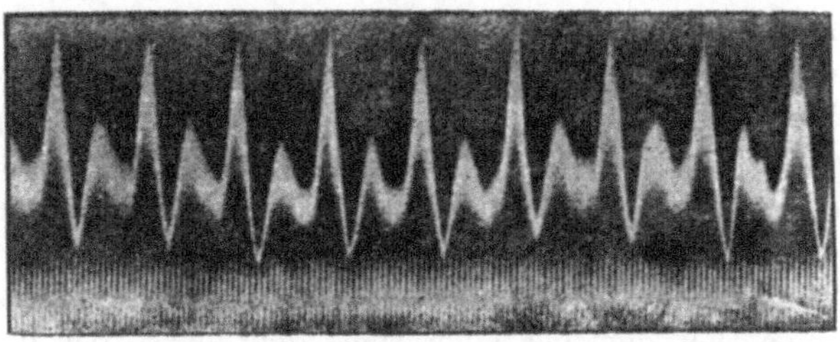

Fig. 68.
Tachogramm von hoch oben am Oberschenkel.

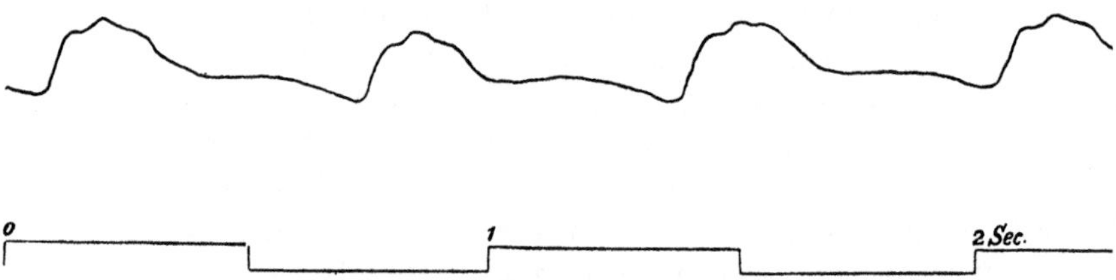

Fig. 69.
Sphygmogramm des Femoralis. Vergr. $^{2}/_{1}$.
Sämmtliche 4 Figuren nach v. Kries und von demselben Individuum.

Welle die stärkste ist, welche sich nächst der primären in dem Pulse insbesondere der unteren Extremität findet.

Was die Lage der dikrotischen Erhebung in den Sphygmogrammen v. Kries' betrifft, so habe ich bereits oben (S. 163) angeführt, dass er sie an der unteren Extremität weiter vom Hauptgipfel entfernt fand, als an der oberen. Dasselbe Verhalten zeigte sich in den Tachogrammen, nur kam hier sowohl der Anfang als der Gipfel etwas früher als in den Sphygmogrammen. v. Kries erschliesst daraus den centrifugalen Verlauf der „secundären Welle". Ich glaube, man kann noch weiter gehen. In den meisten tachographischen Curven, insbesondere des Oberarmes und des Oberschenkels, ist der dikrotische Gipfel von einem deutlichen Minimum gefolgt ähnlich, wenn auch lange nicht so stark, wie der Hauptgipfel. Diese Eigenschaften stellen zwischen der dikrotischen Erhebung und dem Hauptgipfel eine weitere Analogie her; man wird also schliessen dürfen, dass die dikrotische Erhebung des Sphygmogramms ebenso wie die primäre Erhebung aus 2 Bergwellen, einer stromläufigen und einer ihr unmittelbar folgenden rückläufigen besteht. Es ist in der That auch nicht einzusehen, warum die zweite centrifugale Welle nicht genau dieselben Reflexionsbedingungen vorfinden sollte, wie die erste.

Da die plethysmographische und tachographische Methode in ihrer Anwendung auf die Extremitäten beschränkt bleibt, so ist es als zweifelhaft hingestellt worden, ob die Reflexionserscheinungen, welche an den Arterien der Gliedmassen zu beobachten sind, auch auf die übrigen Arterien des Körpers, speziell auf die dem Herzen näheren, übertragen werden dürfen.

In dieser Beziehung ist zu bemerken:

1. Dass durch Chauveau Geschwindigkeitscurven von der Carotis des Pferdes schon vor langer Zeit geschrieben worden sind, welche mit den durch v. Kries dargestellten Tachogrammen grosse Uebereinstimmung zeigen.
2. Dass bei künstlicher Durchblutung des frisch getödteten Thieres die Zurückwerfung jeder Druckschwankung bis in die Aorta auf's deutlichste zu verfolgen ist. Die Reflexion geschieht ohne Zeichenwechsel.

ad 1. Der von Chauveau construirte, im ersten Theil dieses Buches erwähnte Haemodromograph ist von ihm und Lortet (30) an der Carotis des Pferdes benutzt worden und hat Curven ergeben, welche sämmtlich dadurch von den Druckpulsen desselben Gefässes verschieden sind, dass nach dem Hauptgipfel ein sehr rascher Abfall, bisweilen zu dem tiefsten Minimum der Curve stattfindet. In Fig. 70 ist eine solche Curve nach Marey (31 p. *273*) mit den zugehörigen Tonogrammen reproduzirt. Chauveau folgert aus diesen Curven eine Verlangsamung des Blutstroms unmittelbar nach der systolischen Welle, und zwar, wie er annimmt, in Folge des Rückflusses im Beginn der Diastole. Er spricht sogar von einer Umkehrung des Stromes in der Carotis. Würde diese Annahme richtig sein, so müsste nicht nur die Geschwindigkeit, sondern auch der Druck abnehmen. Zur genauen Darstellung rascher Aenderungen des Stroms ist in-

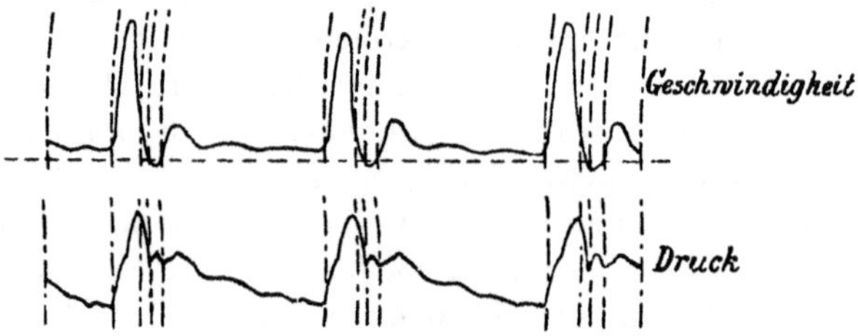

Fig. 70.
Geschwindigkeit- und Druckcurve der Art. carotis eines Pferdes nach Lortet.

dessen der Apparat nicht empfindlich genug (siehe oben), so dass sich eine eingehende Discussion der Curven nicht lohnt. Immerhin zeigen die Versuche zweifellos die Verschiedenheit der Curven in der erwarteten Richtung.

ad 2. Die Rückkehr jeder von der Aorta ausgehenden Druckänderung lässt sich an der Leiche durch folgenden einfachen Versuch nachweisen (v. Frey & Krehl 10 S. *78*). Die Thiere (Hunde oder Kaninchen) werden unmittelbar vor dem Versuche verblutet, Herz und Lungen entfernt, die Aorta mit einem Druckgefäss verbunden und in die Subclavia sinistra sowie in die Coeliaca endständig Tonographen eingebunden. Zwischen Aorta und Druckgefäss befindet sich ein leicht spielender Hahn. Bei Oeffnung desselben strömt das defibrinirte Blut, mit dem das Druckgefäss gefüllt ist, in die Arterien und die damit verbundene Drucksteigerung breitet sich als Welle nach der Peripherie aus. Sie erscheint daher (bei unterbundener Anonyma) zuerst in der Subclavia und mit gewisser von der Füllung des Arteriensystems abhängiger Verspätung in der

Coeliaca. Dieser ersten centrifugalen Drucksteigerung folgt dann sehr rasch eine centripetale, welche also zuerst die Coeliaca, später die Subclavia erreicht. An der Aortenwurzel kehrt entsprechend der Verkleinerung des Querschnittes, welche die eingesetzte Canüle sowie der Hahn bedingt, die Welle neuerdings mit positivem Zeichen um, so dass sich noch eine dritte centrifugale und eine dazu gehörige, schon stark geschwächte vierte centripetale Drucksteigerung in den Curven nachweisen lässt. Der Druckanstieg in den beiden

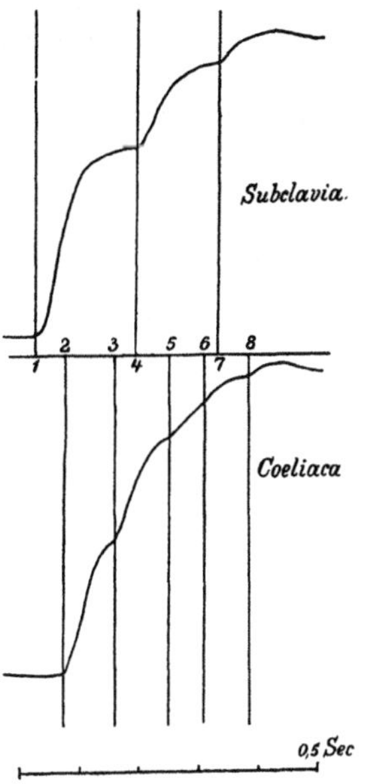

Fig. 71.
Versuch an der Leiche. Drucksteigerung in Subclavia und Coeliaca in Folge Bluteintrittes aus einem Reservoir in die Aorta. Vergr. 9/4.

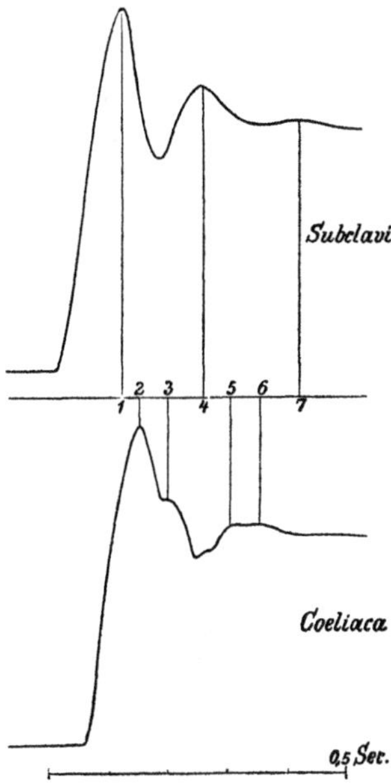

Fig. 72.
Versuch an der Leiche. Druckschwankung im Subclavia und Coeliaca auf Erregung einer Bergwelle im Anfangsstück der Aorta. Vergr. 9/4.

Manometern ist daher ein eigenthümlich treppenförmiger, wie Fig. 71 zeigt. In derselben bedeuten die Ziffern 1, 2 die beiden der ersten centrifugalen Welle zugehörigen Stufen bezw. in der Subclavia und Coeliaca, 3, 4 die centripetale Welle und sofort entsprechend der Reihenfolge ihres Eintreffens.

Folgt der Oeffnung des Hahnes eine Schliessung unmittelbar nach, so dass der ursprünglich gegebene Anstoss auch einen absteigenden Schenkel der Druckänderung besitzt, so erhalten die reflectirten Wellen dieselbe Gestalt und es entsteht eine Curvenform, welche mit den natürlichen Druckpulsen grössere Aehnlichkeit besitzt. Vergl. Fig. 72. Man kann dann den Verlauf der Wellen aus der zeitlichen Folge der Druckmaxima bestimmen, wenn man sich erinnert, dass eine einzelne Erhebung im Tonogramm nicht auch eine einzelne Welle zu bedeuten braucht. In den Curven der Fig. 72 sind die Gipfel der Reihe nach mit Zahlen bezeichnet. Erhebung 1 stellt zweifellos die Form des ursprünglichen Anstosses dar. Derselbe erscheint als 2 in der Coeliaca und sehr bald darauf in 3 als reflectirte Welle. Ihr entspricht in der Subclavia der Anstieg zum Gipfel 4. Diese Erhebung entspricht aber nicht einer einfachen Welle. Die nach der Aorta zurückkehrende Druckschwankung findet dieselbe verschlossen und kehrt nochmals gegen die Peripherie zurück. Die Erhebung 4 enthält

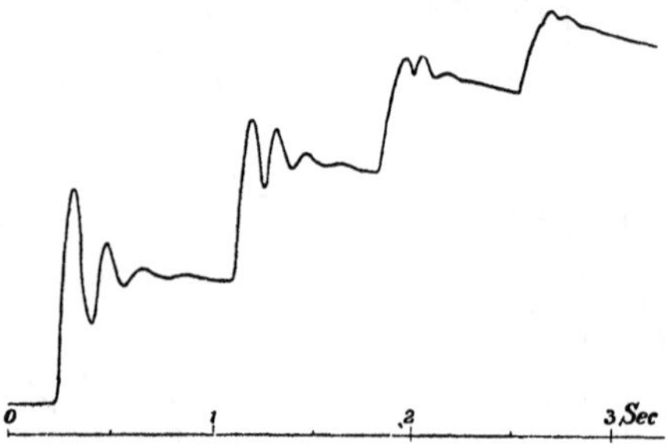

Fig. 73.
Künstliche Pulse an der Leiche. Tonograph in Subclavia. Zusammenrücken der Pulswellen mit steigendem Blutdruck; der vierte Puls ist bereits anakrot. Vergr. $^9/_4$.

somit zwei Wellen, eine centripetale (3, 4) und eine centrifugale (4, 5), welche aber zu einer scheinbar einfachen Erhebung verschmelzen, da die Aufzeichnung des Druckes ganz nahe am Reflexionsort geschieht. Die stattfindende Interferenz wird nur angezeigt durch die bedeutende Höhe der Erhebung 4. Die Gruppe der Erhebungen 4, 5, 6 und 7 ist in gleicher Weise zu erklären.

Es ergiebt also der Versuch an der Leiche in Uebereinstimmung mit den Beobachtungen am Lebenden, dass jede vom Herzen ausgehende Welle in der Peripherie des Arteriensystems ohne Zeichenwechsel zurückgeworfen wird. Da die Wellen zu ihrer Ausbreitung von dem einen Manometer zum andern sowie zur Rückkehr aus der Peripherie eine gewisse Zeit benöthigen, so ist es für die deutliche Trennung der einzelnen Druckschwankungen vortheilhaft, den ursprünglichen Anstoss möglichst kurz zu machen. Längere Wellen geben durch Verschmelzung der Druckgipfel viel weniger lehrreiche Bilder. Es ist dies ein Umstand, der auch für die natürliche Pulscurve von Bedeutung ist.

Es zeigt sich ferner, dass für die deutliche Gliederung der Curve niedriger Blutdruck, also geringe Füllung der Aorta, vortheilhaft ist. Dies ist verständlich aus der bekannten Thatsache (s. oben S. 131), dass der Elastizitätsmodul der Gefässe und damit die Geschwindigkeit der Wellenfortflanzung mit steigender Füllung zunimmt. Bei gleicher Dauer des Stromstosses und wechselndem Blutdruck werden also die Gipfel der Curve einander näher rücken bezw. verschmelzen. Kommt eine reflectirte Welle in den aufsteigenden Schenkel einer centrifugalen, so giebt es anakrote Curvenformen. Eine derartige Umwandlung zeigt Fig. 73. Gleiche Abhängigkeit der Curven vom Blutdruck ist für die Pulse der Aorta oben nachgewiesen und abgebildet worden (Fig. 60). Ich hebe ausdrücklich hervor, dass ich bei allen Versuchen dieser Art, gleichgültig ob sie am Kaninchen oder am Hunde angestellt wurden, ein positives Resultat erhalten habe. Doch zeigen sich auch deutlich individuelle Unterschiede. Während bei dem einen Thier die einzelnen secundären Erhebungen sich sehr scharf untereinander wie gegen den primären Druckgipfel abheben, sind bei einem anderen die Formen viel verschwommener. Gleiche Verschiedenheiten zeigen sich am lebenden Thier, wovon später.

Ich habe es mir angelegen sein lassen, nach den Gründen zu suchen, aus welchen es J. Bernstein (1) und Hoorweg (18 S. *167*) misslang, die Reflexionen nachzuweisen[1]). Ihre Versuche wurden ähnlich wie die meinigen angestellt; sie unterscheiden sich aber dadurch, dass die Druckänderung nur mit einem Manometer untersucht wurde, und dass dieses nicht direkt an die Aorta gesetzt war, sondern an den Anfang eines 7—10 m langen Kautschukschlauches, welcher an seinem Ende erst mit der Aorta in Verbindung stand. Ferner wurde nicht Blut, sondern Kochsalzlösung oder doch ein mit Salzlösung stark verdünntes Blut verwendet. Alle diese Maassnahmen sind der Wahrnehmung der Reflexionen abgünstig. Der lange Kautschukschlauch muss die centripetalen Wellen stark deformiren und schwächen, ausserdem müssen an der Uebergangsstelle vom Schlauch zur Aorta neue Reflexionen auftreten, welche mit den vom Thiere kommenden in unbekannter Weise interferiren. Ich habe ferner gefunden, dass bei Anwendung von Kochsalzlösung die Zurückwerfung der Pulswellen weniger deutlich und auch in anderer Weise stattfindet, als bei Blut.

---

[1]) Bezüglich der Einwände, welche Hoorweg (19) gegen meine Versuche erhebt, verweise ich auf No. 14 des Centralblattes der Physiologie 1890.

Diese Thatsache scheint mir wichtig genug, um sie durch ein Beispiel zu illustriren. In Fig. 74 zeigt die erste Curve den Druckverlauf in der Subclavia bei Hahnöffnung, wenn Reservoir und Arterie mit Blut gefüllt sind; die zweite denselben Versuch nach längerer Durchleitung von Kochsalzlösung; die dritte Curve endlich die Wiederholung des ersten Versuchs. Man bemerkt, dass das stufenartige Ansteigen des Druckes, welches oben als Ausdruck der Wellenreflexion nachgewiesen wurde, bei Füllung der Arterien mit Blut viel deutlicher in Erscheinung tritt, als bei Durchleitung der Salzlösung. Man hätte eher das Gegentheil erwarten sollen, da die Wellenbewegung im Blute mit einer grösseren inneren Reibung verknüpft sein muss als in der Salzlösung. Trotzdem zeigt sich, dass die Reflexionsbedingungen zweifellos ungünstig beeinflusst werden, wenn man Blut durch Salzlösung ersetzt; es frägt sich

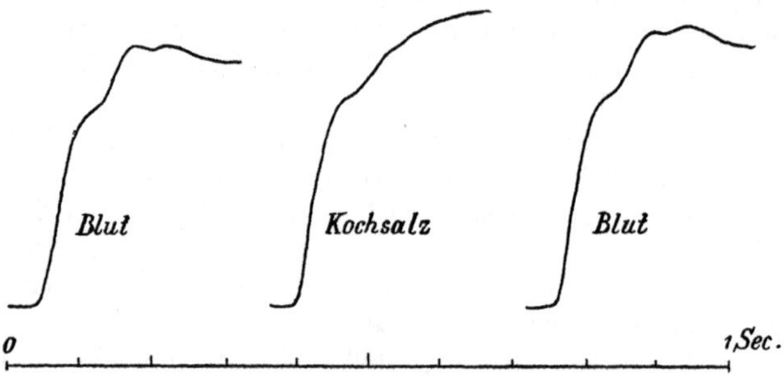

Fig. 74.
Versuch an der Leiche, Tonograph in der Subclavia. Verschiedene Form des Tonogramms je nachdem Blut oder Kochsalzlösung in die Aorta eintritt.

sogar, ob es sich hier um eine Abschwächung oder nicht vielmehr um eine Aenderung in der Art der Reflexion handelt. Die Curven sprechen mehr für die zweite Auffassung, doch kann ich mich noch nicht bestimmt darüber äussern, da mir eine Weiterführung der Versuche in dem Umfange, wie es die Klärung der Frage erfordern würde, gegenwärtig nicht möglich ist. Immerhin sind bereits die vorliegenden Erfahrungen werthvoll, weil sie auf die Bedingung hinweisen, von welcher die Zurückwerfung der Pulswellen vornehmlich abhängig ist.

Ueber die Orte, an welchen die Zurückwerfung der Pulswellen geschieht, lassen sich folgende allgemeine Sätze aufstellen: 1. Laufen Wellen in einem Schlauch ab, dessen flüssiger Inhalt nicht in strömender Bewegung begriffen ist, so wird eine Zurückwerfung von Wellen nur an den Stellen stattfinden, wo der Elastizitätsmodul der Schlauchwand sich ändert. Diese Forderung lässt sich aus den Gesetzen des Stosses ohne weiteres ableiten. Dass im Arteriensystem die Fortpflanzungsgeschwindigkeit im Allgemeinen nicht constant sein kann, dass sie, ausser von der anatomischen Configuration des Gefässbaumes, auch von dem Tonus der Gefässe abhängig sein muss, ist oben ausführlich dargelegt worden.

2. Ist die Flüssigkeit in strömender Bewegung, so werden für die Zurückwerfung der Wellen neue Bedingungen geschaffen an allen Stellen, an welchen eine Aenderung des Gefälles stattfindet. Untersucht man die Druckvertheilung in starren Röhren von wechselndem Querschnitt, wenn dieselben von Flüssigkeit durchströmt sind, so tritt, wie seit langem bekannt ist, an den Stellen, wo zwei verschiedene weite Röhrenstücke auf einander stossen, nicht eine unstetige Aenderung des Gefälles auf, der Uebergang des einen Strömungszustandes in den anderen geht vielmehr ganz allmählich vor sich, wobei über längere Strecken ausgebreitete Störungen zu beobachten sind, welche nur als eine Aenderung in der Dichte der Flüssigkeit aufgefasst werden können. Hierdurch muss aber eine theilweise Zurückwerfung der Wellen bedingt werden. Man wird daher an allen Theilungsstellen von Gefässen im Allgemeinen eine Reflexion erwarten dürfen.

3. Die vorstehenden beiden Sätze beziehen sich auf homogene Flüssigkeiten. Sind in der Flüssigkeit Körperchen aufgeschwemmt, so können dieselben zu Reflexionen Veranlassung geben, wenn irgendwo der Durchmesser der Röhren auf den Durchmesser der aufgeschwemmten Theilchen herabsinkt. Demgemäss ist in den Capillaren eine Zurückwerfung der Wellen zu vermuthen.

Wie man sieht, sind im arteriellen Gefässsystem die Bedingungen für jede der drei Arten von Reflexionen gegeben, es frägt sich nur, wie gross ist der Antheil jeder derselben an dem Zustandekommen der wirklich beobachteten centripetalen Wellen.

Hier ist, wie mir scheint, der oben beschriebene Versuch zusammen mit einer Anzahl anderen Erfahrungen für die Annahme anzuführen, dass die Reflexion hauptsächlich in den Capillaren ihren Sitz hat. So trennt sich in Fig. 71 die aus der Peripherie zurückkehrende Welle durch ein deutliches Zeitintervall von der centrifugalen Welle, was darauf deutet, dass hinter der Coeliaca längere Strecken ohne Reflexion oder doch mit sehr unbedeutender durchlaufen werden. Das Ergebniss entspricht also nicht der oben begründeten Erwartung, dass überall dort, wo Aeste aus der Aorta abgehen, eine Zurückwerfung stattfindet. Ueberhaupt lässt sich eine so scharf begrenzte reflectirte Welle nicht wohl aus einer Zurückwerfung an den Theilungsstellen erklären, da es deren unzählige und in jedem Abstande vom Herzen giebt; das Eintreffen zahlloser, in den verschiedensten Zeitintervallen einander folgenden Reflexionen könnte höchstens eine gleichmässige Deformation der primären Welle hervorbringen. Dieselbe Bemerkung gilt auch gegenüber der Annahme, dass in jedem Querschnitt der Arterien neben der Fortpflanzung der Wellen eine theilweise Zurückwerfung stattfindet (Burdon-Sanderson 39).

Der Einfluss der Gefässinnervation auf die Zurückwerfung der Pulswelle lässt sich natürlich an der Leiche nicht mehr studiren. Es ist indessen nach früheren Auseinandersetzungen sehr wahrscheinlich, dass in Gefässen mit hohem Tonus die Fortpflanzung der Wellen rascher vor sich geht, woraus eine Zurückwerfung eines Theils der Pulswelle ohne Zeichenwechsel beim Eintritt in das contrahirte Gefäss zu folgern ist. Entsprechend den anatomischen Kenntnissen über den Bau der arteriellen Gefässwand sind die stärksten Aenderungen des Tonus und folglich auch die stärksten Reflexionen in den Arterien kleinsten Calibers, den sogenannten Arteriolen, zu gewärtigen.

Dass endlich das Vorhandensein der Blutkörperchen das Auftreten wohl begrenzter positiver Reflexionen begünstigt, wird durch die Versuche mit Durchleitung von Salzlösung sichergestellt. In den Blutkörperchen muss hauptsächlich das Hinderniss gesucht werden, welches den Uebergang der Wellen in das Venensystem vereitelt. Da sie den Durchmesser der Capillaren vollständig ausfüllen, wirken sie auf die ankommende Welle wie ein Verschluss des Rohres, allerdings ein Verschluss, der im Fortrücken begriffen ist, aber mit einer Geschwindigkeit (Bruchtheile eines Millimeters in der Secunde), welche gegen die Geschwindigkeit der Pulswellen (mehrere Meter in der Secunde) zu vernachlässigen ist.

Unter Zugrundelegung dieser Vorstellung würde es verständlich sein, wieso bei der künstlichen Durchleitung die Resultate einigermaassen schwankend sind. Es ist nämlich, wie Heidenhain (16) bemerkt, ausserordentlich schwierig, die Blutkörperchen aus allen Capillargebieten durch Salzlösung zu verdrängen; speziell in meinen Versuchen habe ich eine vollständige Auswaschung nicht entfernt erreicht. Es zeigte sich aber deutlich, dass die Reflexionen um so undeutlicher wurden, je länger mit der Durchleitung der Salzlösung fortgefahren wurde. Vertauschte man die Salzlösung wieder mit Blut, so erhielt man die ursprünglichen Curvenbilder.

Mit der Auffassung, dass die positive Reflexion im Capillargebiet durch die Blutkörperchen verursacht wird, steht im Einklang, dass bei Erweiterung der Capillaren der Puls in den Venen nachweisbar wird, z. B. in den Venen der Submaxillardrüse nach Reizung der Chorda tympani (Claude Bernard). Ich bemerke, dass diese Thatsache schon im Jahre 1866 von Onimus und Viry (36 p. *159*) benutzt wurde, um die Blutkörperchen für die Reflexion (le rebondissement) der Wellen verantwortlich zu machen. Die genannten Autoren führen zu gleichem Zwecke noch eine zweite Beobachtung an, des Inhalts, dass nach starker Verminderung der Zahl der Blutkörperchen, wie sie in Folge eines reichlichen Aderlasses stattfindet, die Pulswelle gleichfalls in die Venen übertritt. Sollte diese Beobachtung, wie kaum zu bezweifeln, richtig sein, so würde sie den Durchleitungsversuchen mit verdünntem Blut oder Salzlösung an die Seite zu stellen sein.

Nimmt man an, dass es nur von der Innervation der kleinen Gefässe abhängt, ob die Pulswelle in den Capillaren umkehrt oder gegen die Venen zu fortschreitet, so muss es auch in der Macht der Gefässnerven liegen, das Hinderniss bald früher bald später auf dem Weg des Blutes eintreten zu lassen, d. h. es wird bei starker Zusammenziehung der Gefässe die Zurückwerfung der Wellen näher dem Herzen stattfinden.

Es muss hier noch eines Einwandes Erwähnung geschehen, welcher gegen die Reflexion der Pulswelle zu wiederholten Malen gemacht worden ist. Landois (28) erblickt in dem ausgesprochenen Dikrotismus der hämautographischen Curve, Marey (32 p. *256*) in dem Fortbestand der dikrotischen Erhebung des Radialispulses, wenn die Arterie peripher vom Sphygmographen comprimirt wird, einen Beweis für die centrifugale Natur des betreffenden Curvengipfels. Die gleiche Beweisführung hat Hürthle (21 S. *26*) versucht.

Darauf ist zu sagen, dass allerdings die dikrotische Erhebung (wenigstens zu einem Theil) aus einer centrifugalen Welle besteht, dass aber der Beweis hierfür durch keines der 3 Experimente erbracht ist. An der Zurückwerfung der Wellen betheiligt sich nicht nur der verschlossene Arterienzweig, sondern alle Arterien des Körpers; die von überallher zurückkommenden Wellen werden in das endständig geschlossene Gefäss gerade so centrifugal eindringen, wie irgend eine vom Herzen kommende Welle.

Aus demselben Grunde ist zu erwarten, dass Sphygmogramme einer Arterie, welche bei verschiedenem Pelottendruck gezeichnet sind, sich nicht merklich von einander unterscheiden, namentlich wenn die Arterie sehr peripher liegt. Es ist dann ziemlich gleichgültig, ob die Reflexion in den Capillaren oder schon an der Pelotte stattfindet.

Die Vorstellung, dass die systolische Welle Reflexionen erfahre, welche auf die Form des Arterienpulses von Einfluss sind, ist eine alte. Vierordt (40 S. *186*) erwähnt ihrer bereits anlässlich seiner Besprechung des Pulsus dicrotus. Marey (31 p. *270*) hat in der ersten Auflage seines Werkes die secundären Erhebungen des Aortenpulses als den Ausdruck stehender Wellen aufgefasst ohne indessen seine Ansicht näher zu begründen. Später hat er sich aber ganz zur Klappenschlusswelle bekehrt. Es ist das Verdienst von Grashey (12), die Reflexion von Schlauchwellen in ihren mannigfaltigen Erscheinungsformen genau studirt und ihren Einfluss auf die Pulsgestalt erkannt zu haben. Er konnte daher die vielfachen Unklarheiten und Missverständnisse, welche sich in den Darstellungen von Landois (27) und Moens (34) finden, berichtigen. Er zeigte ferner, dass an den Theilungsstellen von Schläuchen sowie dort, wo die Beschaffenheit oder die Dimensionen eines Schlauches sich ändern, im Allgemeinen Reflexionen zu erwarten sind, welche nur ausbleiben, wenn gewisse Bedingungen eingehalten werden; dieselben stimmen mit den Bedingungen für constante Geschwindigkeit der Wellenfortpflanzung nahe überein. In der Anwendung seiner Sätze auf die Arterienpulse ist aber Grashey viel zu schematisch verfahren und hat Dinge (wie die negative und positive Klappenschlusswelle, die Reflexion mit Zeichenwechsel in der Peripherie) als sicher vorausgesetzt, die in der That noch sehr des Beweises bedürfen bezw. falsch sind. Immerhin müssen die Ausführungen von Grashey als ein ernsthafter Versuch gelten, die Reflexionen zur Erklärung der Pulscurve heranzuziehen; sie geben dadurch, trotz mancher Unrichtigkeiten im Einzelnen, eine gute Vorstellung von der Complizirtheit des Prozesses, und von den Aufgaben, welche die Pulsuntersuchung noch zu lösen hat. Auch G. v. Liebig (29) hat die Bedeutung der Reflexionen für die Form des Pulses eingehend gewürdigt. Da er indessen wie Grashey nur Reflexionen mit Zeichenwechsel geschehen lässt, so sind seine Folgerungen nicht zutreffend. Am nächsten der hier vorgetragenen Auffassung der Pulscurve steht Rive (37), dessen Ausführungen durch eine sorgfältige Kritik des Sphygmographen gestützt werden.

Einfluss der Reflexionen auf die Form der Pulscurven.

Durch die genauere Kenntniss der Druckschwankung, welche während der Systole im Herzen vor sich geht, sowie durch den Nachweis, dass die Pulswelle in der Peripherie zurückgeworfen wird, eröffnet sich die Möglichkeit einer viel eingehenderen und befriedigenderen Discussion der Pulscurven als dieselbe bisher geschehen konnte.

Die Discussion über die Form der ursprünglichen, primären Pulswelle beginnt — ich folge darin einer durch v. Kries (24) eingeführten Betrachtungsweise — am besten mit den Geschwindigkeits-Aenderungen in der Aortenwurzel. In Fig. 75 seien dieselben durch die Curve V dargestellt. Dass die Geschwindigkeit des Blutstromes in der Diastole bis zur Oeffnung der Semilunarklappen gleich Null ist, und dass dieser Werth am Ende der Systole, im Momente des Schlusses der Klappen wieder erreicht wird, darüber kann kein Zweifel bestehen. Man könnte höchstens urgiren, dass dem Schluss der Klappe eine Phase negativer Geschwindigkeit vorangehe und ein positiver Nachschlag folge. Diese als Ausdruck einer Rückstauung aufzufassenden Erscheinungen sind aber, wie ich gezeigt habe, an normalen Klappen nicht in merklichem Grade vorhanden, so dass man von ihnen absehen darf. Es bleibt also nur die positive Schwankung der Geschwindigkeit zu betrachten. Ueber

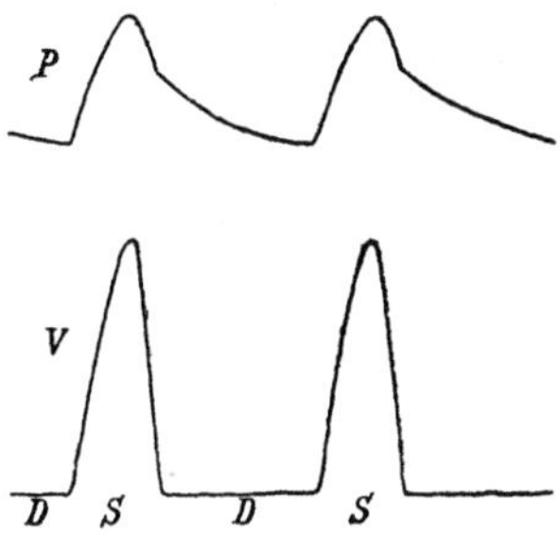

Fig. 75.
Schematische Darstellung der Beziehungen der Geschwindigkeit (V) und des Druckes (P) in der Aorta. D = Diastole, S = Systole.

deren näheren Verlauf ist nichts bekannt, doch darf man wohl nach Massgabe des Druckverlaufes in der Herzkammer schliessen, dass die Curve in der Nähe des Maximum stark gekrümmt ist oder mit anderen Worten einen spitzen Gipfel hat. Ob Anstieg und Abfall der Geschwindigkeit um den Maximalwerth symmetrisch vertheilt sind oder ob der Anstieg langsamer geschieht, lässt sich gegenwärtig nicht entscheiden, doch neige ich der letzteren Ansicht zu.

Nach den früher angestellten Erörterungen über den Einfluss der Reibung auf die Form der Wellen ist es klar, dass die Aenderungen des Druckes in der Aortenwurzel der Geschwindigkeit nicht proportional gehen können; sie seien durch die Curve P in obiger Figur schematisch dargestellt. Das Auffälligste an derselben ist, dass der Druck noch nicht auf den Ausgangswerth zurückgekehrt ist, wenn die Geschwindigkeit wieder Null geworden ist. Es entspricht dies den thatsächlichen Verhältnissen. Der Schluss der Klappen findet in der Aorta stets bei höherem Druck statt als die Oeffnung. Ich habe oben ausgeführt, dass dies als eine Folge der Reibung aufzufassen ist; aus dem gleichen Grunde setzt sich der Abfall des Druckes auch noch in die Diastole (des Herzens) fort und dauert so lange, bis eine neue Systole erscheint. Die einfache primäre Pulswelle ist demnach so zu sagen ohne Begrenzung. Tritt plötzlich Herzstillstand ein, so nähert sich der absteigende Schenkel der Curve assymptotisch einem Grenzwerth, dem Gleichgewicht der Spannungen innerhalb der Blutgefässe, wie es in der Leiche vorhanden ist.

Es ist zweckmässig, die Welle zu theilen in einen systolischen und in einen diastolischen Abschnitt; nur in ersterem treten rasche Druckänderungen ein, es wird daher auch nur dieser Theil zu wohl ausgebildeten Reflexionserscheinungen Veranlassung geben. Es mag daher der Bequemlichkeit halber erlaubt sein, den diastolischen Theil der primären Pulswellen in den folgenden Betrachtungen zu vernachlässigen und ausschliesslich das Schicksal des systolischen Theils zu berücksichtigen. Immer muss man sich aber erinnern, dass zu jedem derartigen Kopf einer Welle auch ein entsprechender Schwanz gehört.

Der systolische Theil der Pulswelle hat in der Aorta und der Herzkammer bis auf geringfügige Differenzen dieselbe Form. Die Dauer der Welle sowie ihre Höhe sind in gewissen Grenzen veränderlich, entsprechend der wechselnden Thätigkeit des Herzens, wie dies im vierten Theil dieses Buches noch näher besprochen werden soll.

Diese Welle breitet sich nun mit einer grossen, mehrere Meter in der Secunde betragenden Geschwindigkeit im Arteriensysteme aus derart, dass der Beginn der Drucksteigerung wohl ausnahmslos an dem Reflexionsorte vor beendeter Entleerung des Herzens angelangt ist. Nimmt man z. B. eine mittlere Wellengeschwindigkeit von 850 cm an, so wird bei den Entleerungszeiten von 0,1, 0,2, 0,3 Secunden der Anfangspunkt der Welle beziehungsweise 85, 170, 255 cm von den Aortenklappen im

Momente ihres Schlusses entfernt sein. Diese Zahlen stellen zugleich die Wellenlängen für die betreffenden Entleerungszeiten dar. Man darf sich also, wie E. H. Weber (43 S. *196*) bemerkt, die Pulswelle nicht als eine kurze Welle vorstellen, die längs der Arterien fortläuft, sondern so lang, dass (unter normalen Verhältnissen) „nicht einmal eine einzige Pulswelle Platz in der Strecke vom Anfange der Aorta bis zur Arterie der grosse Fusszehe hat.“

An der Peripherie angelangt, wird die Welle zurückgeworfen, es kommt zu Interferenzen zwischen der primären centrifugalen und der reflectirten centripetalen Welle, deren Resultat sich am besten durch eine schematische Zeichnung erläutern lässt. Es breite sich eine Welle, deren Sphygmogramm durch Fig. 76 dargestellt wird, in dem Arteriensystem aus. Hierbei sollen folgende vereinfachende Annahmen gemacht werden:

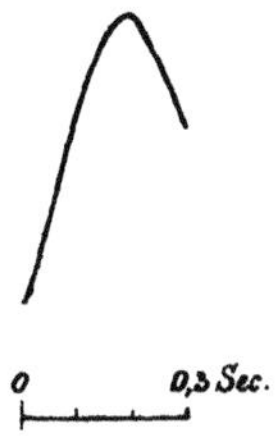

Fig. 76.
Sphygmogramm einer systolischen Welle der Aorta. (Schematisch.)

1. Die Fortpflanzungsgeschwindigkeit sei genau 10 m/sec. und zwar sollen sich alle Stücke der Welle mit gleicher Geschwindigkeit fortpflanzen. Eine Deformation durch Reibung finde nicht statt.
2. Das Arteriensystem sei ein einfacher, unverzweigter, überall gleich weiter, an seinem peripheren Ende geschlossener Schlauch. In demselben besteht dann natürlich kein Strömungsvorgang und der Druck ist vor der Wellenerregung in allen Querschnitten (des horizontal gelagerten Schlauches) derselbe. Ferner breite sich die Welle nach beiden Richtungen und an allen Stellen mit gleicher Geschwindigkeit aus.

Die horizontale Linie CP, Fig. 77 stellt dann das Druckniveau dar, C sei das centrale oder offene, P das periphere, verschlossene Ende. Die Länge der Linie sei gleich der Länge der Arterie und betrage 1,5 m. Diese Entfernung wird also von der Welle in 0,15 Sec. durchmessen.

Im Punkte C trete nun in die Arterie die Bergwelle Fig. 76 ein. Da der Vordertheil der Welle 0,2 Sec. zu seiner Entwicklung braucht, so wird der Wellenanfang schon in P angelangt sein, bevor in C der Gipfel der Welle eingetreten ist. Die Druckvertheilung längs der Arterie 0,15 Sec. nach Beginn der Welle wird durch Fig. 77, I dargestellt. Im nächsten Momente beginnt die Zurückwerfung der in P anlangenden Wellentheile; die Druckänderung, welche durch die reflectirte Welle hervorgebracht wird, verläuft derart, als ob die

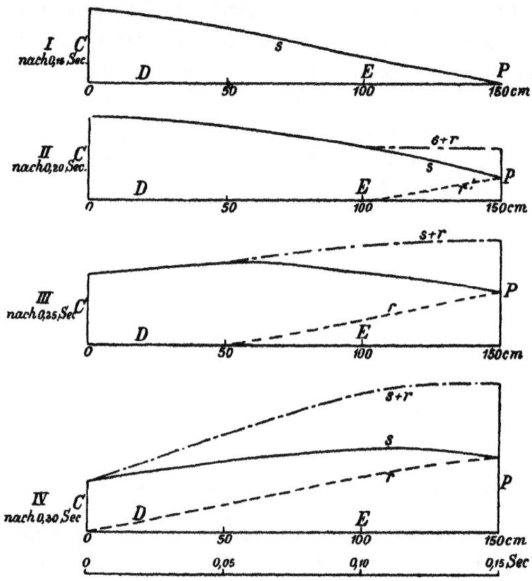

Fig. 77.
Entwicklung der systolischen Welle (Fig. 76) in einem Schlauch (Arterie) von 150 cm Länge unter den im Text angegebenen Bedingungen.

ursprüngliche Welle im Moment 0,15 bei P in die Arterie eintreten und mit der Geschwindigkeit von 10 m sich ausbreiten würde.

Um für den Zeitpunkt 0,2 Sec. zu wissen, welcher Druck an den verschiedenen Querschnitten der Arterie vorhanden ist, braucht man nur die Welle (s) um 0,05 Sec. von C nach P zu verschieben, das über C hinausstehende Stück nach links umzuklappen (dies ist in Fig. 77 II bei r geschehen) und die Ordinaten der primären und der reflectirten Welle zu addiren (II s + r).

In ähnlicher Weise ergeben sich die Curven III und IV für die Zeitpunkte 0,25 und 0,30.

Aus diesen Zeichnungen lässt sich der Ablauf der Druckschwankung an bestimmten Punkten der Arterie leicht ablesen. Angenommen, dass im Querschnitte E, 100 cm von C entfernt, ein Tonograph in die Arterie gesetzt sei, so wird derselbe erst 0,10 Sec. nach Eröffnung der Aortenklappen in Bewegung gerathen. Die Druckzunahme wird betragen (in willkürlichen Einheiten):

Zeit	Drucksteigerung
0,00	0,0
0,05	0,0
0,10	0,0
0,15	1,7
0,20	3,6

Würde auch weiterhin nur die primäre Welle auf den Punkt E wirken, so wäre zur Zeit die Drucksteigerung:

0,25	5,0

Inzwischen ist aber auch die reflectirte Welle an den Punkt 100 angekommen und ihre Ordinate = 1,7 ist zum obigen Werthe hinzu zu addiren, so dass die gesammte Drucksteigerung = 6,7 wird.

Wenn endlich im Zeitpunkt 0,30 Sec. der Gipfel der primären Welle an den Querschnitt E heranrückt sind auch die Ordinaten der reflectirten Welle zu ansehnlichen Höhen angeschwollen, so dass die Druckcurve in E einen viel höheren Gipfel erhält, als wenn nur die primäre Welle allein auf das Instrument gewirkt hätte. Es ist ferner ersichtlich, dass der höchste Druck in E nicht nothwendig zu der Zeit erreicht zu werden braucht, in welcher der Scheitelpunkt der primären Welle an dem Tonographen vorüberstreicht. Es wird vielmehr der Gipfel der Interferenzcurve später zu liegen kommen, wenn die reflectirte Welle rascher wächst als die primäre abnimmt. Auf jeden Fall wird durch die Interferenz der Gipfel verbreitert. Geht man mit dem Tonographen weiter gegen das Ende P, so wird das Interwall zwischen primärer und reflectirter Welle kürzer, der Gipfel der Interferenzwelle höher, bis endlich im Querschnitt P primäre und reflectirte Welle zusammenfallen und sämmtliche Ordinaten der Interferenzwelle das doppelte der einfachen sind.

Alle diese Erscheinungen lassen sich mit gewissen Einschränkungen auch am Menschen beobachten. In der Femoralis z. B. besitzt der Druckpuls einen auffallend breiten Gipfel (Edgren 5 S. *109*, v. Kries 25. Man vgl. o. Fig. 69 S. 168) dessen Zusammensetzung aus einer primären und einer ihr sehr bald folgenden reflectirten Welle durch die Ergebnisse der Tachographie sicher gestellt ist. In der Radialis ist der Hauptgipfel dagegen verhältnissmässig spitz, weil die Beobachtung näher der Peripherie geschieht und daher primäre und reflectirte Welle näher zusammenkommen.

Die absolute Grösse der Druckschwankung lässt sich natürlich nur am Thiere messen. Hier zeigt der Versuch, wie schon früher erwähnt wurde, dass der Puls in der Cruralis häufig grösser ist als in der Carotis, weil dort die Bedingungen für die Summation günstiger sind. Solche scheinbar paradoxe Pulsgrössen zeigt Fig. 78. Man vergl. darüber auch A. Fick (6 S. *277*), Hürthle (21 S. *34*) und v. Frey (11 S. *354*). Würde man noch weiter in der Peripherie, etwa in der Tibialis den

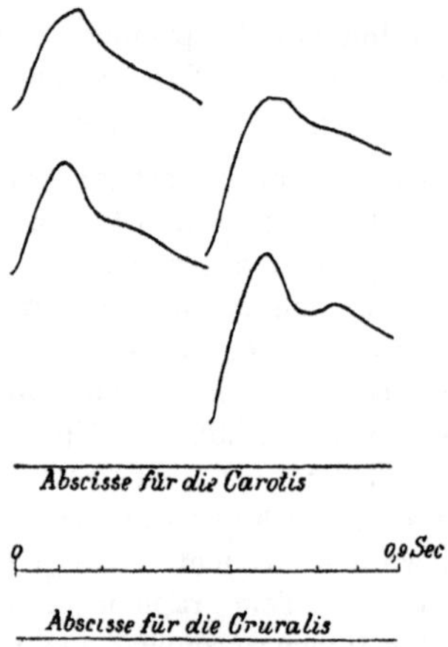

Fig. 78.

Druckpulse der Carotis (Anonyma) und darunter die gleichzeitig geschriebenen Pulse der Cruralis (Iliaca). Letztere sind grösser. Vergr. $^9/_4$.

Druck messen, so könnte leicht die Schwankung noch grösser ausfallen. Es ist indessen zu berücksichtigen, dass mit zunehmender Zertheilung der Arterien der Antheil der Welle, welche auf den einzelnen Ast kommt, immer kleiner wird.

Während nun in den Tonogrammen die Wirkung der Interferenz so mächtig ist, dass trotz der zunehmenden Zertheilung der Strombahn und der Welle doch die Druckschwankung an peripheren Stellen absolut grösser sein kann als näher dem Herzen, zeigen die Tachogramme umgekehrt eine rasche Abnahme des primären Gipfels und, was besonders bemerkenswerth ist, auch des folgenden Geschwindigkeitsminimum, wenn man an den Gliedmassen von der Wurzel gegen die

Peripherie geht. Man vergleiche hierzu die Figuren 3 und 4, sowie 5 und 6, Tafel VI der Abhandlung von v. Kries (25), welche sämmtlich von einer Person stammen. Dies ist verständlich, wenn man bedenkt, dass die beiden zusammenkommenden Wellen, welche im Tonogramm sich addirten, im Tachogramm sich subtrahiren.

Bisher ist an der schematischen Fig. 77 nur der Druckverlauf in der Peripherie betrachtet worden. Es sollen nun die Vorgänge näher dem Centrum zur Sprache kommen. Wird das Tonometer in den Querschnitt D (in 20 cm Abstand von C) gesetzt, so wird die Welle in folgender Weise in das Instrument eintreten.

Zeit	Drucksteigerung
0,00	0
0,05	1,0
0,10	2,9
0,15	4,5
0,20	5,6

0,02 Sec. später ist der Gipfel der primären Welle erreicht und der Druck beginnt wieder zu sinken., Dies dauert aber nur 0,03 Sec., dann trifft die reflectirte Welle ein und es beginnt ein neues Steigen zu einem zweiten, nothwendiger Weise höheren Maximum. Die beiden Gipfel sind durch ein Minimum getrennt, welches um so tiefer ausfallen wird, je näher man sich an das Centrum begiebt. Eine deutliche Trennung der beiden Gipfel kann auch dadurch herbeigeführt werden, dass man die Fortpflanzungsgeschwindigkeit vermindert oder die Wellenlänge verkürzt.

Auch diese Sätze werden durch die Pulsbeobachtung bestätigt. Schreibt man das Tonogramm der Anonyma beim Hunde, so findet man häufig einen primären Gipfel, dessen einfache Natur hier zwar nicht durch das Tachogramm, wohl aber durch die gleichzeitige Aufschreibung des Ventrikelpulses sichergestellt werden kann. Solche Curven sind wiederholt hier wiedergegeben worden, ich erinnere an die Figg. 54 u. 62.

Ich habe ferner beschrieben, dass der dem primären folgende, sogenannte erste secundäre Gipfel nur bei niedrigem Blutdruck, also langsamer Ausbreitung der Wellen sich deutlich absetzt. Steigt der Druck und damit die Geschwindigkeit der Wellen, so vereinigen sich auch im Centrum genau so wie in der Peripherie, primäre und reflectirte Welle zu einem einzigen Gipfel.

Hier muss auf einen Unterschied zwischen der Interferenz am Schema und im Körper aufmerksam gemacht werden. Am Schema, wo die reflectirte Welle genau in der ursprünglichen Gestalt zurückkehrt, ist das Maximum der summirten Welle stets höher als die einfache. Am Lebenden ist dies nur bedingungsweise der Fall. Die reflectirte Welle hat durch Reibung an Amplitude eingebüsst und wird daher die primäre nur dann überragen können, wenn sie nahe deren Gipfel eintrifft. Bei deutlicher Sonderung der beiden Wellen ist die Curve der Anonyma katakrot, bei grösserer Annäherung anakrot, endlich monokrot: Fig. 60 auf S. 155. Ebenso wie die Annäherung wirkt die Verbreiterung der ursprünglichen Welle, wie sie durch Vagusreizung bewirkt werden kann: Fig. 61 auf S. 156.

Es soll nun das Schicksal der reflectirten Welle weiter verfolgt werden.

Gesetzt, dieselbe finde in C (Fig. 77 S. 182) die Eintrittsstelle verschlossen oder verschliesse sie selbst durch die Drucksteigerung, die sie hervorbringt, so wird sie nochmals in centrifugaler Richtung zurückgeworfen. Ich will diese neue centrifugale oder stromläufige Welle zum Unterschied von der primären eine Welle z w e i t e r O r d n u n g nennen. Ihre Wanderung gegen P und die dort stattfindende nochmalige Reflexion braucht hier nicht näher erörtert zu werden. Dagegen muss ihre Interferenz mit der centripetalen oder rückläufigen Welle erster Ordnung noch kurz Erwähnung finden. Gegenüber dem Reflexort C verhält sich ein central gelegener Beobachtungspunkt genau so wie ein peripherer zum Reflexort P, d. h. je näher dem Centrum die Beobachtung geschieht, desto eher findet man die centripetale Welle erster Ordnung und die centrifugale zweiter Ordnung vereinigt. Wird gleichzeitig an einem Punkte in der Nähe von C und an einem zweiten Punkte in der Nähe von P beobachtet, so findet man

1. In der Nähe von C:
   - einen ersten Gipfel, welcher der primären centrifugalen Welle angehört,
   - einen zweiten Gipfel, welcher die Summe der rückläufigen Welle I. O.*) und der stromläufigen Welle II. O. darstellt.
   - einen dritten Gipfel, bestehend aus der rückläufigen Welle II. O. und der stromläufigen Welle III. O. u. s. f.

*) I. O., II. O. u. s. w. bedeutet hier und später I. Ordnung, II. Ordnung etc.

2. In der Nähe von P:
   einen ersten Gipfel, hervorgegangen aus der Vereinigung der stromläufigen Welle I. O. und der rückläufigen Welle I. O.,
   einen zweiten Gipfel aus der stromläufigen Welle II O. und der rückläufigen Welle II O. u. s. f.

Die an den beiden Beobachtungspunkten gezeichneten Curven zeigen eine Reihe von Druckmaxima, welche (mit einziger Ausnahme des primären Gipfels in nächster Nähe des Herzens) sämmtlich aus (zum mindesten) zwei Wellen zusammengesetzt sind. Ausserdem entsprechen die Maxima der einen Curve nicht den Maximis der anderen Curve, indem im Centrum 2 Wellen verschiedener Ordnung, in der Peripherie 2 Wellen gleicher Ordnung zu je einem Gipfel vereinigt sind.

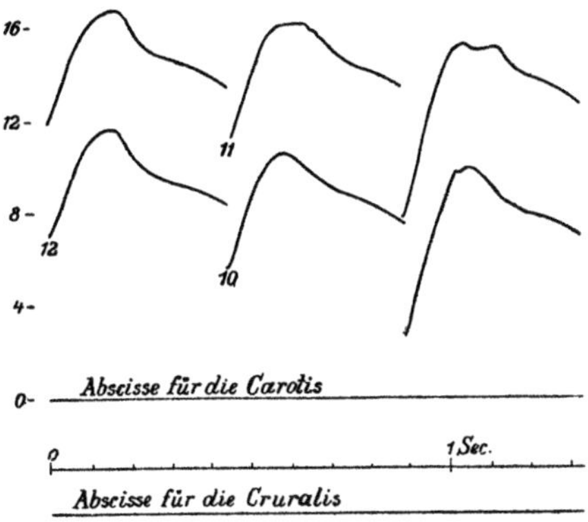

Fig. 79.
Formverschiedenheit gleichzeitig geschriebener Druckpulse von Anonyma (oben) und Iliaca (unten), abhängig vom Druck. Vergr. $^9/_4$.

Daraus folgt eine wichtige Regel: Schreibt man die Pulse zweier Arterienäste, die ungefähr gleichweit vom Herzen abstehen, so können die Gipfel der Reihe nach mit einander verglichen werden. Für Curven, welche von ungleich herzfernen Punkten stammen, ist dagegen die Bezugnahme nicht ohne Weiteres zulässig. Diese Regel ist insbesondere zu beachten bei Vergleichung der sogenannten dikrotischen Erhebung verschiedener Pulscurven. Für die Arterien der Extremitäten dürfte es ziemlich feststehen, dass sie die Summe der stromläufigen und rückläufigen Welle II. Ordnung darstellt. Ob eine entsprechende dikrotische Erhebung in der Carotis sich findet, muss vorläufig noch bezweifelt werden. Durch gleichzeitige Aufschreibung des Druckes in Anonyma und Iliaca konnte ich nachweisen, dass die secundären Erhebungen in den beiden Curven häufig nicht korrespondiren, sondern alterniren, ähnlich wie in dem Durchleitungsversuch Fig. 72. Die Figg. 79 und 80 geben hierfür Beispiele. Es entspricht dieses Verhalten durchaus den eben ausgesprochenen Erwartungen und macht es wahrscheinlich, dass die secundären Erhebungen des Anonymapulses zu dem Typus der centralen Interferenzwellen gehören,

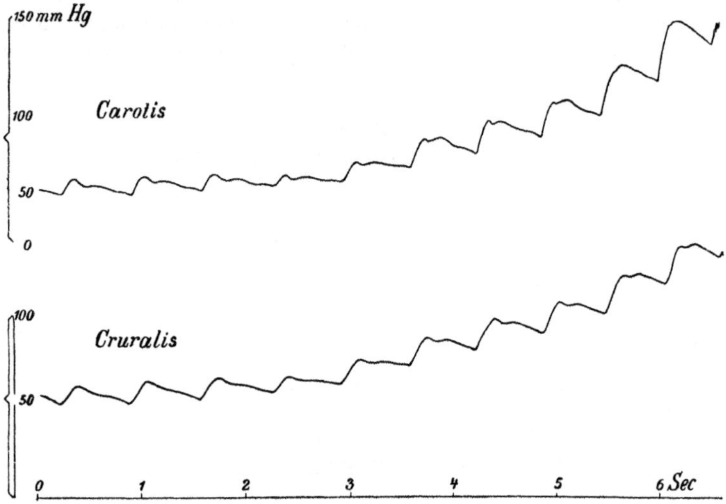

Fig. 80.
Formverschiedenheit gleichzeitig geschriebener Pulse von Anonyma und Iliaca. Vergr. $^{3}/_{1}$.

d. h. zu jenen, bei welchem sich eine rückläufige Welle der n^{ten} und eine stromläufige Welle der $n + 1^{ten}$ Ordnung vereinigen. Das alternirende Eintreten der secundären Erhebungen an 2 verschieden herzfernen Arterien wird durch die folgende Tabelle noch deutlicher werden. Dieselbe giebt für je 10 gleichzeitig geschriebene Pulse der Anonyma und Iliaca die Entfernungen der charakteristischen Punkte von den Anfangspunkten der Curven, und zwar wird der erste Gipfel als 1. Maximum, die demselben folgende Einsenkung als 1. Minimum, der nächste Gipfel als 2. Maximum u. s. w. bezeichnet.

		1. Max.	1. Min.	2. Max.	2. Min.	3. Max.
Anonyma-puls	1	2,1	3,2	4,6	6,8	8,0
	2	2,3	3,6	4,7	7,0	8,2
	3	?	3,4	4,8		
	4	2,1	3,3	4,5	6,7	8,2
	5	2,2	3,2	5,4		
	6	2,4	3,2	4,7	7,0	8,5
	7	2,2	3,4	4,8		
	8	2,3	3,5	4,2	7,3	9,0
	9	1,8	3,0	4,0		
	10	1,9	3,0	4,5	6,4	7,7

		1. Max.	1. Min.	2. Max.
Iliaca-puls	1	2,5	4,4	6,5
	2	2,7	4,5	6,5
	3	2,6	4,6	6,4
	4	2,3	4,4	6,4
	5	2,7	4,8	6,9
	6	2,6	4,6	6,2
	7	2,7	4,8	?
	8	2,7	4,9	6,9
	9	2,1	4,0	6,2
	10	2,5	4,2	6,0

Man bemerkt, dass das 1. Minimum der Iliaca fast genau mit dem 2. Maximum der Anonyma zusammenfällt und ebenso das 2. Maximum der Iliaca mit dem 2. Minimum der Anonyma.

Es ist nun an der Zeit, die vereinfachende Voraussetzung, welche ich anfänglich (S. 181) gemacht habe, dass die Arterie ein unverzweigtes, überall gleich weites Rohr sei, fallen zu lassen.

Vertheilt sich die primäre Pulswelle auf die ungezählte Menge der Capillaren, so kommt es auch zu einer entsprechenden Theilung der lebendigen Kraft der Welle. Auf das einzelne Gefässchen wird also nur ein sehr kleiner Anstoss entfallen, dass derselbe aber nicht verschwindend klein ist, lehrt das Mikroskop, welches in den durchscheinenden Geweben die Pulsbewegung der Arteriolen und Capillaren noch bei verhältnissmässig geringen Vergrösserungen erkennen lässt. Kehrt nun die Bewegung um, so summiren sich die Componenten wieder, die Welle gewinnt auf ihrem Wege nach dem Centrum fortwährend an Amplitude, so dass schliesslich in der Aorta ein ganz ansehnlicher Reflex eintreffen kann. Dass derselbe dem ursprünglichen Anstoss nicht mehr congruent ist, liegt theils in der Reibung begründet, mit welcher die Bewegung in den engen Gefässen verknüpft ist, theils darin, dass die Componenten unmöglich gleichzeitig im Centrum wieder eintreffen können, weil die Wege zu sehr verschieden sind. Hierdurch muss die resultirende Reflexwelle an Breite zu und an Höhe abnehmen, kurz eine andere Gestalt erhalten. Man kann sich sogar billig wundern, dass überhaupt eine Sammlung der Reflexwellen zu ausgeprägten secundären Erhebungen stattfindet. Da dieses Vorkommen sicher steht, sogar die Regel bildet, so wird man zu seiner Erklärung annehmen müssen, entweder dass aus gewissen Gefässgebieten, deren Arterienzweige ungefähr gleich lang sind, die elementaren Reflexe genügend gleichzeitig zurückkommen, um sich zu einer starken Welle zusammen zu schliessen — man wird z. B. an das Gefässsystem des Darmes oder der Niere oder der ausserordentlich gefässreichen Palma manus und Planta pedis denken können —, oder, dass die Verschiedenheit der Wege ausgeglichen werden kann durch eine verschiedene Geschwindigkeit der Fortpflanzung. Nimmt man, um ein anschauliches Beispiel zu haben, an, dass die Arterien des Beines weniger dehnbar (von höherem El.-Modul) sind, als die der Eingeweide, so könnten die Reflexe aus der unteren Extremität früh genug zurückkommen, um sich mit denen des Abdomens zu vereinigen. Wahrscheinlich werden beide Möglichkeiten in Betracht kommen.

Auch durch die Ringmuskeln der Gefässe wird die Sammlung der zurückkehrenden Wellen beeinflusst werden. Ich habe es oben als wahrscheinlich hingestellt, dass in contrahirten Gefässgebieten der Reflexort gegen das Herz zu verschoben wird, gleichzeitig steigt in ihnen, auch bei unveränderten Blutdruck, die Wellengeschwindigkeit. Auf diesem Wege ist eine unendliche Zahl von Combinationen möglich, und es wird je nach dem Zustande der vasomotorischen Innervation in den verschiedenen Gefässprovinzen die Vereinigung der Reflexe bald begünstigt, bald behindert werden; auch sind mannigfache Formänderungeu der secundären Erhebungen auf diesem Wege erreichbar.

Dass durch vasomotorische Innervation die Form des Pulses mannigfaltige Aenderungen erfahren kann, darauf deuten sowohl klinische Erfahrungen (Bleikolik, Psychosen, Affekte) wie physiologische Versuche (Mosso 35, Hürthle 20). Hierher gehören auch die folgenden Erfahrungen:

Schreibt man bei verschiedenen Thieren den Puls stets an derselben Stelle, so findet man grosse Unterschiede in den Curven. Speziell in der Anonyma, an welcher ich die zahlreichsten Versuche angestellt habe, finden sich bald ausdruckslose monokrote Pulsformen, bald Curven mit 3 und 4 Gipfeln. Worauf diese individuellen Unterschiede beruhen, wird beleuchtet durch eine an demselben Thier durch längere Zeit fortgesetzte Beobachtung. Man sieht dann ohne Aenderung des Blutdrucks oder der Schlagzahl des Herzens den Puls nach einiger Zeit seine Gestalt ändern. Er kann anfänglich monokrot, später polykrot, und als solcher bald katakrot bald anakrot sein. Hier kann nur an einen Wechsel der vasomotorischen Innervation und dadurch veränderte Interferenzbedingungen gedacht werden. Die Fig. 52 auf S. 145 kann hierfür als Beispiel dienen.

Mit den besprochenen Vorgängen ist die Zahl der Einflüsse auf die Pulsform nicht erschöpft. Die Verästelung der Gefässe bringt noch weitere Verwickelungen hervor, die kurz erwähnt werden müssen.

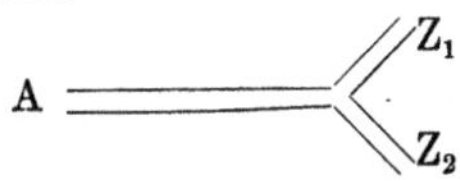

Dringen aus den Zweigen Z_1 und Z_2 der Arterie A reflectirte Wellen gegen das Centrum vor, so werden sie sich an dem Verzweigungspunkte nicht allein zu einer centripetalen Resultante vereinigen, sondern es wird sich ein Theil der aus Z_1 kommenden Welle nach Z_2 und ebenso ein Theil der aus Z_2 kommenden Welle nach Z_1 begeben und sich dort centrifugal ausbreiten. Ich will solche Wellen kurzläufige nennen. Sie können an dem Vereinigungspunkte grosser Arterien nicht unbedeutend sein, sie werden ferner den langläufigen Wellen vorauseilen bez. ihnen nachfolgen, also zwischen sie fallen, so dass man erwarten muss, sie im Pulsbilde aufzufinden, obwohl bisher noch für keinen Arterienpuls solche nachgewiesen sind. Man wird vermuthen dürfen, dass die zwischen dem Hauptgipfel und der dikrotischen Erhebung in den meisten Fällen zu beobachtenden kleineren Störungen der Curve von solchen kurzläufigen Wellen herrühren. Endlich ist zu beachten, dass eine rückläufige Fortpflanzung von Pulswellen auch durch Anastomosen stattfinden kann. Da z. B. bei Compression der Radialis der Puls im peripheren Abschnitt häufig nicht verschwindet, so ist diese Möglichkeit im Auge zu behalten.

Aus diesen Erörterungen folgt, dass eine Pulscurve erst dann als „erklärt" gelten darf, wenn bekannt ist, aus wie viel Wellen in dem oben definirten Sinne jede ihrer Erhebungen besteht, welche Richtung sie haben und woher sie kommen. Handelt es sich um Pulse von sehr peripher gelegenen Stellen, so kann die Herkunft der centripetalen Wellen nicht zweifelhaft sein, dagegen können die centrifugalen Wellen nicht nur von dem Herzen, sondern von irgend einem Arteriengebiet des Körpers kommen, welches eine geschlossene Reflexwelle erzeugt.

Man sieht, dass die Erklärung einer Pulscurve durchaus nicht als eine einfache Sache betrachtet werden darf und dass die Benennung einzelner Gipfel, wenn sie mehr sein soll als eine auf Uebereinkommen ruhende Eintheilung der geometrischen Figur, der Erkenntniss eher schadet als nützt. Das, was hier Noth thut, ist eine eingehende Topographie des Pulses, d. h. die Feststellung der normalen Pulsform für möglichst viele Orte des Körpers und Versuche darüber, wie die Formen sich ändern, wenn gewisse Arteriengebiete verschlossen oder in ihrem Tonus verändert werden. Auf diesem Wege müsste sich unzweifelhaft ein volles Verständniss des Pulses erzielen lassen.

Litteraturverzeichniss zum dritten Theil.

1. Bernstein, J., Sitzungsb. der naturf. Ges. zu Halle. 4. März 1887.
2. Chauveau, Bertolus et Laroyenne, Journ. de la physiologie 1860. p. 695.
3. Czermak, J., Mittheil. aus d. physiolog. Privat.-Lab. in Prag. Wien 1864 und Gesammelte Schriften. Leipzig 1879. Bd. 1. S. 708.
4. Edgren, J. G., Nordisk med. Arkiv Bd. XX. 1888.
5. — Skandinav. Arch. Bd. I. 1889. S. 67.
6. Fick, A., Festschr. d. med. Fak. Würzburg. Leipzig 1882. S. 277.
7. — Medizinische Physik. III. Auflage. Braunschweig 1885.
8. — Verh. der phys.-med. Ges. zu Würzburg 1886.
9. v. Frey & Gruber, Du Bois' Arch. 1885. S. 519.
10. — & Krehl, Du Bois' Arch. 1890. S. 31.
11. v. Frey, M., 9. Congr. f. inn. Med. 1890. S. 344.
12. Grashey, H., Die Wellenbewegung elastischer Röhren. Leipzig 1881.
13. Grunmach, E., Du Bois' Arch. 1879. S. 417.
14. — Virchow's Arch. Bd. 102. 1885. S. 565.
15. — Du Bois' Arch. 1888. S. 129.

16. Heidenhain, R., Arch. f. physiol. Heilkunde N. F. I. 1857. S. 507.
17. Hofmeister, F. (Tübingen), Pflüger's Arch. Bd. 44. 1889. S. 68.
18. Hoorweg, J. L., Pflüger's Arch. Bd. 46. 1889. S. 115.
19. — Ebenda Bd. 47. 1890. S. 439.
20. Hürthle, K., Pflüger's Arch. Bd. 43. 1888. S. 428.
21. — Pflüger's Arch. Bd. 47. 1890. S. 17.
22. Keyt, A. T., Sphygmography and Cardiography, New-York and London 1887.
23. Korteweg, D. J., Wiedemann's Annalen. Bd. V. 1878. S. 525.
24. v. Kries, J., Festschr. d. Freiburger naturf. Ges. 1883.
25. — Du Bois' Arch. 1887. S. 254.
26. Kundt, A., Poggend. Ann. Bd. 135. 1868. S. 337 und 527.
27. Landois, L., Lehre vom Arterienpuls. Berlin 1872.
28. — Pflüger's Arch. Bd. 9. 1874. S. 71.
29. v. Liebig, G., Du Bois' Arch. 1882. S. 193. 1883. Suppl. S. 1.
30. Lortet, Recherches sur la vitesse du cours du sang etc. Paris 1867.
31. Marey, E. J., Physiologie médicale de la circulation du sang. Paris 1863.
32. — La circulation du sang. Paris 1881.
33. Martius, F., Zeitschr. f. klin. Medizin. Bd. XIII. 1888. S. 327 u. 453.
34. Moens, J., Die Pulscurve. Leiden 1878.
35. Mosso, A., Diagnostik des Pulses. Leipzig 1879.
36. Onimus & Viry, Journ. de l'anatomie et de la physiologie. 1866. p. 148.
37. Rive, W., De sphygmograaf en de sphygmographische Curve. Dissert. Utrecht 1866.
38. Roy, Ch. S., Journ. of physiology. t. III. 1881. p. 125.
39. Sanderson, J. Burdon-, in Foster's Textbook of Physiology. 3rd ed. 1879 p. 164.
40. Vierordt, K., Die Lehre vom Arterienpuls. Braunschweig 1855.
41. Volkmann, A. W., Die Hämodynamik nach Versuchen. Leipzig 1850.
42. Weber, E. H., Programma editum Lipsiae 1827.
43. — Verh. d. Ges. d. Wiss. zu Leipzig, math.-phys. Classe. Bd. 3. 1850. S. 164. Dasselbe herausg. v. M. v. Frey in Ostwald's Klassiker der exact. Naturw. Leipzig 1889.
44. Weber, W., Verh. d. Ges. d. Wiss. zu Leipzig, math.-phys. Classe. Bd. 18. 1866. S. 353.
45. Ziehen, Th., Sphygmographische Untersuchungen an Geisteskranken. Jena 1887.

Vierter Theil.

Die zeitliche Verschiedenheit des Pulses.

Semiotik des Pulses.

In den vorausgehenden Abschnitten wurden so gut wie ausschliesslich nur solche Pulse behandelt, welche für einen gegebenen Ort des Körpers charakteristisch sind oder als die normalen Pulse der betreffenden Arterie bezeichnet werden können. Es war vor Allem die Aufgabe, für die gewöhnliche Pulsform eine richtige Auffassung bezw. Erklärung zu finden. In Wirklichkeit ist aber der Puls an keinem Ort etwas Konstantes, er ändert sich allmählich mit dem Alter und ist ausserdem noch einer grossen Menge vorübergehender Störungen ausgesetzt. Am auffälligsten werden die Veränderungen in krankhaften Zuständen des Körpers; diese sind es, welche die Aufmerksamkeit der Aerzte von jeher auf das Pulsphänomen lenkten und immer von Neuem ihr Interesse gefangen nehmen. Leider kann das physiologische oder pathologische Experiment nur wenig zur Klärung dieser Fragen thun. Abgesehen von der Schwierigkeit, am Thiere beobachtete Pulserscheinungen auf den Menschen zu übertragen, ist die künstliche Erzeugung von krankhaften Zuständen nur in geringem Maasse und meist nur in ihren rohesten Erscheinungsweisen möglich. Unter diesen Umständen bleibt die Untersuchung des Pulses am Krankenbette vorläufig die wichtigste Beobachtungsmethode und es wird sich fragen, in wie weit aus derselben genügend sichere Schlüsse auf die zu Grunde liegenden Circulationsstörungen gemacht werden können.

Indem ich daher im Folgenden versuche, die Ergebnisse der klinischen Pulsschreibung zusammenzustellen, gestehe ich, dass ich nur mit Zögern an die Aufgabe herantrete. Das vorhandene, überaus umfängliche Beobachtungsmaterial setzt einer kritischen Bearbeitung die grössten Schwierigkeiten entgegen, welche für mich um so mehr in's Gewicht fallen, als ich nur über eine sehr bescheidene eigene Erfahrung gebiete. Soviel ich sehe, kann es sich aber gegenwärtig noch gar nicht darum handeln, die vorhandenen Beobachtungen zu erklären. Es ist dies eine Aufgabe, welche überhaupt nicht in Kürze und von einem einzelnen Beobachter gelöst werden wird. Das Einzige, das gegenwärtig nöthig und auch erreichbar scheint, ist eine Verständigung über die Methoden, nach welchen die brennendsten der noch offenen Fragen in Angriff zu nehmen und einer Lösung entgegenzuführen sind. Durch die Beschränkung auf dieses Ziel entfällt auch die Nothwendigkeit einer vollständigen Berücksichtigung der klinischen Pulslitteratur; die Beispiele, die ich herausgreife, werden genügen um zu zeigen, wie viel hier noch zu thun bleibt.

Da das Verständniss der Pulscurve noch nicht so weit gediehen ist, dass man aus ihr die Vorgänge im Körper ablesen kann, so ist es besser, den umgekehrten Weg einzuschlagen und zu fragen, welche Veränderung der Puls zeigt, wenn auf den Körper bestimmte Einwirkungen stattfinden. Ich werde daher zunächst eine Anzahl physiologischer und pathologischer Zustandsänderungen des Körpers besprechen und dabei Gelegenheit finden, einige Pulsformen unbekannten Ursprungs zu berücksichtigen.

I. Einfluss der Herzthätigkeit auf den Puls.

Da der Puls im Herzen entsteht, so muss sich jede Aenderung der Herzthätigkeit im Pulse abspiegeln. Um den Zusammenhang der Erscheinungen übersichtlich darzustellen, wird es sich empfehlen, die Abhängigkeit der einfachsten Qualitäten des Pulses von der Herzthätigkeit gesondert zu betrachten. Unter Aenderungen der Herzthätigkeit sollen hier nur solche verstanden sein, welche auf eine Verschiedenheit des Contractionsvorganges bei richtig functionirenden Klappen zurückzuführen sind. Die Wirkung von Klappenfehlern kommt weiter unten zur Sprache.

1. Härte des Pulses. Ein Puls wird nur dann hart, d. h. von hohem Blutdruck sein können, wenn das Herz eine genügende Füllung des arteriellen Gefässsystems bewerkstelligt. Es hängt dies in erster Linie von der Leistungsfähigkeit des Herzens ab. Aber auch bei arbeitskräftigem Herzen kann der Blutdruck niedrig, der Puls also weich sein, wenn durch Aderlass, grosse Flüssigkeitsverluste, durch Herabsetzung oder Aufhebung des Gefässtonus die zum Herzen kommende Blutmenge vermindert wird. Umgekehrt hebt reichliche Blutzufuhr zum Herzen den Blutdruck, gleichgültig ob dies durch Transfusion, Massage des Unterleibs oder durch Reizung der Vasomotoren bewerkstelligt wird. Im letzteren Falle wirkt die Vermehrung des Widerstandes in der Peripherie des Arteriensystems im gleichen Sinne. Da stärkere Füllungen dem Herzen grössere Arbeit aufbürden, so wird Vermehrung der Blutmenge den Blutdruck nur so lange steigern, als das Herz sie bewältigen kann. Sehr reichliche oder rasche Transfusionen machen das Herz insuffizient (Johansson & Tigerstedt 40)*). Verminderung der Schlagzahl des Herzens wirkt ebenfalls herabsetzend auf den Blutdruck; durch anhaltende und kräftige Vagusreizung kann der Kreislauf sogar vollständig zum Stillstand gebracht werden. Beschleunigung des Herzschlages wirkt im Allgemeinen auf den Blutdruck hebend, besonders deutlich bei normalem oder hohem Gefässtonus Münzel (68). Der Grund dieser Erscheinung ist darin zu suchen, dass die Speisung des Herzens mit Blut von der Füllung der grossen Venen unmittelbar abhängig ist. Die vermehrte Arbeit des Herzens wird eine merkliche Beschleunigung des Stromes nur dann zu Wege bringen, wenn das Gefässsystem die empfangenen Blutmengen nicht zurückhält, wozu das wirksamste Mittel die Verkleinerung des Lumens ist. Damit hängt es auch zusammen, dass die Blutdrucksteigerung, welche der Reizung des Accelerans cordis folgt, bald vorübergeht, namentlich nicht so lange anhält, als die Vermehrung der Schlagfrequenz. Es werden eben die grossen Venen vom Herzen rasch leer gepumpt. Abnorm hohe Pulsfrequenzen, wie sie bei Fiebernden, sowie bei Anfällen von Tachycardie zur Beobachtung kommen, scheinen aber die

---

*) Siehe das Litteraturverzeichniss auf S. 251.

Füllung des Herzens thatsächlich zu erschweren und dadurch den Blutdruck herabzusetzen. Wenigstens berichten die ärztlichen Beobachtungen tachycardischer Anfälle fast ausnahmslos von Athemnoth, Beklemmung, Ohnmachtgefühl, Blässe des Gesichts etc., kurz von Zeichen darniederliegenden Kreislaufes. Man vergl. Pröbsting (73), sowie viele einzelne seither beschriebene Fälle. Es ist hier zu berücksichtigen, dass trotz verminderter Dauer der Systole die für die Diastole verfügbare Zeit immer kürzer wird.

2. Grösse des Pulses. Die Amplitude der Pulswelle, welche in der Aorta entsteht, ist abhängig von der Blutmenge, welche das Herz entleert, und von der Dauer der Systole. Ein und dieselbe Blutmenge kann bald in längerer, bald in kürzerer Zeit ausgeworfen werden. Letzteres kann nur unter grösserer Anspannung der Aorta geschehen. Zwei Pulse gleichen Schlagvolums, aber verschiedener Systolendauer, verhalten sich dann zu einander wie Schliessungs- und Oeffnungsschlag eines Inductoriums, welche beide gleiche Electricitätsmengen, aber in verschiedener Zeit, transportiren. Hier wie dort werden die Curven, welche die bewegten Mengen als Funktion der Zeit darstellen, verschiedene Steilheit und Amplitude, aber gleichen Flächeninhalt haben. Auf die Gleichheit des Flächeninhalts von Druckpulsen gleichen Schlagvolums hat Hoorweg (35) zuerst aufmerksam gemacht und er benutzte diese Beziehung, um aus dem Flächeninhalt des Sphygmogramms das Schlagvolum des Herzens zu berechnen.

Bevor ich auf diesen Versuch näher eingehe, seien erst die Verhältnisse in den peripheren Arterien betrachtet. Die vom Herzen ausgeworfene Blutmenge vertheilt sich auf die einzelnen Arterienstämme nach Maassgabe ihrer Wegsamkeit. Contrahirte Gefässe setzen ihrer Ausdehnung durch die Pulswelle grossen Widerstand entgegen, sie haben daher kleinen sog. fadenförmigen Puls, erschlaffte Gefässe grossen Puls. Hierher gehören die unfühlbar kleinen Pulse der oberflächlichen Arterien im Froststadium der fieberhaften Krankheiten. Bei frischen Hemiplegien ist der Puls auf der gelähmten Seite grösser (Lorain 55 S. *223*). Alkohol und Chloral machen, trotz Erniedrigung des Blutdrucks, grosse Pulse (v. Jaksch (39), Marvaud (61), Von der Mühll & Jaquet (98)).

Die Pulsgrösse in den Arterien ist ferner in hohem Grade abhängig von den Bedingungen der Reflexion, wie im vorhergehenden Abschnitt ausführlich gezeigt worden ist. An einem Orte gleichnamiger Reflexion werden alle Ordinaten der Pulscurve vergrössert bezw. verdoppelt, an einem Orte ungleichnamiger Reflexion werden alle Ordinaten verkleinert oder sie verschwinden, wenn die Reflexion eine vollständige ist. Daraus ergibt sich der Satz, dass aus der Pulsgrösse einer peripheren Arterie auf die Pulsgrösse der Aorta nur dann geschlossen werden kann, wenn die Reflexionsvorgänge bekannt sind.

Aus der Berücksichtigung der Bedingungen, von welchen die Pulsgrösse einer peripheren Arterie abhängig ist, ergibt sich auch die Schwierigkeit bezw. die Unmöglichkeit, die von Hoorweg vorgeschlagene Berechnung des Schlagvolums auf das Gefässsystem anzuwenden. Sie lässt sich durchführen am unverzweigten Schlauche von constantem Elasticitätsmodul und unter der Voraussetzung, dass keine störenden Reflexionen stattfinden. Aber abgesehen davon, wird jeder, der den Sphygmographen wiederholt gebraucht hat, sich von der Unmöglichkeit überzeugt haben, denselben immer wieder in gleicher Weise über der Arterie zu befestigen und bei derselben Federspannung stets wieder die ursprüngliche Curvenhöhe zu erhalten. Ich habe bei den Erörterungen über die Methodik der Sphygmographie so ausführlich die Unfähigkeit des Sphygmographen dargethan, Pulsgrössen zu messen, dass ich hier nicht nochmals darauf einzugehen brauche.

Nun besitzt man aber im Plethysmographen und im Tachographen Werkzeuge, die Pulsgrösse zu messen, und es frägt sich, ob aus ihren Aufzeichnungen, sowie aus dem sphygmographisch dargestellten Druckverlauf nicht Anhaltspunkte gewonnen werden können zur Bestimmung des Schlagvolums oder wenigstens der Aenderungen desselben. Aber auch hier zeigen sich schier unüberwindliche Hindernisse. Zunächst liefert allerdings das Plethysmogramm den Betrag der Volumschwankung des Gliedes in absoluten Zahlen. Um aber eine gegebene Volumzunahme zu Stande zu bringen, bedarf es offenbar eines um so grösseren Schlagvolums, je stärker der Strom des Venenblutes ist. Ebenso hat die Amplitude des Tachogramms, wie früher gezeigt wurde, lediglich eine relative

Bedeutung, weil sie nur angibt, um wie viel die arterielle Stromgeschwindigkeit die unbekannte venöse übertrifft. Es kann also auch bei relativ kleinem Puls das Tachogramm gross ausfallen, wenn der venöse Blutstrom langsam ist. Ausserdem sind die Amplituden des Tachogramms wie des Plethysmogramms von den lokalen Reflexionsbedingungen und der Fortpflanzungsgeschwindigkeit der Wellen in hohem Grade abhängig, wie ich das oben gezeigt habe.

Einwandsfrei lässt sich die von Hoorweg gestellte Aufgabe durch den Tonographen, also am Thiere, erledigen. Er liefert Pulsgrösse, Systolendauer und Druckverlauf in stets vergleichbaren absoluten Werthen und damit, unter gewissen Bedingungen, auch Curven, deren Flächeninhalt dem Schlagvolum proportional ist. Man muss nur das Instrument so nahe als möglich an das Herz heranbringen und den Blutdruck soweit erniedrigen, dass sich während der Dauer der Systole keine Reflexionen störend einmischen.

Indessen kann auch die Messung der Pulsgrösse durch Plethysmograph oder Tachograph von Wichtigkeit werden, wenn sie nicht nur an einer einzigen Arterie geschieht. Lokal ist die Pulsgrösse durch die mannigfaltigsten Einflüsse veränderlich (vergl. Mosso 65), ohne dass desshalb eine Aenderung in der Herzthätigkeit angenommen zu werden braucht. Erinnert man sich aber, dass die Blutmenge des Körpers sehr constant zu sein pflegt, so kann die Bevorzugung eines Gebietes nur auf Kosten eines anderen geschehen. Vergleichende Bestimmungen der Pulsgrösse durch eine der genannten Methoden werden daher ihren Werth behalten, insbesondere, wenn sich herausstellen sollte, dass, unter normalen Bedingungen, die Pulsgrössen verschiedener Orte in einem constanten Verhältniss stehen. Auch ist zu bemerken, dass eine Combination der tachographischen und plethysmographischen Methoden von Nutzen sein kann. Der Plethysmograph kann, wenn er für grosse Gliederabschnitte angewendet wird, einen beträchtlichen Theil der Pulswelle einschliessen und wird dann ceteris paribus hauptsächlich auf das Schlagvolum reagiren, während grosse Ausschläge des Tachographen vornehmlich auf kurze Systolenzeit, also steil einsetzende Pulswellen, hindeuten.

3. Form des Pulses. Für die Form des Arterienpulses sind namentlich die folgenden Aeusserungen der Herzthätigkeit von Bedeutung:

Die Frequenz des Herzschlages,
die Energie des Herzschlages,
das Schlagvolum,
die Druckerzeugung durch den Herzmuskel.

Was zunächst den letzten Punkt, die Druckerzeugung, anbelangt, so ist in einem früheren Abschnitte ausführlich gezeigt worden, dass im Gegensatz zum Cardiogramm die Druckcurve der Herzhöhle unter den verschiedensten Versuchsbedingungen ihre Form beibehält, nämlich aus einem an- und absteigenden Schenkel von ungefähr gleicher Steilheit besteht, welche durch einen nur wenig gerundeten Gipfel, nicht durch ein Plateau, verbunden sind. Dieser Druckverlauf kehrt also auch in dem Arterienpulse immer wieder, wo er als primäre oder systolische Welle mit dem sich daranschliessenden, durch die Reibung bedingten, allmählich abfallenden Curventheil die Grundform des Arterienpulses darstellt. Innerhalb dieser stereotypen Form sind dann allerdings Variationen möglich, welche sich auf die Länge und Höhe der einzelnen Stücke beziehen und von den übrigen der oben aufgezählten Punkte abhängen. Um nicht bereits Gesagtes zu wiederholen, wird es genügen, eine kurze Uebersicht zu geben.

Vermehrung der Schlagzahl des Herzens verkürzt die systolische Welle des Arterienpulses und zwar aus zwei Ursachen: erstens verkürzt sich die Dauer der Herzcontraction, wahrscheinlich entsprechend der geringeren diastolischen Füllung (vergl. N. Baxt 3, sowie v. Frey 22) und zweitens erhöht sich bis zu gewissen Frequenzen der arterielle Blutdruck, wodurch die sog. Anspannungszeit verlängert wird, die Oeffnung der Aortenklappen verspätet, ihre Schliessung ceteris paribus verfrüht eintritt; doch ist der letztere Umstand wenig ausschlaggebend. Verminderung der Schlagzahl z. B. durch Vagusreizung, verlängert die systolische Welle durch Herbeiführung der entgegengesetzten Veränderungen: grosse diastolische Füllungen, Verlängerung der Herzcontraction, Senkung des Blutdrucks, desshalb kurze Anspannungszeit, frühe Eröffnung der Aortenklappen und lange Systole. In

Folge der frühen Eröffnung der Klappen wird ein langes Stück des ansteigenden Schenkels der Kammerdruckcurve in der Aorta sichtbar.

Mit dem Wechsel der Schlagzahl des Herzens sind immer Aenderungen in der Energie der Herzcontractionen verbunden. Auch hier spielen mehrere Ursachen herein. Zunächst wirkt das Eintreten grösserer diastolischer Pausen erholend auf das Herz (Schiff 85, C. Ludwig & Hoffa 58, Gaskell 26, v. Frey 20). Die gleichzeitig stattfindende stärkere Füllung weckt die Kräfte des Herzmuskels (v. Frey 22, Stefani 93). Daher zu Anfang einer Erstickung die seltenen grossen Herzschläge, die Systolen sind etwas verlängert und es werden sehr hohe Drücke erreicht. Reizt man den Vagus künstlich, so treten zuweilen schwächende Einflüsse auf (Coats 10, Gaskell 25, Heidenhain 30), welche inhibirenden Fasern im Vagusstamme zugeschrieben werden.

Vermehrung der Herzschläge verkleinert die einzelne Contraction theils unmittelbar, entsprechend der kürzeren Ruhepause, theils mittelbar in Folge geringerer Füllung. Reizt man die Accelerantes künstlich, so kann den eben beschriebenen Wirkungen entgegengearbeitet werden durch Fasern, welche die Energie der Herzcontraction vermehren (Gaskell 27). Zuweilen verlaufen solche Fasern im Vagus (Heidenhain 30). Diese Fasern können auch selbstständig ohne Veränderung des Rhythmus die Herzcontractionen verstärken bezw. die Pulse vergrössern (Gaskell 27, Pawlow 71). Eine solche Vergrösserung der Pulse ohne Aenderung des Rhythmus und der Füllung ist nur möglich, wenn die Systolen verkürzt werden, das gegebene Schlagvolum also in kürzerer Zeit ausgeworfen wird.

Hierher würde auch die Wirkung der Digitalis gehören, wenn wirklich die Blutdrucksteigerung, die sie hervorbringt, einer Wirkung auf den Herzmuskel zuzuschreiben ist, was nach neueren Versuchen zweifelhaft erscheint (Bayet 4).

Endlich kann ohne Aenderung des Rhythmus das Schlagvolum vermehrt werden durch Transfusion, Massage, horizontale Lagerung, Reizung der Vasomotoren. Dies führt, so lange das Herz gesund ist und die Zunahme des Schlagvolums gewisse Grenzen nicht übersteigt, stets zu einer Steigerung der Energie der Herzcontraction, d. h. die systolische Welle wird steiler und höher. Bei Blutverlusten tritt die entgegengesetzte Aenderung ein.

Bisher sind die Aenderungen der Herzthätigkeit nur untersucht worden in ihrer Wirkung auf die systolischen Wellen. Es versteht sich von selbst, dass die Reflexwellen, welche aus derselben entstehen, die gleichen Aenderungen erfahren werden. Steigt in Folge der veränderten Herzthätigkeit der Blutdruck, so nimmt bei gleichem Gefässtonus die Fortpflanzungsgeschwindigkeit der Pulswellen zu, wodurch neue Curvenbilder entstehen können. Aber auch ohne Aenderung der Wellengeschwindigkeit kann das Pulsbild durch die veränderte Herzthätigkeit eine Wandlung erfahren. Es ist ersichtlich, dass je länger die primäre Welle dauert, desto leichter ein Verschmelzen von primären und secundären Wellen stattfindet. Verkürzung der systolischen Welle durch Vermehrung der Schlagzahl oder in Folge grösserer Energie der Herzcontraction begünstigt demgemäss die deutliche Absetzung der secundären Curvengipfel, insbesondere des sog. dikrotischen von dem primären. In der That lehrt die Erfahrung, dass die sog. dikrotischen Pulse fast stets Pulse grosser Frequenz sind (siehe unten).

Sehr auffällige Pulsformen können durch unregelmässige Herzthätigkeit entstehen; so durch einen Wechsel von grossen und kleinen Systolen der Pulsus alternans, durch vorzeitiges Eintreffen einer neuen Systole im absteigenden Schenkel einer Pulscurve der Pulsus bigeminus (Riegel 77), endlich durch Ausfallen einzelner Schläge, Gruppenbildung und ungleiche Diastolendauer die unregelmässige Herzthätigkeit, der Pulsus irregularis. Hierher gehört auch der Pulsus paradoxus Kussmaul (51), eine mit jeder Inspiration einhergehende Verkleinerung des Pulses in Folge mechanischer Behinderung des Blutstroms durch Verwachsungen und Schwielen; ferner die Hemisystolie oder die ungleiche Thätigkeit der beiden Herzhälften (Knoll 45) meistens in der Weise, dass auf eine Contraction des linken Herzens zwei des rechten fallen. Man findet dann in den Arterien des grossen Kreislaufes die halbe Frequenz des Herzstosses.

II. Einfluss der Respiration auf den Puls.

Derselbe äussert sich in zweierlei Weise: Als Steigen und Sinken der Pulscurvenreihe und als Veränderung der Form des Einzelpulses.

Das Steigen und Sinken der Curvenreihe

ist im Tonogramm der unzweideutige Ausdruck einer entsprechenden Veränderung des arteriellen Blutdruckes; nicht so im Sphygmogramm, auf dessen Unvermögen, die Schwankungen des Blutdruckes anzuzeigen, ich bereits im ersten Theile S. 36 hingewiesen habe.

Für die Aenderung des Blutdruckes durch die Respiration sind folgende Faktoren als maassgebend erkannt worden:

a) Druckänderungen im Thorax und Abdomen;

b) veränderliche Capacität und Wegsamkeit der Lungengefässe;

c) wechselnde Schlagzahl des Herzens;

d) Tonusschwankungen im grossen Kreislauf.

Bei natürlicher Respiration wird mit zunehmender Inspirationsstellung der Druck im Thorax immer stärker negativ und dadurch das Einströmen des Venenblutes begünstigt, die Entleerung der Aorta erschwert. Obwohl die Kräfte auf beiden Seiten gleich sind, heben sie sich doch nicht auf. Das Hinderniss, welches dem arteriellen Blutstrom gesetzt wird, kommt kaum in Betracht angesichts der Triebkräfte, über welche er verfügt, namentlich der Leichtigkeit, mit welcher sich die Arbeit des Herzens den Widerständen anpasst. Dagegen hat für den Venenstrom die Veränderung des Thoraxdruckes um wenige mm Hg viel grössere Bedeutung, weil im Falle der Stauung die nicht prall gefüllten Venen ausserhalb der Brusthöhle beträchtliche Blutmengen ohne grosse Druckzunahme beherbergen können. Daraus folgt, dass die Wirkung der Respirationsbewegungen auf den arteriellen Blutstrom, auf welche C. Ludwig (57) und Donders (14) zuerst aufmerksam machten, durch die Aenderungen des Venenstroms verdeckt werden. Einbrodt (17). Inspiration beschleunigt den Venenstrom, bedingt eine stärkere Füllung des rechten und bald auch des linken Herzens, wobei nicht vergessen werden darf, dass der verstärkte negative Druck auch die diastolische Entfaltung der Herzhöhlen unterstützt. Werden die Ventrikel besser gefüllt, so werfen sie auch mehr Blut aus und es wird daher — alles übrige gleich — der arterielle Blutdruck steigen. Immer ist zu berücksichtigen, dass die bessere Füllung des rechten Herzens erst verspätet im Aortendruck zum Ausdruck kommt, weil die Wirkung sich durch den kleinen Kreislauf hindurch fortpflanzen muss. Es wird daher von der Tiefe der Athembewegungen und ihrer Frequenz mit Bezug auf den Herzschlag abhängen, ob überhaupt und welche Aenderungen des Blutdrucks stattfinden. Ist z. B. die Zahl der Athemzüge und der Pulsschläge gleich, ein Fall, der bei Hunden nicht selten zur Beobachtung kommt, so kann von Athemschwankungen des Blutdrucks überhaupt nicht die Rede sei. Einbrodt (17). Dauert die Ueberführung der inspiratorisch aspirirten Blutmenge längere Zeit, so kann die zugehörige Erhöhung des arteriellen Druckes erst in der darauffolgenden Exspiration eintreten und dadurch der Anschein entstehen, als ob die Regel auf den Kopf gestellt wäre. Dergleichen Fälle hat de Jager (38) bei Kaninchen beobachtet Auch werden die Erscheinungen durch eine Anzahl Nebenwirkungen der Athembewegungen modificirt. Dahin gehört der wechselnde Druck im Abdomen, Kuhn (50), Luciani (56), v. Basch (1) und Schweinburg (89); die verringerte Wegsamkeit der Lungengefässe im entfalteten Zustande, Poiseuille (72), Quincke & Pfeiffer (74), Funke & Latschenberger (24), Bowditch & Garland (7) und die damit verbundene Austreibung von Blut aus den Lungen (Capacitätsverminderung), de Jager (36). Bedeutend scheint das Hinderniss bei natürlicher Respiration nicht zu sein; auch ist zu bedenken, dass ein derartiger Widerstand durch die sog. Reservekraft des Herzens leicht überwunden wird.

Der veränderlichen Füllung des rechten Herzens dürfte von den Wirkungen, welche die Athembewegungen unmittelbar auf den Blutstrom ausüben, wohl die grösste Bedeutung zukommen. Anstatt der Inspiration Begünstigung der diastolischen Füllung des Herzens zuzuschreiben, kann man auch von einer Erschwerung in der Exspiration sprechen, und den auf einander folgenden Wechsel der beiden Stellungen als eine Massage des Herzens bezeichnen. Heinricius & Kronecker (31).

Wird die Lunge durch Einblasung ausgedehnt, wie dies bei der künstlichen Respiration geschieht, so wird der Eintritt von Blut in die Brusthöhle erschwert und der Kreislauf durch die Lunge sehr merklich behindert. Beide Umstände addiren sich in ihrer Wirkung zu einer ausgiebigen Herabsetzung des arteriellen Blutdrucks, während umgekehrt ein Steigen stattfindet, sobald die Lunge collabiren kann. Man sollte demnach erwarten, dass die Blutdruckschwankungen bei künstlicher Respiration den natürlichen entgegengesetzt sind, und das sind sie auch, wenn man genügende Pausen zwischen die Athemzüge einschiebt. Die Capacitätsverminderung der Lungengefässe, welche beim Aufblasen viel beträchtlicher ist, als beim Entfalten durch Aspiration (de Jager 36), führt aber zunächst zu einer Austreibung von Blut aus den Lungen, welche in der Aorta früher fühlbar wird als die verminderte Füllung des rechten Herzens. Dem zu erwartenden Sinken des Druckes geht also eine kurze Steigerung vorher. Ausserdem unterstützt der hohe intrathorakale Druck die Entleerung der Aorta. Bei rascher künstlicher Respiration gibt es dann nur inspiratorische Drucksteigerung. Kuhn (50), Kowalewsky (47), de Jager (38).

Indirekt wirken die Athembewegungen auf den Blutdruck durch Vermittelung der Herz- und Gefässnerven. Jede Blutstauung in der Medulla oblongata erhöht den Tonus des Vaguscentrums und setzt dadurch die Schlagzahl des Herzens herab. Bei seltenen und tiefen Athemzügen natürlicher Respiration ist daher jede Exspiration mit einer Abnahme der Pulsfrequenz, jede Inspiration mit einer Zunahme verknüpft. Einbrodt (17). Weiterhin führt mässige Entfaltung der Lunge reflectorisch zu einer Pulsbeschleunigung, Hering (33). Bei natürlicher Inspiration fallen beide Momente zusammen, es kommt daher häufig zu sehr deutlichen Aenderungen der Frequenz. Die inspiratorische Pulsbeschleunigung wirkt blutdrucksteigernd.

Eine mit der Thätigkeit des Athemcentrums synchronische Erregung des Gefässcentrums in Folge wechselnden Gasgehaltes des Blutes hat Schiff (86) angenommen. Bekanntlich hat Traube (95) zuerst das Auftreten von wellenförmigen Schwankungen des Blutdrucks nach Aussetzen der künstlichen Respiration gesehen und dieselben sind seitdem oft bei dyspnoischen

Zuständen beobachtet worden. Aber nur in einzelnen Fällen, insbesondere nach Durchschneidung der Vagi, ist es gelungen, nachzuweisen, dass sie mit der Athmung gleiche Periode haben Hering (32). Bei eupnoischer Beschaffenheit des Blutes fehlen sie zumeist, oder sie sind gegenüber der Frequenz der normalen Athmung so langsam, dass sie zur Erklärung der vorliegenden Schwankungen nicht in Betracht kommen. S. Mayer (63).

Die Erscheinungen beim Athmen verdichteter oder verdünnter Luft können als eine Combination von natürlicher und künstlicher Athmung aufgefasst werden, deren Wirkung auf den Blutstrom sich algebraisch summirt. Werden derartige Versuche längere Zeit fortgesetzt, so können sie je nach Umständen zu dyspnoischen oder apnoischen Zuständen führen, in Folge deren Gefässtonus und Blutdruck vom Centrum aus verändert werden. Zuntz (109).

Die vorstehenden Beobachtungen sind sämmtlich an Thieren gemacht. Man hat daher von vielen Seiten durch Versuche am Menschen eine Ergänzung der manometrischen Befunde angestrebt, wozu man sich hauptsächlich des Sphygmographen bediente. Man gewann hierbei allerdings den Vortheil, dass die Veränderungen der Pulsform, welche bei Aufzeichnung mit dem Quecksilbermanometer verloren gingen, zur Beobachtung kamen; dagegen hat die Meinung, dass man aus dem Verlauf der sphygmographischen Curve einen Schluss auf die Aenderungen des Blutdruckes ziehen könne, zu mancherlei Irrthümern geführt.

Ich habe schon früher gezeigt, dass die Höhe über der Abscisse, auf welcher der Sphygmograph die Pulscurve schreibt, nicht allein von der Ausdehnung der Arterie, sondern auch, und zwar sehr beträchtlich, von dem Turgor des umliegenden Gewebes, also der Füllung der Venen und Lymphgefässe abhängig ist. Aehnliche Bedenken haben auch Sommerbrodt (91), Knoll (44) und Zuntz (109) geäussert. Da eine Anhäufung von Blut in den Venen bei Leerheit der Arterien möglich ist, so kann ein und dieselbe Aenderung der Circulation ein Sinken der manometrischen, dagegen ein Steigen der sphygmographischen Curve ergeben. Wenn freilich bei einer sorgfältigen Vergleichung der Respirationsbewegung und der Pulscurven Resultate erzielt werden, welche mit den manometrischen Beobachtungen im Einklange stehen (Klemensiewicz 43, Knoll 44, Schreiber 88, Löwit 54), so erwächst daraus eine neue Stütze für die Theorie. Zeigt aber die sphygmographische Curve einen anderen Gang, so kann aus ihr niemals eine Correctur der manometrischen Beobachtungen bezüglich des Blutdruckes entnommen werden.

Als Beispiel kann der sog. Valsalva'sche Versuch dienen, auf dessen widerspruchsvolle Deutung bereits Rollet (78) hingewiesen hat. Derselbe besteht bekanntlich in einer Exspirationsanstrengung bei geschlossener Glottis und mehr oder minder inspiratorisch erweitertem Thorax. Die Franzosen gebrauchen für den Vorgang den sehr bezeichnenden Namen „Effort", denn jede stärkere Muskelanstrengung wird bei geschlossener Stimmritze ausgeführt, um den Rumpfmuskeln bei ihrer Contraction einen festen Widerhalt zu geben. Der Vorgang entspricht vollkommen dem Thierversuch mit sogenanntem positiven Respirationsdruck (Einbrodt), welcher in kurzer Zeit zu starker Herabsetzung des Blutdruckes in den Arterien führt, wenn auch anfangs in Folge der Capacitätsverminderung der Lunge und der Auspressung der Aorta und deren intrathorakalen Verzweigungen eine geringfügige Steigerung eintreten mag. Die Beobachtung mit dem Sphygmograph ergibt dagegen ganz regelmässig ein Steigen der Curvenreihe, welche während der ganzen Dauer des Versuchs über der normalen Höhe verbleibt. Marey (60 p. *464*), François-Frank (18), Sommerbrodt (91). Das Ergebniss hat zu sehr sonderbaren Erklärungsversuchen Veranlassung gegeben; vgl. Marey a. a. O. Der Widerspruch erklärt sich sehr einfach, wenn man berücksichtigt, dass der Versuch zu einer venösen Stauung führt, deren Ausbreitung bis in die peripheren Abschnitte der Extremitäten, bei längerer Dauer der Anstrengung sich schon mit freiem Auge erkennen lässt. Die Folge ist, dass die Haut unter der Pelotte anschwillt und der Zeichenhebel eine Erhebung erfährt, welche genügt, die Senkung, welche der Herabsetzung des arteriellen Blutdruckes entsprechen würde, zu verdecken, ja sogar zu übercompensiren. Es muss indessen erwähnt werden, dass v. Basch (1) entgegen den Befunden von Franç. Frank das Armvolum beim Valsalva'schen Versuche trotz der venösen Stauung verkleinert fand, so dass je nach den näheren Bedingungen, unter welchen der Versuch angestellt wird, bald das eine Moment, bald das andere für die sphygmographische und plethysmographische Darstellung ausschlaggebend zu werden scheint.

Dass beim Menschen, so gut wie beim Thiere, der positive Respirationsdruck den arteriellen Druck herabsetzt, lässt sich mit dem Sphygmomanometer mit aller Sicherheit constatiren, wie schon v. Basch (1) und Lenzmann (53) angegeben haben.

Die Aenderungen der Pulsform,

welche die Respirationsbewegungen begleiten, werden von den Autoren ziemlich übereinstimmend angegeben. Bei gewöhnlicher Tiefe der Athmung sind die Pulse kaum verschieden, bei heftigeren Athembewegungen insbesondere bei Reconvalescenten und herzschwachen Leuten (Riegel), sind die Aenderungen

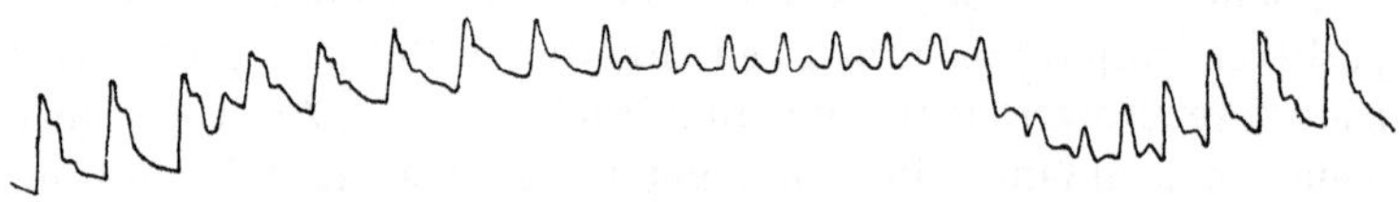

Fig. 81.

Valsalva's Versuch nach Rollet (78 S. *298*), Transmissionssphygmograph auf der Radialis.

sehr deutlich. Zunächst ändert sich die Pulsfrequenz, ähnlich wie beim Thierversuch, d. h. die Herzschläge werden häufiger bei der Inspiration und seltener bei der Exspiration; Klemensiewicz (43), Riegel (77). Doch wird auch das umgekehrte Verhalten angegeben: Vierordt (97), Landois (52). Individuelle Verschiedenheiten sind wohl denkbar, doch ist zu bemerken, dass meines Wissens nur Klemensiewicz (43) und Knoll (44) die Curven des Pulses und der Athmung gleichzeitig geschrieben haben, was zur Sicherheit der Deutung unbedingt nöthig ist.

Eigenthümlich ist das Verhalten bei gehemmter Athmung. Wird in Inspirationsstellung bei geschlossener Stimmritze die Brust- und Bauchhöhle durch eine Ausathmungsanstrengung zusammengedrückt (Valsalva's Versuch), so geht die Zahl der Herzschläge stets empor (man vergl. Fig. 71), während durch eine Einathmungsbewegung in Exspirationsstellung (Müller's Versuch) die Frequenz vermindert werden kann. Marey (59 p. *295—299*), Fr. Frank (18).

Dies scheint im Sinne Herings (33) auf einen im Vagus ablaufenden Reflex zu deuten.

Die häufigen Pulse der Inspiration und des Valsalsa'schen Versuchs sind ferner klein, was begreiflich ist, da bei rascher Schlagfolge auf die einzelne Systole weniger Blut kommt.

Die Veränderungen, die sich in den secundären Erhebungen der Pulscurve vollziehen, sind im Allgemeinen mehr theoretisch

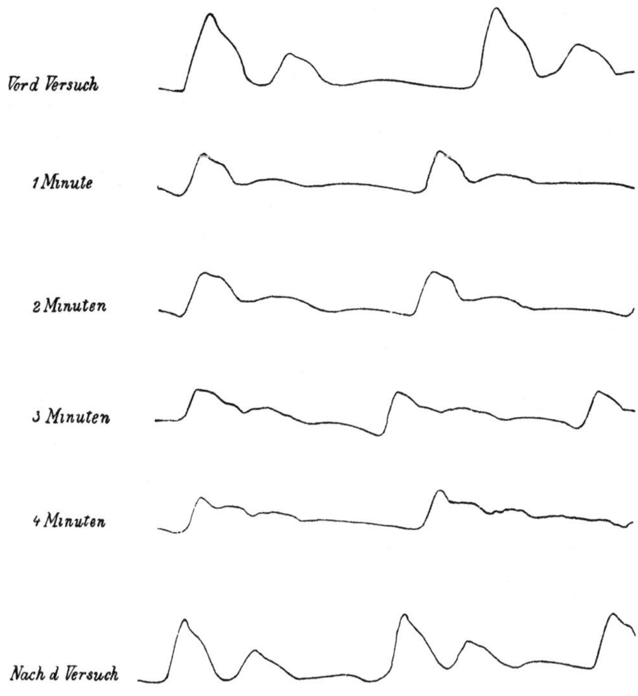

Fig. 82.
Radialispulse vor, während und nach einem Athemstillstand von 4 Min. Dauer (Valsalva's Versuch) nach G. Kolb. Sphygmograph von Dudgeon. Vergr. 3/1.

aus den wirklichen oder vermeintlichen (Sphygmogramm!) Aenderungen des Drucks gefolgert, als aus genauen Messungen abgeleitet worden. Man begnügt sich daher auch fast durchweg mit der Versicherung, dass der Puls bald in dem einen, bald in dem anderen Falle, meist bei der Inspiration, stärker dikrot werde. Wie dürftig eine solche Angabe ist, ergibt sich am besten aus der Betrachtung der Pulsänderungen bei excessiven

Respirationsdrücken. Beim Valsalva'schen Versuch geht mit der Erhebung der Curvenreihe, der grösseren Frequenz des Herzschlages und der Verkleinerung der Pulse eine Umwandlung der Pulsform einher, welche als rein dikrot, bez. als überdikrot bezeichnet wird. Vergl. Fig. 81.

Nach den geläufigen Vorstellungen stehen erhöhter Druck und dikroter Puls im Widerspruch. Nachdem im Vorstehenden nachgewiesen ist, dass die Erhebung der Curvenreihe während der ganzen Dauer der Anstrengung nicht auf eine eben so lang dauernde Erhöhung des Blutdruckes bezogen werden darf, derselbe vielmehr sicher unternormal wird, so wäre der Widerspruch gelöst. Indessen hat schon Rollet (78 S. *297*) darauf hingewiesen, dass der Dikrotismus die Anstrengung überdauern kann. Es ist ferner zu berücksichtigen, dass der Dicrotus schon während des Versuchs verschwindet, wenn derselbe längere Zeit fortgesetzt wird.

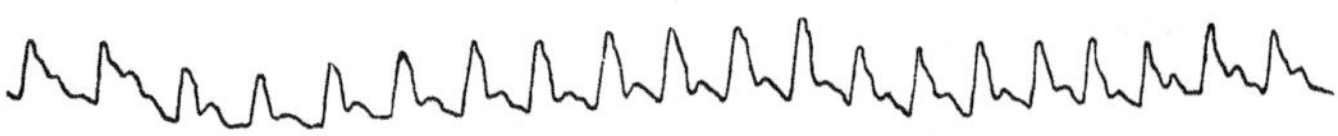

Fig. 83.
Müller's Versuch nach Rollett. Transmissionssphygmograph auf der Radialis.

Leute von grosser Vitalcapacität und starker Willenskraft (Sportsleute) können darin Erstaunliches leisten. So gibt Kolb (46) Pulscurven von einem durch 4 Minuten fortgesetzten Valsalva'schen Versuch (Fig. 82). Der Dicrotus ist schon nach der ersten Minute verschwunden und hat einem Pulse Platz gemacht, bei welchem die (voraussichtlich) dikrotische Erhebung sich dem Hauptgipfel der Curve sitzt nähert. Diesen Charakter behält die Pulscurve bei, trotzdem man eine bedeutende Herabsetzung des arteriellen Druckes gewärtigen muss. Man sieht, dass die vielverbreitete Sitte, aus der Pulsform auf die Spannung zu schliessen, unstatthaft ist, und ich werde in den folgenden Kapiteln noch ausführlicher darlegen, dass die Begriffe von dikrotischer Pulsform und niedriger Spannung sich nicht decken.

Wie wenig ein Puls durch eine derartige Aussage charakterisirt wird, geht am besten aus der Erfahrung hervor, dass der dem Valsalva'schen entgegengesetzte Müller'sche Versuch gleichfalls zu dikroten Pulsen führt, Marey (59 p. *299*)

Rollet (78 S. *299*). Vgl. Fig. 83. Letzterer bemerkt übrigens, dass der Dikrotus in diesem Falle eine andere Gestalt hat und einigermassen an die Pulsform bei Fiebernden erinnert, ferner dass der Versuch bei Wiederholung inconstante Resultate gibt. Man müsste also, wenn Verwirrung vermieden werden soll, verschiedene Arten von dikrotem Puls unterscheiden. Es ist mir wahrscheinlich, dass an dem Dicrotus, welcher im Beginn eines Valsalva'schen Versuches auftritt, die rasche Herzaction bei sehr geringer diastolischer Füllung wesentlichen Antheil hat. Da aber die Frequenz bald wieder abnimmt und wohl auch vasomotorische Erregungen (Dispnoe) zur Geltung kommen, so gewinnt der Puls bald wieder eine andere Form.

Mit den beschriebenen Veränderungen dürfen nicht solche verwechselt werden, welche durch die Verlagerung der Curvenreihe entstehen. Hierauf hat schon Knoll (44) aufmerksam gemacht. Hebt sich die Curvenreihe, so sind die abfallenden Schenkel der einzelnen Pulscurven weniger steil, mehr der Horizontalen sich nähernd. Senkt sich die Curvenreihe, so wird der abfallende Schenkel jedes Pulses sehr steil. Im ersteren Falle treten alle secundären Wellen sehr deutlich hervor, sie heben sich als deutliche Spitzen und Thäler von der nur wenig geneigten Grundlinie ab; im zweiten Falle werden sie durch den steilen Abfall verzerrt und undeutlich. Es ist nicht zulässig, daraus auf einen anderen Ablauf der Wellen ohne Weiteres zu schliessen.

Geht die Veränderung der Schlagfolge soweit, dass der Puls unregelmässig wird, so können Pulsformen von schwer zu entwirrender Form entstehen. Manche Herzschläge werden wegen mangelhafter Füllung so klein und rücken so nahe an einen vorausgehenden heran, dass aus dem Pulsbilde kaum zu erkennen ist, ob man es mit einer neuen systolischen oder mit einer secundären Welle zu thun hat. Aufschreibung des Herzstosses wird dann in den meisten Fällen Klarheit bringen.

Für gewisse Formen durch die Athmung deformirter Pulscurven hat Klemensiewicz (43) eine Deutung versucht, indem er durch die Athembewegungen selbst Pulswellen in den Arterien erzeugen lässt. Führt man diese Vorstellung aus, so würde z. B. durch eine heftige Exspiration eine Bergwelle entstehen, deren Ordinaten der Geschwindigkeit der Respirationsbewegung jederzeit proportional sein müssten. Diese Bergwelle wird in allen im Thorax eingeschlossenen arteriellen Gefässen gleichzeitig entstehen und sich im Arteriensystem nach genau denselben Regeln, mit derselben Geschwindigkeit und unter denselben Reflexionen ausbreiten müssen, wie die vom Herzen kommende. Welches Resultat die Interferenz der cardialen und respiratorischen Wellenzüge geben würde, lässt sich nicht allgemein vorhersagen. Es scheint mir, dass die Dauer der respiratorischen Druckschwankungen viel zu gross ist gegenüber der Zeit einer Systole, als dass sie innerhalb einer Pulsperiode eine merkliche Störung im Ablauf der Pulswellen bewirken könne.

Die vorstehenden Bemerkungen dürften genügen, um zu zeigen, dass die Veränderung, welche der Blutdruck in Folge der Respirationsbewegungen erleidet, in ihren zahlreichen Verwickelungen ziemlich durchschaut ist, dass dagegen die Aenderung der Pulsform weder erklärt, noch überhaupt genauer festgestellt ist.

III. Einfluss der Körperlage auf den Puls.

Es wird auch hier zweckmässig sein, zwischen der Aenderung der Curvenreihe oder des mittleren Blutdruckes und der Aenderung des Einzelpulses zu unterscheiden.

Einwirkung der Körperlage auf den Blutdruck.

Schliesst man einen mit Wasser gefüllten elastischen Schlauch an beiden Enden und befestigt ihn gerade ausgestreckt auf einer horizontalen Unterlage, so wird in allen Querschnitten des Schlauches derselbe Druck herrschen. Wird die Unterlage derart geneigt, dass die Axe des Schlauches mit der Horizontalen einen Winkel bildet, so wird Wasser aus der höher gelegenen Schlauchhälfte in die tiefere abfliessen, in ersterer fällt der Druck, in letzterer steigt er, während im Halbirungspunkte der Schlauchaxe oder kurz in der Schlauchmitte der Druck ungeändert bleibt. Verbindet man irgend einen Querschnitt des Schlauches mit einem feststehenden Manometer, so zeigt dasselbe für alle Lagen des Schlauches denselben Druck an, vorausgesetzt dass die Niveaudifferenz zwischen Manometer und Schlauchmitte unverändert bleibt, die Drehung also um eine durch die Schlauchmitte gehende Axe geschieht. Einen solchen Punkt muss es unter gewissen Bedingungen auch für das Blutgefässsystem geben. L. Hermann (34) hat diesen Punkt den statischen Indifferenzpunkt genannt und seine Lage an der Thierleiche empirisch bestimmt. Für Drehungen um eine frontale Axe liegt er in einer Linie, welche etwa durch die Herzspitze geht.

Eine solche Bestimmung ist streng nur giltig und ausführbar unter der Bedingung, dass durch die Neigung des Körpers eine Verschiebung oder Lageveränderung der einzelnen Körpertheile, sowohl Gliedmassen, wie Eingeweide gegeneinander nicht stattfindet. Aus diesem Grunde können beim Menschen die ausgestreckt liegende und die sitzende, sowie die sitzende und stehende Stellung keinen gemeinsamen Indifferenzpunkt haben.

Weiter ist zu berücksichtigen, dass der Inhalt des Röhrensystems in einer strömenden Bewegung begriffen ist, deren beschleunigende Kraft sich zur Fallbeschleunigung algebraïsch addirt, sowie dass die Strömung in einem Theil des Gefässsystems periodisch geschieht, wodurch der Indifferenzpunkt mit dem Pulse periodisch hin- und herschwankt, ähnlich wie dies für den Schwerpunkt Mosso (66) nachgewiesen hat. Auch wäre die Contractilität der Gefässe in Rechnung zu ziehen. Alle diese Umstände machen die Bestimmung des statischen Indifferenzpunktes theoretisch wie praktisch ausserordentlich schwierig und nur bis zu einer gewissen Annäherung ausführbar.

Nimmt man einen Indifferenzpunkt als gegeben an, so folgt, dass Drehung des horizontal liegenden Körpers um jede, nicht durch denselben gehende Axe den Druck im feststehenden Manometer ändern muss und zwar steigern, wenn der Indifferenzpunkt höher rückt, herabsetzen, wenn er tiefer zu liegen kommt. Dies ist in der That von verschiedenen Untersuchern: Salathé (83), Cybulski (13), S. Friedmann (23) experimentell an Thieren gefunden worden.

Auf eine von diesen hydrostatischen Wirkungen unabhängige allgemeine Veränderung des mittleren Blutdruckes hat zuerst R. Blumberg (6) aufmerksam gemacht. Er fand, dass beim Uebergang aus der horizontalen Stellung in die Vertikalstellung mit dem Kopfe nach oben (Beinstellung, wie er sie nennt) und ebenso mit dem Kopfe nach unten (Kopfstellung) der Blutdruck sinkt, er also bei horizontaler Körperlage am grössten ist. E. Wagner (99) hat dann die Versuche weitergeführt, zum Theil an curaresirten Thieren. Er fand bei letzteren den höchsten Blutdruck in Kopfstellung, den niedrigsten in Beinstellung. Die Veränderungen des Druckes sind unmittelbar nach dem Stellungswechsel am grössten und gehen dann langsam zurück, ohne ganz zu verschwinden. Durchschneidung der Vagi ändert nichts an dem Gange der Erscheinungen, auch nach Durchtrennung des Halsmarkes bleiben sie, wenn auch geschwächt, bestehen.

Die Erscheinungen am curaresirten Thiere erklären sich am einfachsten aus der Aenderung in der Füllung des Herzens durch die Körperlage. Es ist bekannt, dass Kaninchen, ja selbst Hunde, wenn sie im aufgebundenen Zustande in Beinstellung gebracht werden, leicht asphyktische Krämpfe bekommen, weil das Gehirn nicht mehr genug Blut erhält (Salathé 82, Cybulski 13). Macht man den Versuch bei geöffnetem Thorax, so tritt das Absterben des Thieres bei Beinlage noch viel sicherer ein. Man sieht das Herz fast leer schlagen, weil das Blut in den Venen des Unterleibs angehäuft wird. Bringt man das Thier in horizontale oder Kopflage, so können sich die Venen entleeren, das Herz schwillt an und der Blutdruck steigt. Diese jeder Aenderung der Körperlage rasch folgende Füllung oder Entleerung der Venen des Unterleibs weicht am unversehrten Thier in kurzer Zeit einem stationären Zustand, welcher der Herzfüllung bei horizontaler Körperlage näher steht, ohne sie indessen ganz zu erreichen. Daher geht die anfänglich bedeutende Aenderung im mittleren Blutdruck bei dauernder Einhaltung der neuen Körperlage bald zurück. Hierbei sind vasomotorische Einflüsse thätig.

Auf derselben Ursache — Ansammlung von Blut in den Venen des Unterleibs und verminderte Herzfüllung — beruht auch das momentane Ohnmachtsgefühl, das „Schwarzwerden“ vor den Augen, das jeder an sich selbst erfahren hat, wenn er nach längerem Verweilen in liegender oder hockender Stellung sich rasch emporrichtet.

Von diesen, aus dem Verhalten des Venenstroms leicht übersehbaren Folgen zeigen die Erscheinungen am nicht curaresirten Thiere insofern eine Abweichung, als beim Uebergang aus der horizontalen in die Kopfstellung der Blutdruck nicht steigt, sondern sinkt, wenn auch nicht so stark, wie bei Beinstellung. Es ist möglich, dass es sich um Herabsetzung des Gefässtonus auf reflectorischem Wege handelt. In dieser Beziehung ist es von Interesse, das Verhalten der Pulsfrequenz und der Athmung bei dem Versuche zu beobachten.

Die Pulsfrequenz zeigt folgende Abhängigkeit von der Körperstellung: sie ist am grössten bei Beinstellung, am kleinsten bei Kopfstellung. Die Aenderung der Frequenz tritt nach dem Wechsel der Stellung allmählich ein. Nach Durchschneidung der Vagi am Halse fällt die Wirkung der Körperlage auf den Puls weg (Blumberg 6 S. *475*). Dies weist darauf hin, dass der Tonus des Vaguscentrum durch Kopfstellung (und Venenstauung) vermehrt, durch Beinstellung vermindert wird.

Die Athmung zeigt entgegengesetzte Schwankungen; sie ist am frequentesten bei Kopflage am langsamsten bei Beinlage. Man ist versucht, anzunehmen, dass das Athmungscentrum der Medulla genau so wie das Herzhemmungscentrum durch die Blutstauung bei Kopflage, in stärkere Thätigkeit geräth. Es zeigt sich indessen, dass nach Durchschneidung der Vagi der Einfluss der Körperstellung auf die Athemfrequenz ganz oder fast vollständig verschwindet (Blumberg). Dadurch ist allerdings die obige Annahme nicht widerlegt, denn es könnte ja sein, dass die Durchschneidung der Vagi und die damit verbundene tiefe Störung der normalen Athmung das Centrum unempfindlich macht gegen die Aenderungen des Blutgehalts. Immerhin ist aber zu bedenken, ob hier nicht reflectorische, durch die peripheren Ausbreitungen des Vagus vermittelte Wirkungen vorliegen, wie sie etwa durch die veränderte Lage der Eingeweide, Hoch- bez. Tiefstand des Zwerchfells, mittleren Ausdehnungsgrad der Lungen etc. hervorgerufen werden könnten.

Da durch die Venenstauung bei Kopflage eine Erregung

des Herzvagus nachweislich stattfindet und eine ähnliche Wirkung auf das Athmungscentrum nicht ausgeschlossen erscheint, so liegt der Gedanke nahe, dass unter denselben Umständen auch eine Erregung des Gefässcentrums eintritt. Das Steigen des Blutdrucks am curaresirten Thier bei Kopfstellung, das Sinken bei Beinstellung scheint für die Annahme zu sprechen. Dagegen ist anzuführen, dass die Aenderung des Drucks ganz plötzlich mit dem Lagewechsel eintritt und sich sogleich vermindert; ferner dass der Blutdruck am nicht curaresirten Thier bei Kopfstellung sinkt. Es ist oben angedeutet worden, dass letztere Erscheinung vielleicht in ähnlicher Weise auf reflectorische Beeinflussung des Gefässcentrums durch die abnorme Körperlage zurückzuführen ist, wie die veränderte Athmungsfrequenz. Die Bahnen dieses Reflexes könnten aber nicht im Vagus liegen, weil nach Durchschneidung desselben das Sinken des Drucks in Kopfstellung nicht aufhört. Auch tritt der Tiefstand des Blutdruckes sofort mit der neuen Stellung ein und vermindert sich sehr bald, was mit einem Reflex auf glatte Muskeln (Gefässmuskeln) schwer vereinbar ist. Die Erscheinung bedarf also noch der Aufklärung.

Beim Menschen wird gleichfalls der Kreislauf in mehrfacher Weise durch die Körperstellung beeinflusst. Zunächst wurde man auf die Aenderung der Pulsfrequenz aufmerksam, welche im Liegen constant kleiner ist, als im Stehen. Beobachtungen darüber existiren von M'Donnell und W. Aug. Guy. Letzterer gibt folgende Zahlen:

Im Stehen 79 Pulse in der Minute.
- Sitzen 70 - - - -
- Liegen 67 - - - -

Graves fand, dass die Wirkung noch grösser ist bei Kranken und Reconvalescenten. Nach Marey (59 p. *212*, 60 p. *340*), welcher diese Beobachtungen mittheilt und bestätigt, rührt die grössere Pulszahl im Stehen von dem niedrigen Blutdruck her. In dieser Lage werde der arterielle Blutstrom nach dem Abdomen und den Beinen durch die Schwere unterstützt und dadurch der Widerstand im arteriellen Stromgebiet herabgesetzt; je geringer der Widerstand in den Arterien, desto niedriger der Druck und desto häufiger der Puls (p. *213*). Diese Schlussfolgerungen sind in mehreren Punkten willkürlich. Bei den bedeutenden Kräften, über welche der arterielle Blutstrom verfügt, kommt die Wirkung der Schwere für ihn viel weniger in Betracht, als bei den Venen (vgl. oben S. 203). Der Blutdruck ist im Stehen hauptsächlich desshalb niedriger, weil die Entleerung der Venen in den unteren Partien des Körpers erschwert und das Herz weniger mit Blut versorgt wird. Ferner ist die Abhängigkeit der Schlagfrequenz des Herzens vom Blutdruck keine so einfache. Schaltet man die Wirkung aller Herznerven aus, so sinkt mit dem Blutdruck auch die Pulsfrequenz; der rasche Herzschlag bei Verblutung, worauf Marey sich beruft, ist eine reflectorische Erscheinung. v. Bezold (5 S. *195* u. *215*).

Die Wirkung, welche Aenderung der Körperlage auf die Pulsfrequenz äussert, kann überhaupt nicht durch Vermittlung des Blutdruckes allein erklärt werden, weil bei Kopfstellung trotz verminderten Blutdruckes der Vagustonus vermehrt, also die Schlagzahl herabgesetzt wird (siehe oben Blumberg).

Die Vermehrung des Blutdruckes beim Liegen wurde vermittelst des Sphygmomanometers von v. Basch durch Schapiro (84) und Friedmann (23) nachgewiesen. Letzterer findet ihn um 10 Proc. höher als im Stehen, um 6 Proc. höher als im Sitzen.

Einfluss der Körperstellung auf die Pulsform.

Die Litteratur hierüber ist spärlich; es sind mir nur 3 sphygmographische Untersuchungen bekannt geworden. Schapiro (84) findet, dass der Puls beim Niederlegen tard wird. Winternitz (101) hat 3 Pulscurven mitgetheilt, welche sich auf die liegende, sitzende und aufrechte Stellung beziehen. Er sagt, dass sich die Unterschiede nicht regelmässig auffinden lassen. Eine eingehende Studie rührt von L. Spengler (92) her. Er unterscheidet die vorübergehenden und dauernden Aenderungen der Pulsform. Letztere sind oft gering; erstere aber meistens recht auffallend. Wird aus der liegenden Stellung aufgesessen oder aufgestanden, so tritt vorübergehend eine starke Vermehrung der Pulszahl ein, welche sich nach etwa einer halben Minute auf die neue, der betreffenden Stellung eigenthümliche Frequenz einstellt. Vergl. Fig. 84 und 85. Sehr ausgeprägt sind diese Erscheinungen bei Reconvalescenten, was mit den älteren Angaben von Graves (s. o.) übereinstimmt. Spengler nennt die Uebergangszeit das regulatorische Stadium; während desselben ist der Hauptgipfel sehr steil und hoch (Schleuderung?) und Neigung zur Dikrotie vorhanden. Umgekehrt ist beim Uebergang aus der aufrechten in die sitzende oder aus dieser in die liegende Stellung ein „regulatorisches Stadium“ der Pulsverlangsamung nachzuweisen, während dessen die dikrotische Erhebung mehr zurücktritt. Die endgiltigen Pulsformen sind oft wenig von den ursprünglichen verschieden; ist eine dauernde Aenderung nachzuweisen, so liegt sie in der Richtung der Pulsformen des „regulatorischen Stadiums“. Die Erscheinungen treten auch auf, wenn die Körperlage passiv geändert wird. Grosse Statur ist günstig.

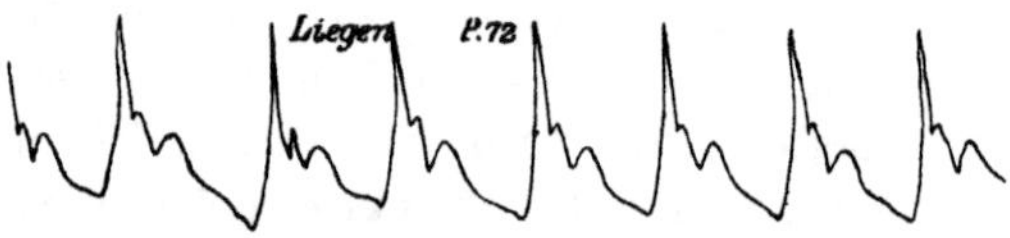

Fig. 84.
Im Liegen. „Grosse, unterdikrote Pulse“.

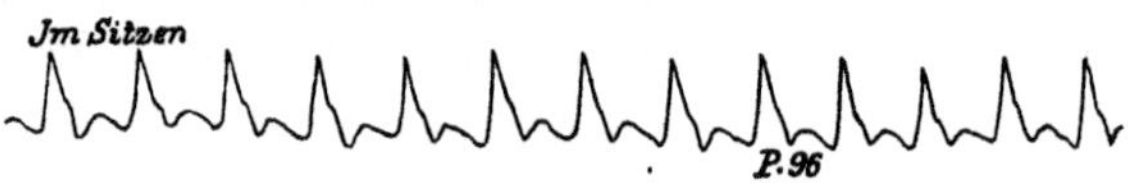

Fig. 85.
Im Sitzen. „Kleine, häufige, dikrote bis überdikrote Pulse“ eines Pneunomiereconvalescenten nach Spengler. Dudgeon's Sphygmograph mit sehr geringer Federspannung (!) auf der Radialis.

Da der Pulsus dicrotus allgemein als der Ausdruck eines erschlafften Gefässsystems angesehen wird, so wird auch die Neigung zur Dikrotie, welche beim Aufsitzen und namentlich beim Aufstehen zu beobachten ist, in diesem Sinne gedeutet. Die Vorstellung ist annehmbar, weil das Sinken des Blutdrucks für den vorliegenden Fall durch andere Methoden sichergestellt ist. Man wird freilich nicht an eine Verminderung des Gefässtonus, also an ein Nachlassen der vasomotorischen Innervation denken dürfen; für das Thier hat Blumberg (6) im Gegentheil es höchst wahrscheinlich gemacht, dass dieselbe sehr bald nach dem Aufstellen zunimmt (s. o.). Es kann sich vielmehr hier nur handeln um eine ungenügende Füllung des Arteriensystems, weil Blut in der unteren Hohlvene und deren

Zuflüssen zurückgehalten wird. Diese arterielle Anämie kann aber zum Theil corrigirt werden durch eine Innervation der Vasoconstrictoren, welche (im Gebiet des Splanchnicus) nicht nur auf die Arterien, sondern auch auf die Venen wirkt (Mall, Du Bois' Arch. 1890 Suppl. S. 57). So ergibt der Thierversuch ein starkes Sinken des Arteriendruckes bei der Beinstellung nur unmittelbar nach dem Wechsel der Lage; sehr bald steigt der Blutdruck wieder, um sich auf einen constanten Werth einzustellen, der allerdings noch immer niedriger, als bei horizontaler Lage ist. Wahrscheinlich entspricht das regulatorische Stadium Spengler's dieser Anpassung des Gefässsystems an die veränderten hydrostatischen Bedingungen. Bleibt die Neigung zum Dicrotus bei aufrechter Stellung dauernd vorhanden (wie namentlich bei Reconvalescenten), so ist es sicher nicht gerechtfertigt, denselben einfach auf die „Erschlaffung“ der Gefässe zurückzuführen. Einen gewissen Antheil mag hieran die etwas grössere Pulsfrequenz im Stehen haben, wie im nächsten Abschnitt noch zu besprechen sein wird. Eine ausreichende Erklärung der Curven ist jedenfalls noch nicht gegeben, dazu fehlen genaue quantitative Angaben der Veränderungen und Nachrichten, wie der Vorgang sich in anderen Gefässgebieten, nicht nur in der Radialis, wie er sich im Druckpuls und wie im Strompuls abspielt. Auch wäre ein Aufschluss darüber, ob die obere Körperhälfte wirklich blutärmer wird, erwünscht und auf plethysmographischem Wege wohl zu erreichen.

Hier sind auch einige Beobachtungen anzureihen, welche sich beziehen auf die Pulsänderung bei Erhebung einzelner Glieder, speciell der Arme. Wären die Blutgefässe starrwandige Röhren, so könnte eine Störung der Circulation durch Lagewechsel einzelner Glieder nicht stattfinden; es wird dann z. B. bei vertikaler Erhebung des Armes der Blutlauf in den Arterien um eben soviel durch die Schwere verzögert, als er in den Venen beschleunigt wird; die beiden Wirkungen heben sich auf und man kann das Gefässsystem des Gliedes schematisch als einen Heber betrachten. Infolge der Nachgiebigkeit der Wände tritt aber genau dasselbe ein, was ich oben anlässlich des Wechsels der Körperstellung ausgeführt habe. Das Blut strömt aus den hochgelegenen Theilen ab gegen die tiefgelegenen. Unmittelbar nach der Erhebung des Armes wird daher eine Stauung des Blutes in den Axillargefässen stattfinden, welche sich aber sehr bald geben dürfte, da eine andere Vertheilung der Blutmenge jederzeit rasch erreicht wird. Dauernd geändert bleibt nur der Durchmesser der Armgefässe insbesondere der hochgelegenen, und zwar wird die Verengerung am ausgesprochensten sein in jenen Abschnitten, welche durch geringe Kräfte offen gehalten werden, also in den Venen und Capillaren. Dem Blutstrom wird dadurch ein

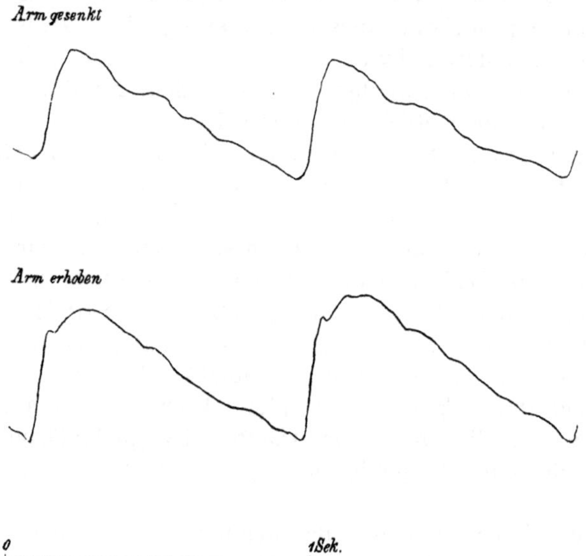

Fig. 86.
Sphygmogramme der Radialis bei gesenktem und erhobenem Arm. Vergr. $^3/_1$.

nicht unbeträchtliches Hinderniss gesetzt und dieses trägt dazu bei, den Arm blutleer zu machen. Erhobene Glieder sehen daher blass aus, ihre Temperatur sinkt, wenn nicht besondere vasomotorische Störungen stattgefunden haben, um mehrere Grade unter die normale (J. Wolff (103), J. Meuli (64) und bleibt tief oder sogar noch langsam sinkend so lange die Elevation fortgesetzt wird (gemessen in der Hand). Der normal katakrote Radialispuls wird anakrot nach K. Urlichs (96) vorübergehend für etwa 10 Min., nach Meuli für längere Zeit oder gar, so lange die Elevation dauert. Die Anakrotie der Radialiscurven am erhobenen Arm ist ferner beobachtet worden von v. Kries (mündliche Mittheilung), sowie von mir. Ich theile in Fig. 88 2 Sphygmogramme mit, welche im Stehen das erste bei herabhängendem Oberarm und horizontal flectirtem Unterarm, das zweite bei vertikal erhobenem Arm gezeichnet sind; die Elevation hat nur einige Minuten gedauert.

Eine Erklärung dieser Curven ohne gleichzeitige tachographische Aufzeichnungen dürfte kaum zu geben sein. Man wird daran denken müssen, dass in Folge der Verengerung sämmtlicher Capillaren der Hand die Pulswellen sehr vollständig zurückgeworfen werden, auch der Ort der Reflexion wohl näher gegen das Herz rückt, so dass man eine deutliche Ausbildung der ersten centripetalen, im Hauptgipfel enthaltenen, rückläufigen Welle sowie der kurzläufigen aus den übrigen Arterien des Armes, besonders der Ulnaris, erwarten darf. Die Fortpflanzung der Wellen wird entsprechend der Leere der Arterien langsam geschehen. Indessen sind vielleicht noch weitere Circulationsänderungen vorhanden. Nach Marey (59 p. *214*) nimmt die Schlagzahl des Herzens etwas ab, wenn man beide Arme erhebt, als Mittel aus 40 Versuchen von 94 auf 87. Daraus auf eine Druckerhöhung in der Aorta zu schliessen, erscheint nicht gerechtfertigt. Ebenso wenig beweisend für eine Drucksteigerung ist die von Marey (60 p. *438*) angeführte Beobachtung, dass in dem Sphygmogramm des bewegten Armes die Curvenreihe emporgeht beim Senken des Armes und fällt, wenn der Arm bis zur Horizontalen gehoben wird, da die mit der Lage sich ändernde Füllung der Venen allein schon genügt, um die Pelotte zu verlagern. Dagegen ist die ebenfalls durch Marey (60 p. *440*) festgestellte Thatsache von Bedeutung, dass in dem Sphygmogramm des ruhenden (linken) Armes die Curvenreihe um ein Geringes steigt, wenn der andere (rechte) Arm gehoben wird. Gleichzeitig schien mir bei diesem Versuch die dikrotische Erhebung im ruhenden Arm deutlicher ausgeprägt zu sein, was mit der Anakrotie im erhobenen Arm nicht im Widerspruch steht. Eine vorübergehende Steigerung des Blutdruckes ist zu erwarten, da die aus dem erhobenen Arm verdrängte Blutmenge im übrigen Körper Platz finden muss. Wolff (103) bestimmte die Volumabnahme bei Uebergang von der herabhängenden in die erhobene Stellung für die Hand zu etwa 12 cc, für Hand Unterarm und unteres Drittel des Oberarmes auf etwa 30 cc. Nimmt man für den ganzen Arm die Menge von 50 cc an, so ist das noch nicht einmal 1 Proc. der gesammten Blutmenge des Erwachsenen. Eine dauernde Erhöhung des Blutdrucks wird man also nicht erwarten können, wenn man sich erinnert, wie grosse Schwankungen der Blutmenge ohne Aenderung des Druckes ertragen werden. Durch welche vasomotorischen Regulationen die Ausgleichung geschieht und ob in dem erhobenen Arm die Anämie durch Gefässreflexe gemindert wird, ist unbekannt. Wie wirksam in dieser Richtung der Anämie gesteuert werden kann, beweist der folgende Versuch: „Starke Abkühlung der Hand durch Wasserbäder von 0—5° erzeugt eine nachfolgende derartige Erschlaffung der Gefässe, dass selbst die Elevation des Armes nicht das sehr schnelle Steigen der Handtemperatur auf 37° und darüber verhüten kann“ (Wolff a. a. O.).

Untersuchungen über die Pulsänderung, wenn der Arm aus der horizontalen Lage in die herabhängende gebracht wird, sind mir nicht bekannt, mit Ausnahme der erwähnten Beobachtung von Marey (II, 438), welcher am herabhängenden Arm den Radialispuls weniger steil abfallend und stärker dikrot findet. Genauere Messungen des zeitlichen Eintreffens sowie der relativen Höhe der secundären Erhebungen in dem einen wie in dem anderen Falle stehen noch aus.

IV. Einfluss körperlicher Arbeit auf den Puls.

Mannigfaltige und tiefgreifende Aenderungen der Körperfunctionen sind mit der Muskelbewegung verknüpft, namentlich wenn sie in Gestalt anstrengender und lang dauernder Arbeit ausgeführt wird. Der grosse, das Maass der geleisteten Arbeit weit übersteigende Energieverlust des Körpers äussert sich in vermehrter Sauerstoffaufnahme und Kohlensäureausscheidung, in gesteigerter Wärmeabgabe und es bedarf einer reichlichen Ernährung, wenn der Körper im Gleichgewicht erhalten werden soll. Der vermehrte Stoffwechsel stellt auch an den Kreislauf erhöhte Ansprüche: Das Herz schlägt rasch und heftig, die oberflächlich sichtbaren Arterien sind erweitert und schlagen stark, die Haut ist geröthet, schweissbedeckt und warm, die Gefässe der Muskeln sind, wie der Thierversuch zeigt, erweitert und von einem raschen Blutstrom durchsetzt. Ueber das Verhalten des Blutdruckes gibt es nur wenige Angaben. Marey (59 p. *223*, 60 p. *343*) glaubt, dass derselbe sich erniedrigt und führt als Beweis einen Versuch am Pferde an, wo in der Carotis gemessen wurde:

Ruhe	108 mm Hg
Nach einem Trabe v. 10 Min.	102 mm Hg
Später ausgeruht	115 mm Hg.

Aus dem Versuche lässt sich höchstens folgern, dass nach der Bewegung der Druck etwas erniedrigt sein kann. Zadek (106) und Friedmann (23) finden, dass Körperbewegung (Turnen) den Blutdruck steigert (gemessen mit dem Sphygmomanometer). Sehr zahlreiche Bestimmungen, ebenfalls mit dem Sphygmomanometer rühren von Oertel (70) her. Da die Beobachtungen sich gleichzeitig auf die Pulsfrequenz, die Pulsform, den Durchmesser der oberflächlichen Arterien (Temporalis und ihre Aeste) und die Körpertemperatur ausdehnen, da gleichzeitig auf den Grad der Anstrengung, der Ermüdung und Uebung geachtet wurde, so sind die Ergebnisse in mehrfacher Beziehung von Wichtigkeit. Bewegung wurde ausgeführt in Gestalt von Gehen und Bergsteigen. Der Blutdruck wurde während der Bewegung ausnahmslos über der Norm gefunden, der Betrag der Zunahme wechselte mit dem Grade der Anstrengung, nahm aber bei ungefähr gleicher Arbeitsgrösse mit dem Training ab. So brachte z. B. zu Anfang der Versuche die Ersteigung einer Höhe von 285 m eine Zunahme des Blutdrucks um 43 mm Hg, nach längerer Uebung die Ersteigung einer Höhe von 1039 m nur noch eine Zunahme von 6 mm hervor (in beiden Fällen gute Wege). Nach der Arbeit geht der Blutdruck rasch zur Norm zurück.

Die Pulsfrequenz, welche, wie bekannt, durch körperliche Anstrengung bedeutend zunimmt, um 50 Proc. und mehr, geht ebenfalls in der Ruhe ziemlich rasch, vielleicht etwas später als der Blutdruck, zur Norm zurück. Sie wird durch Uebung nicht wesentlich verringert.

Die Bestimmungen der Arterienfüllung sind insofern unvollständig, als das beobachtete Gefäss (Temporalis) bei

Körperruhe nicht sichtbar ist. Bei Anstrengungen treten sowohl der Stamm als die grösseren Aeste sichtbar über das Niveau der Stirne hervor, so dass sich Durchmesser und Wölbung mit einem Zirkel messen lassen; die normalen Grössen können aus dem angeführten Grunde nicht gegeben werden. Die Erweiterung geht nach Eintritt in die Ruhe zurück, doch sehr langsam, so dass sie oft noch viele Stunden nach grösseren Anstrengungen bemerkbar bleibt.

Aehnlich langsam bilden sich die Veränderungen des Pulses zurück. Der Charakter der Curven weicht von der normalen Form der Radialispulse dadurch ab, dass der Hauptgipfel fast ebenso steil und tief absinkt, als er angestiegen ist und dass ihn von dem nächsten eine kurze Strecke trennt,

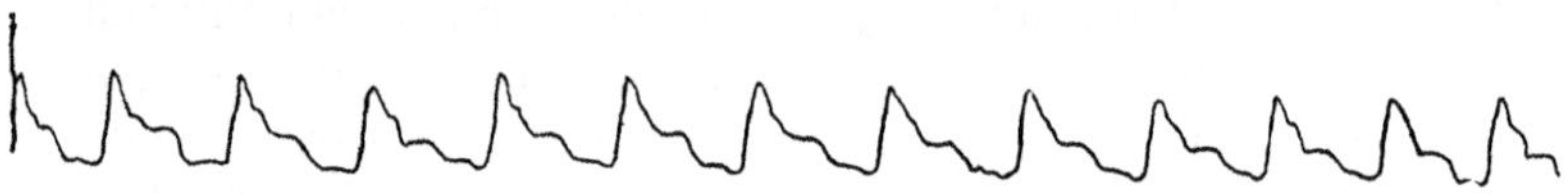

Fig. 87.
Sphygmogramm der Radialis in der Ruhe (nach Oertel).

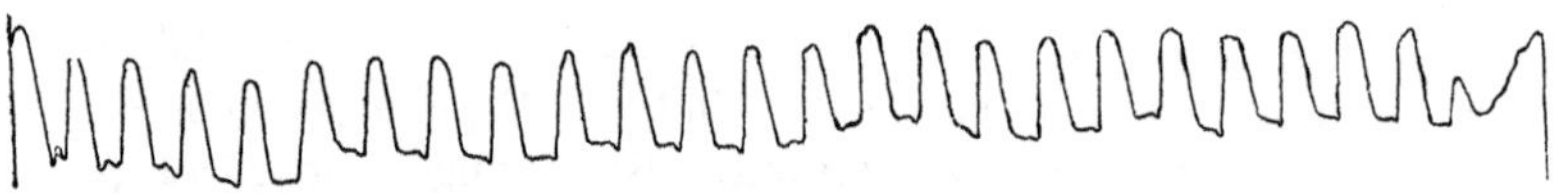

Fig. 88.
Nach einer Bergbesteigung, unmittelbar nach Ankunft auf der Spitze (nach Oertel).

welche entweder nahezu eben oder mit schwacher dikrotischer Erhebung verläuft. Man vergl. Figg. 87 u. 88. Ausserdem sind die Pulsgrössen sehr bedeutend, insoweit eine Vergleichung von Sphygmogrammen in dieser Richtung zulässig ist.

Die Curven zeigen nach dem Verfasser eine Abnahme der Arterienspannung an. Dieser Ausdruck kann hier, wo der Blutdruck, folglich auch die Spannung der Arterienwand thatsächlich vermehrt ist, nur bedeuten, dass der Tonus der contractilen Wandelemente nachgelassen hat, das Gefäss also für denselben Werth des Blutdrucks einen grösseren Durchmesser und kleineren Elasticitätsmodul besitzt. Die Erweiterung konnte, wie erwähnt, direct wahrgenommen werden. Dieselbe kann sich aber sicherlich nicht auf alle Arterien erstrecken, da sonst unfehlbar ein Sinken des Blutdruckes stattfinden müsste, wie nach einer Durchschneidung des Halsmarks. Wenn auch durch die beschleunigte und vertiefte Respiration sowie durch die hohe Frequenz der Herzschläge ein rascher Blutstrom gefördert werden kann, so sind diese Kräfte doch machtlos, wenn nicht das Gefässcentrum vertheilend eingreift. Man muss nach den vorliegenden Beobachtungen allerdings erwarten, dass ein rascher Blutstrom in der Haut und in den Muskeln des Körpers stattfindet, derselbe wäre aber unmöglich, wenn nicht andere, direkt nicht betheiligte Gebiete sich in Vasoconstriction befänden, so dass der grösste Theil der Blutmenge nach den thätigen Organen geworfen werden kann. Es ist nicht unwahrscheinlich, dass das in relativer Anämie befindliche Gefässgebiet in den Unterleibsorganen zu suchen ist; die geringe Thätigkeit der Nieren bei schweissbedeckter Haut, die Erfahrung, dass während heftiger Anstrengung die Verdauungsorgane wenig geschickt zu ihren Funktionen sind, ist dieser Vorstellung günstig.

Wenn man also frägt, wodurch wohl der Dikrotismus des Pulses bei körperlichen Anstrengungen oder eine der Dikrotie nahe verwandte Form zu Stande kommt, so muss man an zwei Möglichkeiten denken: an die rasche Schlagfolge des Herzens und an die der Gefässinnervation entsprechende eigenthümliche Vertheilung des Blutes. Die rasche Herzthätigkeit allein dafür verantwortlich zu machen, wird nicht angehen, da die Pulsvermehrung rascher zurückgeht als die Dikrotie. Es muss ausserdem berücksichtigt werden, dass die Kürze der Systolen nicht allein eine Funktion der Schlagfolge, sondern auch der Füllung ist und dass hier Umstände obwalten, welche starke Füllungen bewirken und daher sehr kurzen Systolen abhold sind. Man wird also auf die Gefässinnervation vor allem das Augenmerk lenken müssen. Nehme ich vorläufig an, dass dieselbe in einer Dilatation der Haut und Muskelgefässe und in einer Constriction der Gefässe im Gebiet des Splanchnicus besteht, so bleibt noch immer unentschieden, ob die Curve dikrot wird, weil die zwischen Haupt- und dikrotischem Gipfel für gewöhnlich vortretenden secundären Erhebungen (kurzläufige Wellen) fehlen, bezw. zu spät kommen und sich zum dikrotischen Gipfel addiren oder ob die dikrotische Erhebung aus irgend anderen Gründen deutlicher als sonst bemerkbar wird. Man sieht, dass aus der Druckcurve einer einzelnen Arterie eine Erklärung des Pulses noch nicht gegeben werden kann und dass es der gleichzeitigen Beobachtung an mehreren Orten und mit verschiedenen Methoden bedarf, wenn Klarheit geschaffen werden soll.

Die Dikrotie des Radialispulses während und nach heftigen Muskelbewegungen ist wiederholt beobachtet worden. Bei einer Besteigung des Mont Blanc haben Chauveau & Lortet in einer Höhe von 4000 m einen Puls beobachtet, dessen starke Dikrotie sie mit dem Typhuspuls vergleichen (Marey (60 p. *446*). Auf Seite 342 seines Werkes (II. Auflage) stellt Marey die Pulse vor und nach einem raschen Laufe übereinander, Fig. 89 ist eine Copie derselben. Die Frequenz ist beinahe verdoppelt und die Form deutlich dikrot. Da nach Marey bei raschem Puls stets niedriger Blutdruck herrschen soll (s. o.), so wird der Dikrotus entsprechend erklärt.

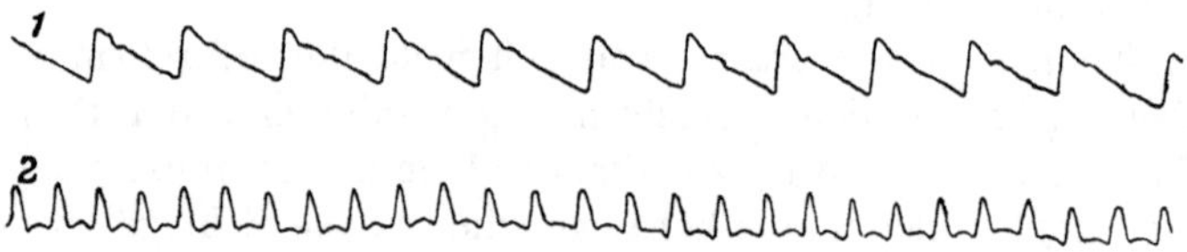

Fig. 89.
Radialispuls 1) in der Ruhe, 2) nach einem raschen Lauf (nach Marey).

Die Veränderungen des Pulses bei Muskelthätigkeit haben begreiflicher Weise auch die Sportswelt interessirt, insbesondere weil vielfach die Meinung verbreitet ist, dass grosse Anstrengungen zu Krankheiten der Circulationsorgane prädisponiren. Zahlreiche Beobachtungen hat darüber G. Kolb (46) gemacht, in dessen Buche sich mehrfach Pulscurven vor und nach dem Training, sowie nach dem Rennen verzeichnet finden. Ein mehrwöchentliches Training hat stets den Erfolg, die Pulszahl herabzusetzen, wahrscheinlich in Beziehung zu einer physiologischen Hypertrophie des Herzens. Die Pulse werden dadurch ausdrucksvoller, Haupt- und Nebengipfel treten deutlicher hervor. Nach dem Lauf tritt die Dikrotie nicht bei allen Leuten gleich deutlich hervor, am ausgesprochensten dann, wenn der Hauptgipfel der Curve spitz und schmal ist. Manchmal kommt im Anfangstheil der Curve ein breiter Doppelgipfel vor, worauf die Linie zur Abscisse abfällt und bis zum nächsten Puls fast horizontal verläuft, wie z. B. in Fig. 90. Endlich scheint auch die Art der Muskelbewegung von Einfluss zu sein. Die Curven nach einem Wettlauf sehen anders aus als nach einer Wettfahrt im Boot. In der That unterscheiden die Sportsleute, je nachdem die Ermüdung mehr die Muskeln oder die Kreislaufsorgane, die Athmung oder die nervösen Organe ergreift, verschiedene Arten maximaler Arbeit.

Viel deutlicher als nach den kurzen maximalen Muskelleistungen, wie sie der Sport in der Regel verlangt, tritt die Dikrotie im Zustande der Uebermüdung und nervösen Abspannung, nach unzweckmässig ausgeführter oder zu lang

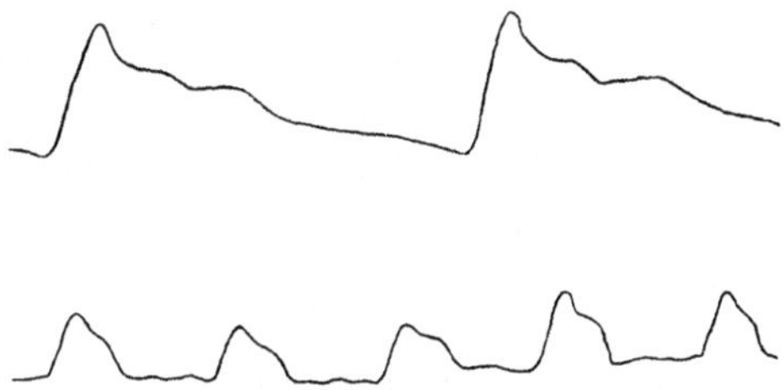

Fig. 90.
Radialiscurven vor einem Wettlauf und 30 Sec. nach demselben; 200 Meter in 27 Secunden. (Nach Kolb.)

dauernder Anstrengung auf. Alle diese Curven harren noch der genauen Analyse; sie werden in der Regel allzu schematisch auf Erschlaffung des Gefässsystems bezw. niedrigen Blutdruck bezogen.

V. Einfluss der Temperatur auf den Puls.

Die erste Folge eines Wechsels der äusseren Temperatur ist stets eine Aenderung im Tonus der Hautgefässe. Man vergleiche darüber die interessanten Versuche von U. Mosso (67). Die Anpassung der Wärmeproduction an die neuen Bedingungen folgt langsamer nach. Niedere Temperaturen rufen eine sehr energische Contraction der oberflächlichen Arterien hervor, die Haut wird blass, man sieht durch die blutleeren und daher durchscheinenden oberen Schichten der Cutis die gröberen Venenstämme der Tiefe als blaues Geäder hindurch, das Gewebe verliert wegen mangelhafter Lymphbildung seinen Turgor, die Gesichtszüge erhalten einen eingefallenen, leichenähnlichen Ausdruck. Mit diesen Erscheinungen geht in der Regel eine leichte Steigerung des mittleren Blutdruckes einher (Winternitz, 102 S. *63*). Wird das Sphygmogramm einer oberflächlichen Arterie gezeichnet (Radialis), so findet man die Pulsfrequenz unverändert oder verlangsamt, die Pulse sehr klein, den absteigenden Schenkel wenig und gleichmässig geneigt, die secundären Erhebungen wenig ausgesprochen.

Aehnliche Zustände des Gefässsystems lassen sich beobachten bei heftigen Uebelkeiten, Erbrechen und Durchfall, ferner im Froststadium acuter fieberhafter Erkrankungen. Auch hier sind die Pulse der oberflächlichen Arterien sehr klein und dem soeben beschriebenen Bilde ähnlich. Es ist damit nicht gesagt, dass alle die genannten Zustände gleiche Pulsformen geben. Kleine Pulse, auf dieselbe Abscissenlänge wie die grossen geschrieben, erscheinen dem Auge stets weniger ausdrucksvoll und daher sind unterscheidende Merkmale viel schwieriger zu entdecken. Die bisher veröffentlichten Curven, welche von verschiedenen Beobachtern und Instrumenten stammen und überhaupt nur Sphygmogramme der Radialarterie darstellen, gestatten kein sicheres Urtheil. Der Vergleich kann sich nur auf die gröbsten Merkmale beziehen.

Erweiterung der oberflächlichen Arterien mit vermehrter Wärmeabgabe, eventuell unter Schweisssecretion findet statt bei vermehrter Wärmeproduction (Muskelarbeit, Fieber) oder bei erhöhter Aussentemperatur (Dampfbad). Der Puls ist in den meisten Fällen frequent, gross und dikrot.

Die Dikrotie des Radialispulses

in fieberhaften Krankheiten hat seit alten Zeiten die Aufmerksamkeit der Aerzte gefesselt. Die Einführung des Sphygmographen hat die Beobachtung nur insofern verschärft, als man unter-, über- und vollkommen dikrote Pulse unterscheidet. In welcher Weise die Umwandlung des normalen Pulses in den dikroten stattfindet, ist unbekannt und dürfte auch kaum anzugeben sein, so lange die normale Curve nicht verstanden ist. Die Aussage, dass die erste „Elasticitätselevation" oder die „Klappenschlusselevation" kleiner wird bez. verschwindet, die

„grosse Incisur“ sich vertieft, die „Rückstosselevation“ am absteigenden Curvenschenkel herabrückt — ohne Angabe vergleichbarer Maasse von Grösse und Zeit — ist eine gar zu dürftige Beschreibung der Formänderung, ganz abgesehen von der bedenklichen Deutung, welche die Kunstausdrücke vorwegnehmen. Nicht minder dunkel sind die Ursachen, welche zur Dikrotie führen. Bisher sind folgende begünstigende Umstände bekannt geworden:

1. Frequenter Puls. Vermehrung der Herzschläge führt, wie Donders (15) zuerst gefunden hat, zu einer Verkürzung der Systolendauer. Damit muss auch die primäre Welle verkürzt werden, die secundären Erhebungen werden bei gleicher Fortpflanzungsgeschwindigkeit der Pulswelle tiefer auf dem absteigenden Curvenschenkel zu liegen kommen. So ist der Puls bei Anfällen von Tachycardie dikrot gefunden worden. Indessen ist nicht jeder frequente Puls ein Dicrotus und es ist ferner die Umwandlung des Pulses in einen dikroten ohne Vermehrung der Herzschläge beobachtet worden (Riegel 76). In der Regel ist aber der dikrote Puls ein frequenter.

2. Hohe Körpertemperatur. Die Abhängigkeit der Dikrotie von der Temperatur ist zuerst von O. J. B. Wolff (104) aufgestellt worden und zwar nicht nur für die Radialis, sondern auch für die Pediaea. Bei steigender Temperatur wird die Dikrotie in der Pediaea früher merkbar und wandelt sich auch eher in den monokroten Typus um. Sehr sorgfältige Beobachtungen zu dieser Frage hat Riegel (77) beigebracht. Es gibt zweifellos Fälle, wo die Entwicklung der Dikrotie mit der Temperatursteigerung gleichen Schritt hält, aber Riegel hat ebenso wie Wolff zahlreiche Ausnahmen constatiren müssen, so dass er die erhöhte Temperatur nicht als die Voraussetzung, sondern nur als ein begünstigendes Moment für die Dikrotie auffasst. In der That kann die grössere Wärme des Blutes nicht direkt die Ursache der eigentthümlichen Pulsform sein, sondern nur vermittelst gewisser Veränderungen, die sie in den Geweben hervorruft, und es wäre wunderbar, wenn dieselben nicht auch auf anderem Wege zu Stande kommen könnten.

3. Als die eigentliche Ursache der Dikrotie wird die Herabsetzung der Gefässspannung betrachtet. Diese

Regel hat ebenso wenig allgemeine Giltigkeit wie die früheren und sie bedarf einiger Zusätze, wenn sie überhaupt richtig sein soll.

Vor allem darf, wie ich das schon oben mehrfach berührte, der Ausdrück „herabgesetzte Gefässspannung" nicht mit niedrigem Blutdruck verwechselt werden. Es ist vollkommen ungerechtfertigt, wenn Marey die dikroten Pulse, welche nach starken Aderlässen, bei heftiger Körperbewegung und im Fieber auftreten, insgesammt vom erniedrigten Blutdruck her-

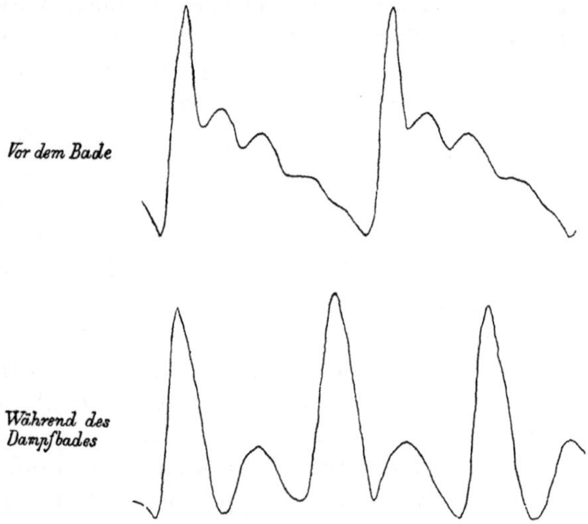

Fig. 91.
Wirkung des Dampfbades auf den Radialispuls (nach Winternitz). Vergr. 3/1.

leitet. Die Pulsformen, welche bei Aderlässen auftreten (Marey 60 p. *336*), sind in ihrer Beziehung zum Blutdruck noch gar nicht näher studirt. Es ist bekanntlich nicht gestattet, die Abnahme des Druckes der Grösse des Blutverlustes proportional zu setzen (Goltz 29, Tappeiner 94, Worm Müller 105). Bei körperlicher Arbeit ist der Blutdruck sehr häufig erhöht (siehe oben), und ebenso im Fieber; doch kann von einer festen Beziehung zwischen Körpertemperatur und Blutdruck nicht die Rede sein, worüber in der Arbeit von Kuhe-Wiegandt (49 wo auch Litteraturangaben) das Nähere nachzulesen ist.

Der Ausdruck „herabgesetzte Gefässspannung" kann sich daher nur beziehen auf die im Hitzestadium des Fiebers zu beobachtende Erweiterung der oberflächlichen Arterien, welche aber, wie ich oben S. 225 zeigte, durch Verengerung innerer Gefässgebiete ausgeglichen sein muss. Es scheint mir bemerkenswerth, dass auch in nicht fieberhaften Zuständen, welche mit Hyperämie der Haut verknüpft sind, Dikrotie des Pulses beobachtet werden kann, nämlich bei körperlichen Anstrengungen (siehe oben), im Dampfbade (man vgl. Fig. 91 nach Winternitz 102 S. *81*), endlich bei Einathmung von Amylnitrit, worauf ich unten zurückkomme.

Man könnte versucht sein, diese Beobachtungen zu folgender Regel zusammenzufassen: Tritt bei normalem oder erhöhtem Blutdruck Hyperämie der Haut ein, so zeigen die stark schlagenden Arterien, besonders bei hoher Frequenz, dikroten Puls.

Dass aber auch diese Regel nicht ohne Ausnahme ist, geht aus der Erfahrung hervor, dass fieberhafte Processe mit ausgesprochener Hyperämie der Haut vorkommen ohne Dikrotie. Marey (60 p. *572*) stellt auf Grund eigener Versuche an Kranken die nicht dikroten Pulse bei den acuten Exanthemen dem Dicrotus bei Typhus, Pneumonie und Phthise gegenüber.

So wenig wie die Beobachtungen am Menschen, sprechen die Thierversuche für die Annahme, dass Dikrotie im Gefolge herabgesetzter Gefässspannung sich einfinde. Durchschneidet man einem Thiere das Halsmark, so rücken allerdings in Folge verlangsamter Fortpflanzung der Wellen die secundären Erhebungen weiter vom Hauptgipfel ab, sie verlieren aber auch (gleiche Pulsgrösse vorausgesetzt) stets an Deutlichkeit und man wird dies nach den früheren Erörterungen über das Zustandekommen der Reflexionen nicht verwunderlich finden. Erhöhung des Blutdrucks durch Reizung des Rückenmarks lässt dann die dikrote Welle unter Annäherung an den Hauptgipfel wieder deutlicher werden. Man vgl. Fig. 80 auf S. 188. Ueberhaupt aber zeigen die Thierversuche, dass die Deutlichkeit, mit welcher die secundären Wellen und insbes. die dikrotischen auftreten, in keiner direkten Abhängigkeit vom Blutdruck stehen, indem im Laufe eines Versuches bei demselben Blutdruck und gleichem Herzschlag das Aussehen der Pulse sehr wesentliche Aenderungen erfahren kann. Ob bei dem echten Dicrotus die dikrote Welle später kommt als in der Norm (bei demselben

Individuum zu messen), ist so wenig wie das Gegentheil bisher nachgewiesen worden. Es ist somit keine einzige Thatsache

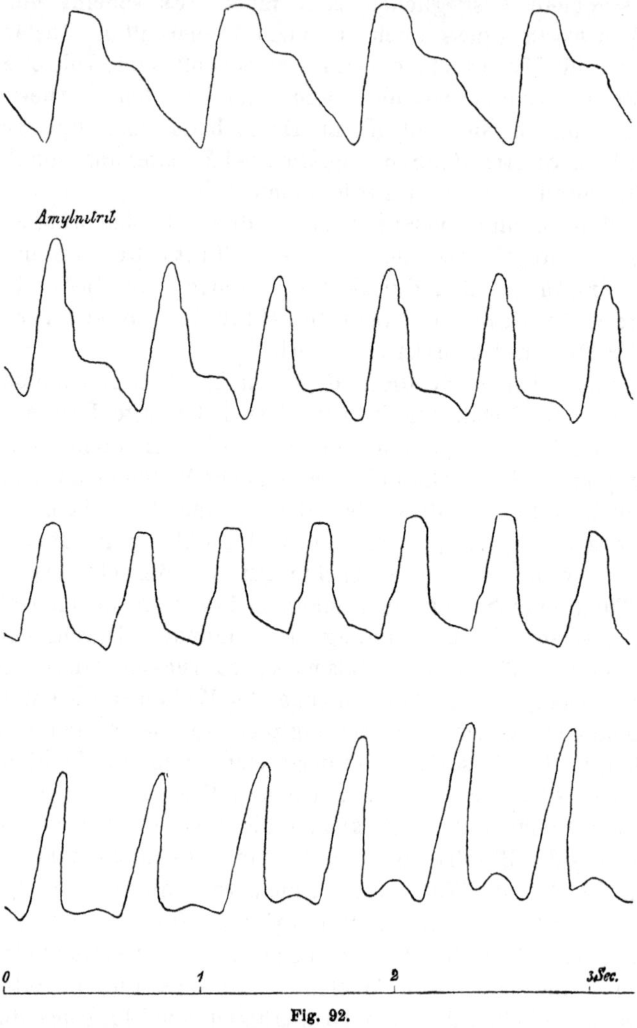

Fig. 92.

Einathmung von Amylnitrit. Erste Curve normal, zweite Curve unmittelbar nach der Einathmung, dritte Curve starkes Klopfen der Carotiden, vierte Curve Röthung der Haut, Erholung. Vergr. $^3/_1$.

bekannt, welche die dikrote Pulsform als die nothwendige Folge des herabgesetzten Blutdrucks erkennen liesse. Alles deutet vielmehr auf enge Beziehungen zwischen dieser Pulsform und der vasomotorischen Innervation, worauf ich wiederholt aufmerksam gemacht habe. Bei dem heutigen Stande der Kenntnisse scheint mir jedoch eine bestimmte Vorstellung über die Entstehung der Curve noch verfrüht und der Einwand zulässig, dass der Dicrotus auf verschiedene Weise zu Stande kommen kann.

Der Satz, dass der dikrote Puls ein Puls niedriger Spannung, d. h. niedrigen Blutdruckes sei, schien besonders sicher gestellt durch die Erscheinungen, welche bei Einathmung von Amylnitrit zu beobachten sind. Durch den Thierversuch ist ein starkes Sinken des Blutdruckes nachgewiesen (Lauder Brunton 8 S. *285*); am Menschen findet man nach Riegel (77 S. *28*) den Radialispuls dikrot. Nach eigenen Versuchen scheint mir weniger der Dicrotus als das Zurücktreten der secundären Wellen und die Verschmälerung des Hauptgipfels bemerkenswerth. Das Blut bewegt sich anscheinend mit geringerer Reibung. Erst später, wenn die Röthung der Haut sich entwickelt und das Klopfen der Carotiden nachgelassen hat, zeigen sich dikrote Formen; man vgl. Fig. 92. Neuerdings hat nun aber Schweinburg (90) den Blutdruck auf Einathmung von Amylnitrit steigen sehen, sowohl beim Menschen als bei Hunden. Worin der Widerspruch in den Versuchsresultaten zwischen Schweinburg und Lauder Brunton begründet ist, weiss ich nicht zu sagen, da mir Schweinburg's Mittheilung nicht zugänglich ist. Seine Befunde am Menschen sind aber durch v. Maximowitsch & Rieder (62) durchaus bestätigt worden. Sie fanden gleichzeitig mit der Röthung des Gesichts, dem Klopfen der Carotiden und der Vermehrung der Pulszahl eine beträchtliche Steigerung des Blutdruckes um 50 und mehr Procent seines normalen Werthes; eine Erniedrigung des Druckes wurde zu keiner Zeit beobachtet.

VI. Dauernd veränderte Arterienpulse.

1. Der Puls bei Klappenfehlern des Herzens.

In den Arterien des grossen Kreislaufes kann der Puls direkt nur durch Veränderungen am linken Herzen beeinflusst werden. Krankhafte Zustände des rechten Herzens wirken allenfalls insofern, als sie die Füllung des linken Herzens in Mitleidenschaft ziehen.

Durch die merkwürdige Anpassungsfähigkeit, welche der Herzmuskel mit den übrigen muskulösen Organen des Körpers theilt, führt der fehlerhafte Zustand einer Mündung zunächst nicht zu Circulationsstörungen, sondern zur übermässigen Arbeitsleistung der angrenzenden Abtheilungen des Herzens und zur Hypertrophie derselben. In diesem Stadium ist der Klappenfehler compensirt. Man kann indessen diesen Zustand dem normalen nicht vollkommen gleichwerthig setzen, denn erstens ist dem hypertrophischen Herzen die Grenze der Leistungsfähigkeit bei stärkerer Inanspruchnahme enger gesteckt, als dem gesunden und zweitens dürfte sich, wie Krehl (48) wahrscheinlich gemacht hat, selten ein Klappenfehler finden, der nicht mit krankhaften Veränderungen der Musculatur verknüpft ist. Je verbreiteter dieselben sind, desto leichter kommt es gegenüber den gesteigerten Anforderungen zu einem Versagen des Herzens, es tritt Compensationsstörung auf, entweder in Gestalt von Herzschwäche oder als unregelmässiger Puls. Diesem Ende steuert fast jeder Herzfehler früher oder später entgegen, da die endocarditischen und myocarditischen Processe nur schwer ganz ausheilen, vielmehr das Bestreben zeigen, nach kürzeren oder längeren latenten Perioden wieder hervorzubrechen. Sehr häufig verbinden sich mit krankhaften Processen am Herzen, solche an den Gefässen. Es ist daher begreiflich, dass Patienten mit Klappenfehlern sehr wechselvolle Pulserscheinungen darbieten und dass keine Pulscurve als charakteristisch für den Klappenfehler als solchen angesehen werden kann, wenn nicht der augenblickliche Stand des Leidens und seine Complikationen bekannt sind.

Bei compensirter Insufficienz oder Stenose der Mitralis mässigen Grades kann der Puls vollkommen normal sein. Zeigen sich Veränderungen, so sind dieselben so wenig spezifischen Charakters, dass aus ihnen allein die Diagnose höchstens gestützt, nicht erschlossen werden kann.

Bei höherem Grade des Leidens werden kleine Pulse gefunden, welche der dikroten Gattung angehören (Marey 60 p. *690*, Riegel 77, Rosenstein 80). Ob dieselben auf die grössere Frequenz des Herzschlages und die Kleinheit der primären

Welle, auf niedrigen Druck im Arteriensystem oder eigenthümliche Gefässinnervation zu beziehen sind, ist unbekannt. In dieser Richtung ist viel theoretisirt, aber wenig beobachtet worden. Bestimmungen der Volumschwankung im Plethysmographen, der Pulsgrösse mittelst des Tachographen, des Blutdruckes nach v. Basch würden die Frage wesentlich klären. Dass der Blutdruck selbst bei mangelhafter Compensation nicht merklich erniedrigt zu sein braucht, hat Christeller (9) gezeigt.

Die Unregelmässigkeit des Pulses bei Affectionen der Mitralis, auf welche einige Autoren grossen Nachdruck legen (Lorain 55 p. *285*, Marey 60 p. *686*) wird von anderen nur als ein Zeichen der gestörten Compensation aufgefasst. Riegel 77, Rosenstein (80).

Insufficienz der Aorta mit compensirender Hypertrophie des linken Ventrikels führt zu Pulsen von solcher Grösse, dass das Wogen der Arterien leicht durch die Haut zu sehen ist. Durch die Betastung wird eine ungewöhnliche Celerität wahrgenommen und bei der sphygmographischen Aufnahme zeigen sich die Stösse so kräftig, dass selbst bei starker Federspannung der Hebel leicht geschleudert wird. Die Curve hat eine relativ sehr grosse Amplitude und ist arm an secundären Erhebungen.

Zum Verständniss dieser Vorgänge ist folgendes zu bemerken: Der Anstoss, welcher dem arteriellen Blutstrom ertheilt wird, ist nicht mehr ein einfacher, sondern besteht aus einer Berg- und einer Thalwelle im Sinne E. H. Weber's (100), entsprechend der drückenden und saugenden Periode der Herzthätigkeit. Die Dauer der Thalwelle wird durch die Dauer der Diastole bestimmt; aus der Peripherie zurückkehrende Bergwellen addiren sich zu ihr algebraïsch und werden dadurch geschwächt oder vernichtet. So erklärt sich die Kleinheit der dikrotischen Erhebung in den Pulsen der peripheren Arterien. Ihr Fehlen ist also durchaus kein zwingender Beweis für die Klappenschlusswelle, wie Marey (60 p. *255*) und Andere glauben, und eben so gut im Sinne der Reflexionen zu verwerthen. Es dürfte sogar auf Grund der letzteren Anschauung leichter verständlich werden, dass auch bei Aorteninsufficienz vorübergehend eine stärkere Dikrotie des Radialpulses hervortreten kann, wie

Geigel (28) in einem interessanten Falle beobachtet hat. Dass von einem vollständigen Verschwinden der Reflexionen nicht die Rede sein kann, lehren weiter die Erfahrungen, welche die Pulsform von dem Zustande der Gefässe abhängig erscheinen lassen. So ist bekannt, dass bei gleichzeitiger Arteriosklerose der Puls der Aorteninsufficienz die stumpfen Gipfel des Greisenpulses (s. u.) selten vermissen lässt. Man muss eben berücksichtigen, dass die Undichtigkeit des Ostiums kaum jemals so weit geht, dass der Blutstrom nach beiden Richtungen sich gleich leicht bewegt. Eine so grosse Störung des Kreislaufs wird höchstens bei experimenteller Zerreissung der Klappen am Thier erreicht und führt dann allerdings zu beträchtlichen Veränderungen des Pulses, wie die Figur 93 nach Marey (60 p. 677) zeigt.

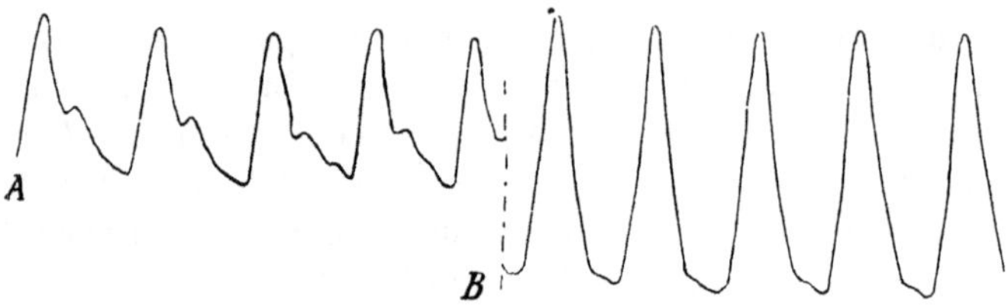

Fig. 93.
Veränderung des Arterienpulses durch Aorteninsufficienz (nach Marey). Puls der Art. facialis des Pferdes, A vor, B nach Durchstossung der Klappe.

In pathologischen Fällen ist gewöhnlich die Klappe nur derart verändert, dass das Blut in centrifugaler Richtung leichter passirt als umgekehrt, die diastolische Thalwelle wird dann nur mässig ausgeprägt sein und den Ablauf der reflectirten Wellen wenig stören.

Bezüglich der Grösse der Pulse zeigt der Versuch am Thier, dass nicht nur die Thäler tiefer, sondern auch die Curvengipfel höher werden. Da es sich hier um einen frisch angelegten Herzfehler und nicht um ein hypertrophisches Herz handelt, so beweist der Versuch, dass das Herz die durch den Rückstrom vergrösserte Füllung sofort mit erhöhter Arbeitsleistung beantwortet. Der Vorgang ist völlig analog den Erscheinungen am Skelettmuskel, welcher durch Widerstände, welche sich seiner Contraction in Gestalt von Gewichten, Schwungmassen etc. entgegenstellen, zu grösserer Arbeit angespornt wird. Am Herzen bewirkt die Zunahme der Füllung, dass der Druck in der Systole rascher und zu höheren Werthen emporsteigt und es wird dadurch möglich gemacht, dass die grössere Blutmenge ohne wesentliche Verlängerung der Systole ausgetrieben wird. Aus der dauernden Mehrbelastung des Herzens wird die nachfolgende Hypertrophie verständlich. Man vergleiche darüber Nothnagel (69), sowie v. Frey (22).

Es ist vielleicht zweckmässig, hier nochmals aufmerksam zu machen, dass die Schätzung der Pulsgrösse, wie sie durch den tastenden Finger geübt wird, durch Anwendung des Sphygmographen nicht schärfer wird. Der Sphygmograph ist eben, wie ich das oben dargelegt habe, kein Apparat, um Pulsgrössen zu messen. Man wird daher besser thun auf die Darstellung dieser Qualität von vornherein zu verzichten und die Federspannung so gross zu nehmen, dass die Pulse nicht höher als normale geschrieben werden; man wird sie auf diese Weise von störenden Fehlern befreien. Will man die Pulsgrösse bei Klappenfehlern messen, so verwende man den Tachographen oder Plethysmographen.

Die meist mit Insufficienz gepaarte Stenose der Aorta kann ebenfalls durch Hypertrophie des linken Ventrikels vollständig compensirt werden. Cohnheim & Rosenbach (79) haben bei beträchtlicher experimenteller Verengerung der Aorta an Thieren den Blutdruck auf normaler Höhe bleiben sehen, weil das Herz seine Leistung entsprechend steigerte. Ein solcher Zustand braucht mit Veränderungen des Arterienpulses nicht verbunden zu sein, es sei denn, dass bei gleichzeitig vorhandener Insufficienz die eben beschriebenen Erscheinungen in den Vordergrund treten. Bei Stenosen höheren Grades kann aber die Austreibung des Blutes so bedeutend erschwert werden, dass die Ventrikelcontraction auch verlängert wird (Cohnheim 11 S. *50*). Die Pulse werden dann für das Gefühl klein und tard, im Sphygmogramm langsam ansteigend und arm an secundären Erhebungen. Letzteres rührt, wie früher auseinandergesetzt wurde, davon her, dass die Sonderung der einzelnen Componenten des Pulsschlages um so unvollkommener geschieht, je breiter bei gleicher Amplitude die primäre Welle ist. Nach Keyt (41) ist die Verspätung der Pulswelle gegen den Herzstoss eine besonders grosse ($^1/_6$ Secunde in der Radialis). Dies dürfte auf der langsamen Fortpflanzung kleiner Wellen im Arteriensystem beruhen. Ueber den Blutdruck bei Stenose liegen noch keine Beobachtungen am Menschen vor.

2. Der Puls bei Aneurysmen grosser Arterien.

Die Veränderungen, welche der Puls capillarwärts und herzwärts von einem Aneurysma erfährt, lassen sich am leichtesten überblicken, wenn man ein Schema zu Rathe zieht. Sei in dem Verlauf eines elastischen, mit Wasser gefüllten Schlauches SS', Fig. 94, welcher nach rechts und links unbegrenzt gedacht wird, ein weiteres Röhrenstück aa', von gleicher Dehnbarkeit der Wand eingesetzt und laufen in dem Systeme Wellen in der Richtung des Pfeiles ab, so wird die Flüssigkeitsmenge, welche durch eine Bergwelle nach a gedrängt wird, dort eine kleinere Drucksteigerung hervorrufen als in S.

Fig. 94.
Schema eines Aneurysmas.

Man kann den Vorgang so auffassen, als ob die Welle im Querschnitt a in ein Medium von kleinerem Elasticitätsmodul eintreten würde. In der That zeigt sich am Modell, dass nur ein Theil der Welle sich nach a' fortpflanzt, ein anderer Theil ungleichnamig reflectirt wird und S in der Richtung gegen den Pfeil durchläuft; ferner ist in aa' die Geschwindigkeit der Fortpflanzung geringer, doch kann der ursprüngliche Werth beim Uebertritt der Bewegung nach S', welches die Fortsetzung von S darstellt, wieder erreicht werden. In a' findet neuerdings eine theilweise Zurückwerfung der Welle statt und zwar diesmal eine gleichnamige. Die Folge dieser zweimaligen Reflexion ist, dass die Welle in S' deutlich kleiner sein wird als in S und sich wie alle kleinen Wellen im Arteriensystem langsamer fortpflanzt. Damit sind aber die Aenderungen noch nicht erschöpft. Die in a' zurückgeworfene Welle wird in dem erweiterten Röhrenstück, an den verengten

Mündungen stets reflectirt, hin- und herwandern, sich durch Abgabe von Wellen nach S und S' zwar bald schwächen, aber doch das Stück aa' durch eine längere Zeit in Ausdehnung erhalten, als der ursprünglich mitgetheilten Bewegung entspricht. Man sieht, dass durch die Einschaltung der Erweiterung, Dauer, Form und Amplitude der Welle verändert wird, es tritt eine Aufspeicherung von Energie in aa' ein, welche allmählich nach rechts und links abfliesst. Folgt von S her eine zweite Welle der ersten nach, bevor die Ausgleichung stattgefunden hat, so beginnt die zweite Drucksteigerung in aa' von einem höheren Niveau, welches bei regelmässiger periodischer Folge der Wellen so lange steigt, bis die Spannung in aa' genügt, um in der Wellenpause soviel Wasser nach S und S' zu treiben,

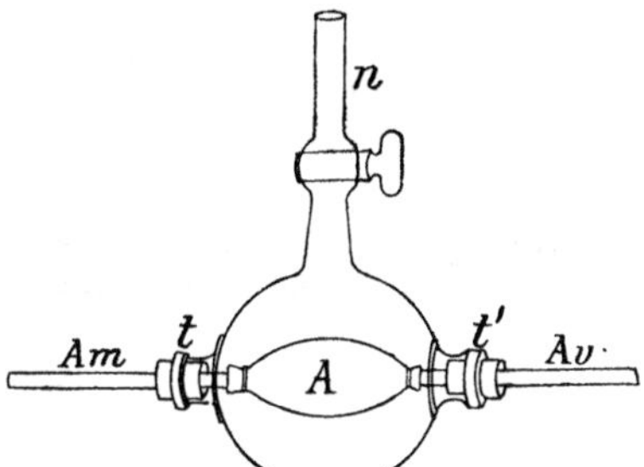

Fig. 95.
Marey's Modell zum Studium der Circulationsstörungen durch ein Aneurysma.

als die Welle zuführt. Bekannt ist der Vergleich der Aneurysmen mit Windkesseln. Der Ballon an den Sprayapparaten spielt dieselbe Rolle.

Werden dem Blutstrom durch das Aneurysma besondere Hindernisse in den Weg gelegt, in Form von Verengerungen oder unregelmässiger Gestalt des Kanals, so können durch Reibung und Wirbelbewegungen weitere Kraftverluste, Deformationen und Verspätung der Maxima und Minima entstehen.

Im Allgemeinen bewirkt demnach die Einschaltung eines Aneurysmas, dass die Wellen in S' verkleinert, deformirt und verspätet eintreffen. Ausnahmsweise kann es allerdings vorkommen, dass der Puls auf der Seite des Aneurysmas grösser ist als auf der gesunden (Fr. Frank, 19), wenn die Gefässnerven der beobachteten Stelle durch den Druck des Aneurysmas gelähmt sind. Es bleiben dann als sichere Kennzeichen noch die Verschiedenheit der Pulsform zwischen rechts und links und die relative Verspätung. Letztere lässt sich zuweilen schon durch das Befühlen des Pulses auf der kranken Seite constatiren, wobei allerdings das rasche Ansteigen des Pulses auf der gesunden Seite dazu beiträgt, die Differenz zu überschätzen. Genaue Messungen liegen vor von François Frank (a. a. O.).

In sehr anschaulicher Weise hat Marey (60 p. *632*) an einem Modell die Erscheinung nachgeahmt. Eine Ampulle A aus Kautschuk, Fig. 95, wird mit ihren beiden Enden auf Glasröhren gebunden und an dieselben Schläuche gesteckt. Die Ampulle befindet sich in einem Glaskolben, dessen Hals durch

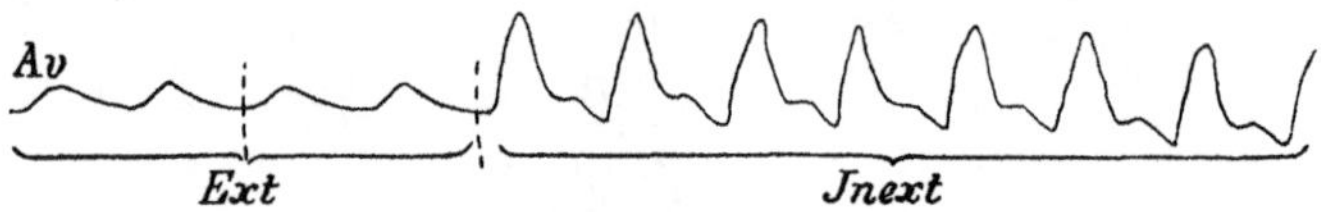

Fig. 96.
Versuch an Marey's Modell Fig. 95. Puls unterhalb des künstlichen Aneurysmas bei dehnbarer (Ext) und starrer Wand (Inext).

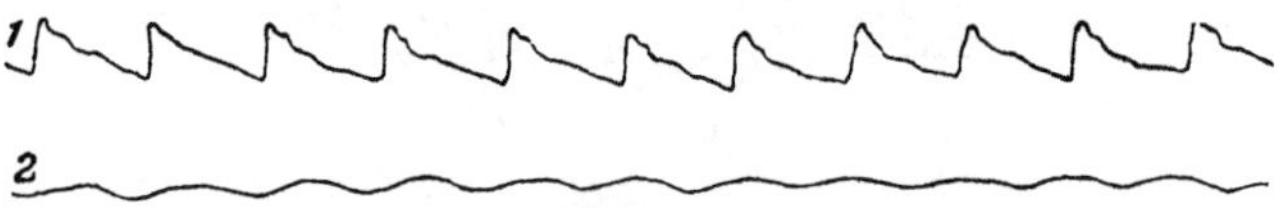

Fig. 97.
Aneurysma der Subclavia, Radialispuls der gesunden Seite (1) und der kranken (2), nach Marey.

einen Hahn von weiter Bohrung geschlossen werden kann; der Kolben ist bis über den Hahn mit Wasser gefüllt. Ist der Hahn geschlossen, so ist die Ampulle als starrwandig zu betrachten und der Puls geht unverändert hindurch. Ist der Hahn offen, so stellt die Ampulle eine elastische Erweiterung des Schlauches dar und der Puls wird stark geschwächt. Vgl. Fig. 96.

Das gewöhnliche Ergebniss einer Pulsschreibung am Menschen mit Aneurysma der Aorta wird durch Fig. 97 dargestellt, in welcher die obere Curve den Radialispuls der gesunden Seite, die untere der kranken bedeutet (grosses Aneurysma der Subclavia).

Es ist selbstverständlich, dass die Störungen des Pulses

ausserordentlich verschieden ausfallen bezw. auch fehlen können, je nachdem das Aneurysma klein oder gross, starkwandig oder dünnwandig, concentrisch oder excentrisch, von Gerinnseln erfüllt oder frei ist. Auf eine Besprechung dieser Fälle kann hier nicht eingegangen werden. Grosse Tumoren pulsiren sehr kräftig, so dass es leicht ist, von ihnen Sphygmogramme zu erhalten. Eine Deutung solcher Curven ist aber bisher nicht versucht worden und dürfte bei der grossen Menge von Bewegungs-Componenten, welche in ihr enthalten sind, nicht ganz leicht zu geben sein. Ob das Ansteigen der grossen Curven in einzelnen Stufen, welches Marey (60 p. *636*) als charakteristisch für dieselben ansieht, der Bewegung als solcher zugehört, oder auf Eigenschwingungen der Apparate zu beziehen ist, würde sich leicht entscheiden lassen.

Während also ein rechts und links verschiedener Radialpuls oder ein Pulsus differens bei einem Aneurysma zuweilen fehlen kann, findet er sich nicht selten bei ganz andersartigen Erkrankungen. Als eine der gewöhnlichsten Ursachen hat v. Ziemssen (108) die Endarteriitis deformans nachgewiesen. Durch dieselbe wird nicht selten die Ursprungsstelle einer Subclavia besonders der linken so verengt, dass der Puls nur sehr abgeschwächt und deformirt die Peripherie erreichen kann. Auch wird wahrscheinlich eine Verspätung vorhanden sein. Man sieht, dass die Diagnose auf Aneurysma aus dem Puls allein nicht gestellt werden kann.

3. Der Greisenpuls und verwandte Pulsformen.

Alte Leute haben in der Regel einen seltenen, grossen und kräftigen Puls. Die rasche Erweiterung der Arterie erweckt das Gefühl eines Pulsus celer. Die Härte des Pulses ist oft schwer bestimmbar, wenn die Arterie durch atheromatöse Entartung einem starren Rohre ähnlich geworden ist. In den Figuren 98 u. 99 sind einige Sphygmogramme von Greisen mit gesundem Herzen nach Marey (60 p. *619*) zusammengestellt. Dieselben zeigen steile und hohe Ascensionslinien, die secundären Erhebungen sind nahe der Spitze zu sammengedrängt, die erste überragt sie häufig (anakroter Puls) oder vereinigt sich mit ihr zu einem abgerundeten Gipfel. Man spricht dann zweckmässig von einem Pulsus rotundus. Die Bezeichnung dieser Cuvrenform als Pulsus tardus ist dagegen zurückzuweisen. Es ist dies einer der Fälle, wo die unberechtigte Uebertragung der gefühlten Qualitäten des Pulses auf das Sphygmogramm zu Widersprüchen führt. Ich habe schon früher S. 40 ausgeführt, dass ein Puls, welcher als celer gefühlt wird, im Sphygmogramm

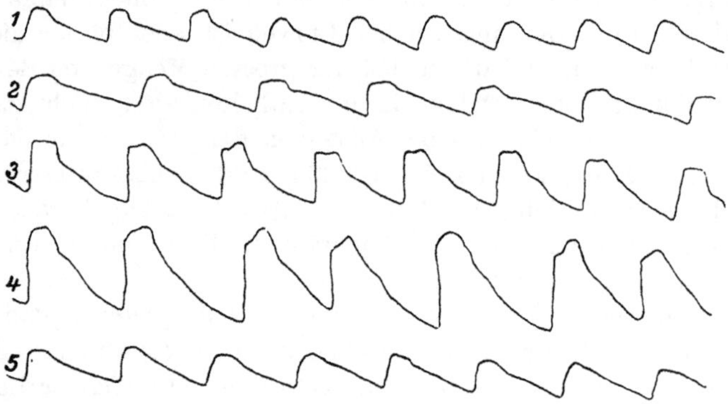

Fig. 98.
Radialispulse von Greisen (nach Marey). No. 1 76 Jahre, No. 2 82 Jahre, No. 3 84 Jahre, No. 4 85 Jahre, No. 5 87 Jahre.

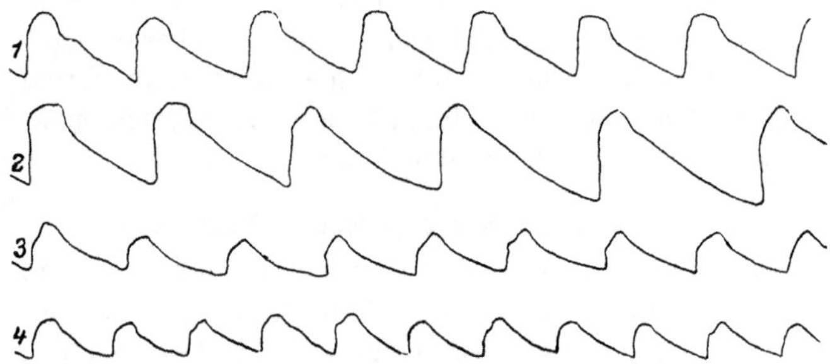

Fig. 99.
Radialispulse von Greisinnen (nach Marey). No. 1 85 Jahre, No. 2 90 Jahre, No. 3 94 Jahre, No. 4 96 Jahre.

ebensowohl einen spitzen wie einen abgerundeten Gipfel haben kann und dass es verwirren muss, wenn Eigenschaften, die gar nichts mit einander gemein haben und nicht nothwendig zusammengehören, in eine Definition zusammengepfercht werden. Ebenso widersinnig ist es zu sagen, dass ein Puls celer und tard zugleich sei. Celer und tard sind zwei conträre Empfindungen, wie kalt und warm, von welchen man am gegebenen Ort und zu bestimmter Zeit nur die eine oder die andere haben kann.

Dieser missbräuchlichen Anwendung einer an sich richtigen Definition entgegenzutreten ist nothwendig, weil sie die sphygmographische Darstellung des Pulses störend beeinflusst. Viele glauben, dass ein Puls, welcher sich celer anfühlt, auch einen spitzen Gipfel haben müsse, und da es durch Schleuderbewegungen stets möglich ist, spitze Gipfel zu erhalten, so werden die Excursionen des Schreibhebels so lange vergrössert, bis die gewünschte Curvenform erscheint. Gegen die Anwendung stärkerer Belastungen der Arterie, wodurch der genannte Fehler zu beseitigen ist, wird eingewendet, dass sie die Pulsform „verstümmeln" oder „zerdrücken". Diese Befürchtung ist nicht ganz ungerechtfertigt, wenn die Belastung der Arterie durch Gewichte geschieht. Der Gewichtssphygmograph ist in der That bei jeder Belastung ein Instrument von anderem Trägheitsmoment und kann bei stärkeren Belastungen sehr träge werden. Belastet man aber die Arterie durch Spannung einer Feder, so wird nur die Excursion geändert, nicht aber die Trägheit des Apparates. Die mit starker Federspannung gezeichneten Pulse verdienen dann grösseres Vertrauen, wie ich das im I. Theile auseinandergesetzt habe. Man könnte höchstens einwenden, dass durch die stärkere Compression der Arterie der Ablauf der Pulswelle geändert werde. Dass dies innerhalb der praktisch in Betracht kommenden Federspannung nicht geschieht, habe ich oben S. 37 nachgewiesen.

Dass Marey, welcher im Gebrauche seines Instrumentes stets den grössten Takt bewiesen hat, die Greisenpulse mit runden Gipfeln abbildet, geht aus den beiden letzten Figuren hervor. Er findet dieselben ferner gross und schroff ansteigend (60 p. *620*). Zu dem gleichen Resultate kommt Riegel (77). O. J. B. Wolff (104) schreibt dem Greisenpulse hohe Lage aller secundären Ascensionen und eine besondere Mächtigkeit der ersten secundären Erhebung zu. Ziehen (107), welcher mit einem wenig zweckmässigen Apparate besonderer Construction gearbeitet hat, vermisst die runden Pulse, doch findet er den primären Gipfel abgeflacht, die erste Secundärerhebung gross und hoch hinaufgerückt. Eine eingehende

Studie des senilen Pulses hat Schmaltz (87) veröffentlicht. Er findet die Curven durch abnorme Grösse und hohe Lage der ersten secundären Erhebung ausgezeichnet. Häufig zeigt dieselbe bei stärkerer Federspannung die Neigung, sich abzurunden und mit dem Hauptgipfel des Sphygmogramms mehr oder weniger zu verschmelzen. Auf seine Deutung des Pulses komme ich unten zurück.

Eine weitere Eigenthümlichkeit des Greisenpulses, die nicht immer ausdrücklich erwähnt wird, besteht in der sehr kleinen dikrotischen Erhebung, worin ein Zeichen hoher Spannung erblickt wird. Da die Arterienwand nur gespannt sein kann, wenn das Blut dieselbe Spannung besitzt, so würde der Ausdruck besagen, dass der Blutdruck hoch ist. Nach der geringen Zahl von Messungen, welche mit dem Sphygmomanometer an Arteriosklerotischen bisher gemacht worden sind, s. Christeller (9), lässt sich noch nicht sagen, ob die Voraussetzung allgemein zutrifft. Nothwendig ist sie jedenfalls nicht, da die beobachteten Pulsformen auch ohne dieselbe erklärt werden können. Die Veränderungen, die der Puls im Alter erleidet, erinnern lebhaft an die Formen, welche am Thier durch Reizung des durchschnittenen Halsmarkes zu erzielen sind. Ich habe diese anakroten Pulse früher beschrieben als herrührend von der rascheren Ausbreitung der Wellen, welche bei Contraction sämmtlicher Gefässmuskeln des Körpers allerdings mit der Steigerung des Blutdrucks zusammenfällt. Man darf aber nicht vergessen, dass die wesentliche Bedingung, die grössere Fortpflanzungsgeschwindigkeit, auch ohne Blutdrucksteigerung durch Veränderung der Gefässwand zu erreichen ist. Je mehr sich dieselbe in ihren Eigenschaften einem starren Rohre nähert d. h. je grösser die elastischen Kräfte sind, welche durch die eindringende Welle in der Röhre erzeugt werden, desto rascher schreitet die Welle vorwärts. Eine derartige Veränderung ist für die senilen Arterien durch Roy (81) nachgewiesen worden. Er schnitt aus der Aorta eines 9jährigen Mädchens einen Streifen von 10 mm Breite und 25 mm Länge heraus und dehnte ihn durch Gewichte; bei 100 gr Belastung verlängerte sich derselbe auf 37,4 mm, was einer Zunahme von 50% der ursprünglichen Länge entspricht. Der Versuch, bei einer 71 jährigen Frau wiederholt, ergab eine Verlängerung von 45 auf 52,5 mm oder 17%. Die senile Aorta setzt also gleicher Dehnung grösseren Widerstand entgegen, die Einpressung derselben Flüssigkeitsmenge wird nur unter Anwendung höheren Druckes geschehen können und darin liegt der Grund für die Hypertrophie des linken Herzens, welche sich im Alter so häufig findet. Der Mitteldruck des Blutes braucht desshalb nicht erhöht zu sein, die Druckschwankungen können, ähnlich wie bei der Insufficienz der Aorta, höhere Maxima und tiefere Minima als in der Norm haben. Begünstigt werden die grossen Druckschwankungen durch die Abnahme der Schlagzahl des Herzens mit dem Alter.

Unter allen Umständen werden also die Druckschwankungen im Alter grösser und damit ist eine weitere Bedingung für grosse Geschwindigkeit der Fortpflanzung gegeben. Dieselbe ist von Keyt (42) experimentell nachgewiesen worden. Gesellt sich eine Erhöhung des Blutdruckes hinzu, so wirkt dieselbe in der gleichen Richtung.

In Folge der grösseren Geschwindigkeit der Wellen werden die Reflexionen früher aus der Peripherie in die Aorta zurückkommen und als centrifugale Welle zweiter Ordnung oder dikrotische Welle dem Hauptgipfel näher rücken, kurz es werden sich alle die Erscheinungen wiederfinden, die ich oben für Pulse grosser Fortpflanzungsgeschwindigkeit als charakteristisch beschrieben habe.

Hält man an der unveränderlichen Lage der secundären Erhebungen fest, dann wird man freilich an der Stelle, wo sonst die dikrotische Erhebung des Radialispulses liegt, d. h. ungefähr in der Mitte des absteigenden Schenkels, dieselbe nicht finden oder an deren Stelle eine ganz unbedeutende Erhebung. Man kann dann zwar sagen, dass diese eben die dikrotische Welle oder die „Rückstosselevation" sei, welche bei „hoher Gefässspannung" oder wegen „verminderter Elasticität" kleiner werde; wie willkürlich aber eine solche Auslegung ist, muss jedem, der messende Versuche angestellt hat, klar werden. Da sich nicht nur am Thiere, sondern auch am Menschen nachweisen lässt, dass die Fortpflanzungsgeschwindigkeit des Pulses das Doppelte des normalen Werthes erreichen kann (Edgren 16 S. *91*), so ist unter Berücksichtigung der bestehenden Reflexionen die Vorstellung unhaltbar, dass eine gewisse Welle immer denselben Ort im Sphygmogramm einnehme und nur ihre partielle Amplitude einem Wechsel unterworfen sei.

Eine etwas andere Vorstellung hat sich Schmaltz (87) gebildet. Er weist auf die ungewöhnliche Grösse der ersten secundären Erhebung hin und vermuthet, dass dieselbe einer besonders kräftigen Reflexion in der Peripherie ihre Entstehung verdanke. Zugegeben, dass bei Arteriosklerose die Reflexion stärker sei als bei normaler Gefässwand, so bleibt zu bedenken, dass die Wellen auch rascher ablaufen. Es ist also zu erwarten, dass in der Radialis die reflectirte Welle erster Ordnung, welche schon normaler Weise mit der primären interferirt (wie aus dem Vergleich mit dem Tachogramm gefolgert werden muss), hier noch mehr mit ihr verschmilzt, so dass eine so deutliche Absetzung sehr unwahrscheinlich wird. Mir scheint es nach den Ergebnissen des Thierversuchs, sowie nach dem durch Keyt (42)

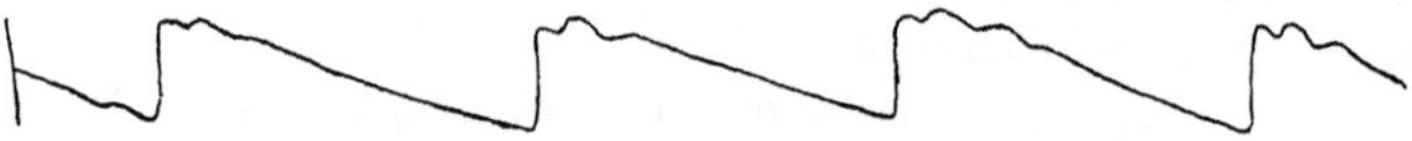

Fig. 100.
Radialispuls bei seltenem Herzschlag (nach Riegel). Frequenz 40, Temp. 37.1, Blutdruck (?).

erbrachten Beweise einer grossen Fortpflanzungsgeschwindigkeit der Wellen im Alter, am richtigsten anzunehmen, dass die grosse, dem primären Gipfel nahegerückte Erhebung nichts anderes ist als die sogenannte dikrotische und dass die kleine Erhebung, die man an Stelle der dikrotischen findet (wenn überhaupt eine vorhanden ist), eine centrifugale (und unmittelbar nachfolgende centripetale) Welle dritter Ordnung darstellt.

Dem Greisenpulse ähnliche Formen werden noch in anderen Fällen angetroffen z. B. bei Nierenschrumpfung, bei Bleikolik, bei Bradycardie u. a. m. Da hier die charakteristische Gestalt ohne Arteriosklerose sich einstellen kann, so muss man nach anderen Erklärungsgründen suchen.

Am leichtesten verständlich ist der runde Puls bei Bradycardie, von welchem Riegel (77) ein Beispiel abbildet. Fig. 100. So lange der Kreislauf nicht geschädigt ist, wächst mit der Länge der Diastole die Füllung des Herzens. Es werden also in der Systole grosse Blutmengen ausgeworfen, die Pulswellen werden gross und schreiten daher rasch vorwärts. Eine grosse Amplitude der secundären Erhebungen und ein zeitiges Eintreffen derselben werden daraus verständlich. Aehnlich dürfte auch die Wirkung von Digitalis auf den Puls zu erklären sein.

Bei chronischer Nephritis hat Christeller (9) wiederholt sehr bedeutende Druckhöhen in der Radialis gefunden. Ob dieselben Fälle sich auch durch einen runden oder anakroten Puls auszeichneten, ist nicht bekannt. Man ist versucht, das Auftreten dieser Pulsform bei Nephritis auf Steigerung des Blutdrucks zu beziehen. Allein so einfach liegt die Sache nicht. Es ist sicher gestellt, dass hoher Blutdruck mit dikrotem Pulse vereint sein kann (siehe oben den Einfluss der körperlichen Anstrengung) und ebenso braucht bei starkem Dicrotus im Fieber der Blutdruck nicht erniedrigt, er kann sogar erhöht sein. Wenn bei hohem Blutdruck bald ein dikroter Puls mit spitzem Gipfel, bald ein anakroter Puls mit stumpfem Gipfel vorkommt, so können diese Curvenformen nicht ausschliesslich durch den Druck bedingt sein, wenn derselbe unter Umständen auch begünstigend wirken mag. Auch hier führt die Analyse auf die grosse Wichtigkeit der Innervation in den verschiedenen Gefässprovinzen. Ich habe oben darauf aufmerksam gemacht, dass der Pulsus dicrotus besonders häufig sich findet, wenn die Gefässe der Haut und der Muskeln erschlafft und gleichzeitig andere Gefässe, wahrscheinlich die der Baucheingeweide, contrahirt sind. Es ist möglich, dass bei der Schrumpfniere, sowie bei der Bleilähmung die Contraction eine allgemeine wird oder dass sie auch hier eine partielle ist, nur mit anderer räumlicher Vertheilung als beim Dicrotus. Ueber diese, aus den Thatsachen unmittelbar sich ergebenden Vermuthungen möchte ich für den Augenblick nicht hinausgehen.

Eine besondere Bedeutung wurde dem runden Puls von O. J. B. Wolff (104) zugeschrieben, indem er ihn als den Puls aller unheilbaren Psychosen, insbesondere der Paralyse beschrieb. Diese Lehre ist längst verlassen. Wenn nach ihm die frische Hemiplegie, der schlagflussartige Anfall, das Greisenalter mit „Blödsinn und allgemeiner Lähmung" mit rundem Pulse einhergehen, so wird das richtiger auf die sklerotische Veränderung der Arterien als auf die Lähmungen zu beziehen sein.

Die Meinung, dass zu einem gegebenen Krankheitsbegriff auch eine bestimmte Pulscurve gehöre, ist nicht nur für Psychosen, sondern ganz allgemein aufgegeben worden. Genau so wie im Verlaufe einer fieberhaften Erkrankung die verschiedensten Radialpulse beobachtet werden, so wird auch bei Geisteskrankheit, je nach dem Zustande des Herzens und der Gefässe, nach Art und Stärke der Affekte, dem Vorhandensein oder Fehlen zufälliger Complikationen, das Pulsbild bei gleichem Leiden ein sehr verschiedenes, unter Umständen auch ein normales sein können. Für diesen Satz hat Ziehen (107) eine grosse Zahl klinischer Beobachtungen beigebracht und er zieht daraus den Schluss, dass „die sphygmographische Curve bei Geisteskranken kein einfaches constantes Symptom eines bestimmten psychopathischen Zustandes ist", sondern von Faktoren abhängt, die bei jeder Psychose vorkommen und bei einer und derselben variiren können. Ich glaube, dass diese Ansicht der Wirklichkeit viel besser entspricht, als die Lehre Wolff's. Eine Versöhnung der beiden entgegengesetzten Ansichten wäre indessen denkbar, wenn sich herausstellte, dass bestimmte, die Pulscurve beeinflussende Faktoren mit gewissen Geistesstörungen häufiger als mit anderen verknüpft sind. Auf diese Frage scheint es mir aber noch nicht an der Zeit zu sein einzugehen, da die Kenntniss der Pulscurve und der sie bedingenden Faktoren eine noch zu unvollkommene ist.

Schlussbemerkungen.

Vorstehende Uebersicht der wichtigsten pathologischen Pulsformen dürfte gezeigt haben, wie viele Elemente auf die Gestalt der graphisch dargestellten Pulsbewegung bestimmend einwirken und wie weit die Analyse des Vorganges noch von einem befriedigenden Abschluss entfernt ist. In dieser Richtung ist vielleicht nichts bezeichnender als die Thatsache, dass man sich bisher in der Beschreibung der geradezu unendlichen Mannigfaltigkeit der Pulse mit einigen wenigen summarischen Bezeichnungen begnügt hat, welche zum Theil nicht einmal aus den Ergebnissen der Pulsschreibung geschöpft sind, sondern wie die Worte: celer, tard, dikrot Tasteindrücke darstellen Es ist daher für die Pulscurve, gleichgültig welchem Geschlecht sie angehöre, eine unzweideutige Terminologie erst zu schaffen, deren Aufgabe es sein wird, die zeitliche Aufeinanderfolge der einzelnen Theile sowie gewisse quantitative Verhältnisse zahlenmässig festzustellen. Dahin zielende Vorschläge habe ich in früheren Abschnitten gemacht.

Es kann als eines der gesichertsten Versuchsergebnisse betrachtet werden, dass die Pulsbewegung an den einzelnen Orten des Körpers nicht nur dem Umfange, sondern auch der Form nach verschieden ist. Diese Erscheinung wird zwar durch die Annahme von Wellenreflexionen genügend erklärt, sie enthüllt aber auch die ganze Verwickelung des Vorganges. Im Allgemeinen ist bisher bei der Deutung der Pulse zuviel auf das Herz und zu wenig auf die Arterien geachtet worden. Bei gleichem Anstoss vom Herzen her kann das Arteriensystem den Puls in der mannigfaltigsten Weise umgestalten, durch Aenderung der Weite und Rigidität aller oder nur einzelner Gefässgebiete. Weitaus die meisten der sogenannten pathognomonischen Pulsformen entstehen auf diese Weise. Das Herz kann die in das Gefässsystem geschickte Welle kürzer, steiler, oder höher machen. Eine Aenderung in der Grundform der Welle ist aber, von der Aorteninsufficienz abgesehen, kaum beobachtet.

Die ausserordentliche Verschiedenheit der Pulsformen wird also hauptsächlich bedingt durch die Art, wie die Welle im Arteriensystem sich ausbreitet, schnell oder langsam, in welche Zweige sie vornehmlich eindringt, in welchem Sinne sie und wie viel von ihr zurückgeworfen wird. Daraus folgt aber, dass, auf Grund der gegenwärtigen Kenntnisse, die Aussicht gering ist, etwas zuverlässiges auszusagen über eine Pulsbewegung, welche nur an einem Orte des Gefässsystems beobachtet ist. Soll die Pulsschreibung mehr sein als ein interessanter Zeitvertreib, so wird sich die Beobachtung auf mehrere Orte des Körpers, am besten gleichzeitig und womöglich mit verschiedenen einander ergänzenden Methoden ausdehnen müssen.

Auf die Aufzählung der hierbei zur Verfügung stehenden instrumentellen Hilfsmittel, sowie auf die Beschreibung geeigneter Prüfungsverfahren habe ich besondere Sorgfalt verwendet. Der Mangel einer genügenden Kritik der Apparate ist es namentlich, welcher die Verwerthung der Pulslitteratur so schwierig und undankbar macht. Fast überall wird der Zweifel wach, aber nur selten lässt er sich als berechtigt erweisen oder eine befriedigende Lösung erzielen, weil die näheren Versuchsbedingungen unbekannt sind. Viele Beobachtungen, die werthvoll sein könnten, gehen dadurch verloren. So lange in dieser Richtung nicht Wandel geschaffen wird, so lange es als ein Axiom gilt, dass jeder von einem beliebigen Mechaniker gebaute Pulsschreiber, wenn er halbwegs dem Marey'schen Modell ähnelt, nur richtige Pulscurven verzeichnet, muss die Hoffnung auf eine Förderung des Problems aufgegeben werden.

Es kann als ein Nachtheil empfunden werden, dass die wissenschaftliche Pulsschreibung einer instrumentellen Ausrüstung, einer Sorgfalt und Umständlichkeit der Beobachtung bedarf, welche auf den vielbeschäftigten Praktiker kaum verführerisch wirken dürfte. Darauf ist zu sagen, dass alle genauen Untersuchungen mühevoll und zeitraubend sind, und dass in den klinischen Laboratorien alle Bedingungen für eine richtige Ausführung der Methode gegeben sind. Dass die Aufgabe neuer Anstrengungen werth ist, kann nicht bezweifelt werden. Dafür ist schon die Thatsache entscheidend, dass zur Lösung des Problems unausgesetzt Bemühungen stattfinden und es ist nur die Schwierigkeit der Deutung, welche Manchen veranlasst haben mag, auf die instrumentelle Untersuchung des Pulses als belanglos zu verzichten. Grundsätzlich kann darüber keine Meinungsverschiedenheit bestehen, dass jedes Symptom, welches Aufschluss über die Geschehnisse im Körper verspricht, alle Sorgfalt des Arztes verdient.

Der Puls ist eine Art Resonanz des Arteriensystems auf die Anstösse, die es vom Herzen empfängt. Da das Instrument so viele Saiten hat, als es Arterien giebt, so wird der Accord ein sehr vielstimmiger; er ist ferner veränderlich, weil es von den Gefässnerven abhängt, wie hoch oder tief die einzelnen Saiten gestimmt sind. Gelingt es, den Zusammenklang zu enträthseln, so muss sich schliesslich aus jeder Pulscurve eine Vorstellung gewinnen lassen von der Vertheilung des Blutes im Körper, von der Wegsamkeit und Elasticität der Arterien nicht nur an der beobachteten Stelle, sondern über den ganzen Umfang des Gefässsystems.

Litteraturverzeichniss zum vierten Theil.

1. v. Basch, S., Wiener med. Jahrb. Bd. 4. 1876, du Bois' Arch. 1881. S. 446.
2. — Berl. klin. Woch. 1887. No. 12. ff., wieder abgedruckt in: Der Sphygmomanometer etc. Berlin 1887.
3. Baxt, N., Du Bois' Arch. 1878. S. 122.
4. Bayet, Journ. de la Soc. roy. des Sciences méd. Bruxelles 1891.
5. v. Bezold, Unters. aus d. physiol. Lab. in Würzburg. Leipzig 1867.
6. Blumberg, R., Pflüger's Arch. Bd. 37. 1885. S. 467.
7. Bowditch & Garland, Journ. of Physiol. v. II. 1879. p. 91.
8. Brunton J. Lauder, Ber. d. Ges. d. Wiss. Leipzig 1869. S. 285.
9. Christeller, P., Zeitschr. f. klin. Med. Bd. 3. 1881. S. 33.
10. Coats, J., Verh. d. Ges. d. Wiss. Leipzig 1869. S. 360.
11. Cohnheim, J., Vorlesungen über allg. Pathologie. Bd. I. 2. Aufl. Berlin 1882.
12. Cybulski, St. Petersb. med. Wochensch. 1878. No. 11.
13. — Jahresb. der Anat. und Physiologie 1879 (2). S. 43.
14. Donders, F., Zeitschrift f. rat. Med. N. F. Bd. III. 1853. S. 287.
15. — Nederl. Arch. voor Genees- en Naturk. Bd. II. 1865. S. 184.
16. Edgren, J. G., Nordisk med. Arkiv. Bd. 20. 1888.
17. Einbrodt, Wiener akad. Ber. Bd. 40. 1860. S. 361.
18. François-Frank, Travaux du laborat. d. M. Marey 1876. p. 55.
19. — Journ. de l'anat. et de la physiol. t. 14. 1878. p. 113.
20. v. Frey, M., Du Bois' Arch. 1887. S. 195.
21. — & Krehl, Du Bois' Arch. 1890. S. 31.
22. — Arch. f. klin. Med. Bd. 46. 1890. S. 398.
23. Friedmann, S., Wiener med. Jahrb. 1882. S. 197.
24. Funke & Latschenberger, Pflüger's Arch. Bd. 17. 1878. S. 547.
25. Gaskell, W. H., Proceed. Royal Soc. Dec. 22. 1881.
26. — Journ. of Physiology. vol. IV. 1883. p. 43.
27. — Ebenda vol. V. 1884. p. 46.
28. Geigel, R., Arch. f. klin. Med. Bd. 42. 1888. S. 391.
29. Goltz, F., Virchow's Arch. Bd. 29. 1864. S. 394.
30. Heidenhain, R., Pflüger's Arch. Bd. 27. 1882. S. 383.
31. Heinricius & Kronecker, Einfl. d. Respirationsbew. etc. Abh. d. Ges. d. Wiss. Leipzig 1888.
32. Hering, E., Wiener akad. Ber. Bd. 60. Abth. II. 1870. S. 829.
33. — Ebenda Bd. 64. Abth. II. 1871. S. 333.
34. Hermann, L., Pflüger's Arch. Bd. 39. 1886. S. 371.
35. Hoorweg, J. L. Pflüger's Arch. Bd. 46. 1889. S. 159.
36. de Jager, S., Pflüger's Arch. Bd. 20. 1879. S. 426.
37. — Ebenda Bd. 27. 1882. S. 152.
38. — Ebenda Bd. 39. 1886. S. 171.
39. v. Jaksch, R., 7. Congr. f. innere Medicin. Wiesbaden 1888.
40. Johansson & Tigerstedt, Skand. Arch. f. Physiologie. Bd. I. 1889. S. 331.

41. Keyt, A. T., The sphygmograph. indications of heart disease, The Cincinnati Lancet and Clinic 1879.
42. — Sphygmography and Cardiography. New-York and London 1887.
43. Klemensiewicz, R., Wiener akad. Ber. Bd. 74. III. Abth. 1876. S. 487.
44. Knoll, Ph., Arch. f. exp. Path. Bd. 9. 1878. S. 382.
45. — Wiener akad. Ber. Bd. 99. III. Abth. 1890. S. 31.
46. Kolb, G., Beiträge zur Physiologie maximaler Muskelarbeit etc., Berlin.
47. Kowalewsky, N., Du Bois' Arch. 1877. S. 416.
48. Krehl, L., Arch. f. klin. Med. Bd. 46. 1890. S. 454.
49. Kuhe-Wiegandt, H., Ueb. d. Einfl. des Fiebers auf d. art. Blutdruck. Diss. Bern 1885 u. Arch. f. exp. Path. Bd. 20. 1886. S. 126.
50. Kuhn, Over de Respiratie-schomm etc. Amsterdam 1875.
51. Kussmaul, A., Berl. klin. Woch. 1873. No. 37.
52. Landois, L., Die Lehre vom Arterienpuls. Berlin 1872.
53. Lenzmann, Ueb. d. Einfl. transport. pneum. Apparate etc. Diss. Bonn 1881.
54. Löwit, M., Arch. f. exp. Pathol. Bd. 10. 1879. S. 412.
55. Lorain, P., Études de Médecine clinique. Le pouls etc. Paris 1870.
56. Luciani, Delle oscillazioni della pressione etc. Torino 1877.
57. Ludwig, C., Arch. f. Anat. und Physiol. 1847. S. 242.
58. — & Hoffa, Henle & Pfeuffer's Zeitschr. Bd. 9. 1850. S. 107.
59. Marey, E. J., Physiol. médicale de la circulation du sang. Paris 1863.
60. — La circulation du sang. Paris 1881.
61. Marvand, L'alcool, son action physiologique etc. Paris 1872.
62. v. Maximowitsch & Rieder, Arch. f. klin. Med. Bd. 46. 1890. S. 365.
63. Mayer, S., Wiener akad. Ber. Bd. 74. Abth. III. 1877. S. 281.
64. Meuli, J., Die Veränderung von Puls und Temp. bei elevirten Gliedern. Diss. Bern 1882.
65. Mosso, A., Diagnostik des Pulses. Leipzig 1875.
66. — Arch. italiennes de biologie. t. 8. 1884. p. 130.
67. Mosso, U., Arch. ital. de biologie. t. 12. 1889. p. 63.
68. Münzel, E., Du Bois' Arch. 1887. S. 120.
69. Nothnagel, H., Zeitschrift f. klin. Med. Bd. 10. 1886. S. 208.
70. Oertel, M., Therapie der Kreislaufs-Störungen. 3. Aufl. Leipzig 1885. S. 148.
71. Pawlow, J. P., Du Bois' Arch. 1887. S. 452.
72. Poiseuille, Compt. rend. t. 41. 1852. p. 1072.
73. Pröbsting, Arch. f. klin. Med. Bd. 31. 1882. S. 349.
74. Quincke & Pfeiffer, Arch. f. Anat. und Physiol. 1871. S. 90.
75. Riegel, F., Berliner klin. Woch. 1876. No. 26.
76. — Ebenda 1877. No. 34.
77. — in Volkmann's klin. Vortr. No. 144—145. Leipzig 1878.

78. Rollett, A., Blut und Blutbewegung in Hermann's Handbuch d. Physiol. Bd. 4, I. Abth. Leipzig 1880.
79. Rosenbach, O., Arch. f. exp. Path. Bd. 9. 1878. S. 1.
80. Rosenstein, S., in v. Ziemssen's Handbuch d. spec. Path. und Ther. Bd. 6, 2. Aufl. Leipzig 1879. S. 139.
81. Roy, Ch. S., Journ. of Physiology. t. III. 1881. p. 125.
82. Salathé, A., Compt. rend. t. 85. 1877. p. 445.
83. — Travaux du laborat. de Marey. vol. III. 1877. p. 251.
84. Schapiro, G., Jahresb. der Anat. und Physiologie 1881 (2), S. 60.
85. Schiff, M., Arch. f. physiol. Heilkunde. Bd. VIII. 1849. S. 183.
86. — Centralbl. f. d. med. Wiss. 1872. S. 756.
87. Schmaltz R. Arch. f. klin. Med. Bd. 46. 1889. S. 54.
88. Schreiber, J., Arch. f. exp. Path. Bd. 10. 1879. S. 19.
89. Schweinburg, L., Du Bois' Arch. 1881. S. 475 u. 1882 S. 540.
90. — Wiener med. Presse 1885.
91. Sommerbrodt, J., Ein neuer Sphygmograph. Breslau 1876. Zeitschr. f. klin. Med. Bd. 2. 1881.
92. Spengler, L., Die Veränd. des Radialisp. während und nach Aenderung der Körperstellung. Diss. Zürich 1887.
93. Stefani, A., Arch. per le science med. t. III 1878. Rivista clinica 1882.
94. Tappeiner, H., Ber. d. Ges. d. Wiss. zu Leipzig 1872. S. 193.
95. Traube, M., Centralbl. f. d. med. Wiss. 1865. S. 881.
96. Urlichs, K., Langenbeck's Arch. f. klin. Chir. Bd. 26. 1881.
97. Vierordt, K., Die Lehre vom Arterienpuls. Braunschweig 1855.
98. Von der Mühll & Jaquet, Correspondenzbl. f. Schweiz. Aerzte. 1. Aug. 1891.
99. Wagner, E., Pflüger's Arch. Bd. 39. 1886. S. 371.
100. Weber, E. H., Ber. d. Ges. d. Wiss. zu Leipzig 1850. S. 164, herausgeg. v. M. v. Frey in Ostwald's Klassikern der exact. Naturwiss. Leipzig 1889.
101. Winternitz, W., 5. Congress f. inn. Med. Wiesbaden 1886. S. 509.
102. — Hydrotherapie. Wien 1890. 1. Bd. S. 63.
103. Wolff, J., Du Bois' Arch. 1879. S. 161.
104. Wolff, O. J. B., Charakteristik des Arterienpulses. Leipzig 1865.
105. Worm Müller, Ber. d. Ges. d. Wiss. zu Leipzig 1873. S. 573.
106. Zadek, J., Zeitschr. f. klin. Med. Bd. 2. 1881. S. 509.
107. Ziehen, Th., Sphygmographische Unters. an Geisteskranken. Jena 1887.
108. v. Ziemssen, H., Arch. f. klin. Med. Bd. 46. 1890. S. 285.
109. Zuntz, N., Pflüger's Arch. Bd. 17. 1878. S. 374.

Autoren- und Sachregister.

Accelerans cordis 119, 201.
Adami, Herzstoss 110, 111.
— Volumcurve des Herzens 115.
Aderlass 230.
Alternirende Gipfel in Pulsen verschiedener Arterien 188.
Amylnitrit 231—33.
Anakroter Puls 41, 156, 173, 186, 220, 241.
Aneurysma der Aorta 238.
Aortenpuls 144.
— diastolischer Theil 153.
— systolischer Theil 147.
Arbeit, körperliche, Wirkung auf Puls 222.
Arterien, Dehnbarkeit 128, 133—135, 138.
Arterienschälle 6.
Atheromatose der Arterien 138, 241.
Auscultation des Pulses 6.
Ausgleichschwankung 153.
Austreibungszeit 121 s. a. Entleerungszeit.

v. Basch, Sphygmomanometer 39.
— Plethysmogramm 57.
— Respiratorische Druckschwankungen 204.
— Valsalva's Versuch 207, 218.
— Druck im Liegen 217.
Baxt, N., Herzstoss 85, 119, 121, 200.
Bayet, Digitalis 201.
Béhier, Pulshebel 17—20.
Bernard, Cl., Chordareizung 177.
Bernstein, J., Photographirte Druckpulse 28.
— Künstliche Pulse 173.
Berussung 28.
v. Bezold, Verblutung 217.
Bleilähmung 247.
Blumberg, Körperlage 214—218.
Blutdruck, Einfluss auf Pulsform 155.
Blutdruckmessung 38.
Bourdon, Manometer 45.
Bowditch. Lungenkreislauf 204.
Brunton T. Lauder, Amylnitrit 233.
Buisson, Prüfung des Sphygmographenhebels 34.
— Luftkapsel 44.
Burdon-Sanderson s. Sanderson.
Bradycardie 246.

Capazität der Arterien 134.
— der Lungengefässe 205.
Cardiogramm 103.
— abhängig von Pulsfrequenz 110.
— als Zuckungscurve 119.
— Beziehung zu den Klappenschlüssen 115.
— keine Druckcurve 112.
— keine Volumcurve 112.
— örtlich verschieden 108.
Cardiograph (Marey) 103.
— (Burdon-Sanderson) 103.
Cardiographie 102.
Cardiopneumographie 17.
Ceradini, Klappenschluss 100.
Chauveau, Hämodromograph 69.
— Herzsonde 81.
— Strompulse 169, 170.
— Bergbesteigung 226.
Chelius, Plethysmograph 57.
Christeller, Klappenfehler 235.
— Arteriosklerose 244.
— Nephritis 247.
Coats, Schwächende Vagusfasern 201.
Cohnheim, Stenose der Aorta 237.

Correction der Curvenordinaten 28.
Cowl, Tonograph 70.
Cybulski, Geschwindigkeitsmessung 69.
— Körperstellung 213, 214.
Czermak, Pulsphotographie 28.
— Fortpflanzungsgeschwindigkeit des Pulses 127, 128, 136, 138.

Dampfbad, Wirkung auf Puls 231.
Deformation der Schlauchwellen durch Reibung 179.
Dew-Smith, Herzmuskel 73.
Diastole der Herzkammer 120.
— — — active 94.
Dicrotie des Radialispulses 13, 228 bis 233.
— — — bei körperlicher Arbeit 225.
— — — beim Müller'schen Versuch 210.
— — — beim Valsalva'schen Versuch 209.
Dikrotische Erhebung der Pulscurve 162.
Digitalis 201, 247.
Discussion des Plethysmogramms 60.
— — Sphygmogramms 35.
— — Tachogramms 67.
— — Tonogramms 54.
Donders, Prüfung der Luftkapseln 29, 32, 34.
— Systole der Kammer 85, 119, 120, 229.
— Respiratorische Druckschwankungen 203.
Druckpulse 17.
— der Aorta 144.
— der Herzkammer 83, 90.
— — — Darstellung 81.
— — — in verschiedenen Tiefen 86.
— des Vorhofs 90.
Dudgeon, Sphygmograph 22, 25, s. a. Schliep.

Edgren, Transmissionssphygmograph 26, 28.
— Cardiogramm 118, 120.
— Fortpflanzungsgeschwindigkeit des Pulses 127, 139, 245.
— Dikrotischer Gipfel 163.
— Femoralispuls 183.
Einbrodt, Respiratorische Druckschwankungen 203—207.
Elastizitätselevation 153.
Elastizitätsmodul der Arterien 126.
Ellis, Piston-recorder 58, 60.
Endarteriitis deformans 241.
Energie der Herzsystole 201.
Engelmann, Herzmuskel 73.
— Actionsstrom des Herzens 95.
Entleerungszeit der Herzkammer 90, 116, 121.
Erhebung, dikrotische, der Pulscurve 162.
— primäre, der Pulscurve 161.
Erhebungen, secundäre, der Pulscurve 153, 161.
Erschlaffungszeit der Herzkammer 90, 116.
Exner, erweiternde Muskeln 95.

Federmanometer 45.
Fick, Tonographie 45—50.
— Plethysmogramm 57—59.
— Strompulse 61, 64.
— Druckpuls der Herzkammer 96.
— Negative Welle 102.
— Zuckungscurve 107, 121.
— Schlauchwellen 139.
— Aortenpuls 142.
— Reflexionen 166, 167.
— Paradoxe Pulsgrössen 184.
Flammenpuls 65.
Form des Pulses 4, 13, 39.
Fortpflanzungsgeschwindigkeit des Pulses 126.
— absolute Werthe 127.
— abhängig vom Blutdruck 131.
— — — Gefässdurchmesser 130.
— — — Gefässtonus 137.
— örtlich verschieden 127.
— bei Erkrankungen 138.
Foster, Herzmuskel 73.
François-Frank, Plethysmograph 57.
— Sphygmograph 60.
— Cardiographie 118.
— Valsalva's Versuch 207—208.
— Aneurysma 239—240.
Fredericq, Plethysmogramm 60.
— Cardiogramm 111, 112.
Frequenz des Pulses 4, 11.
— Einfluss auf Pulsform 200, 211, 219, 225, 229.
v. Frey, Sphygmograph 24.
— Tonograph 47.
— Systolisches Herz 77.
— Zuckungscurve des Herzohres 90.

v. Frey, Kammerpuls 96.
— Aortenklappen 99.
— Vorhofpuls 101.
— Ventil 149.
— Reflexion an der Leiche 170.
— Paradoxe Pulsgrössen 184.
— Herzmuskel bei verschiedener Schlagzahl 200, 201, 237.
Friedmann, Körperstellung 213, 217.
— körperliche Arbeit 223.
Füllungszeit der Herzkammer 90, 116.
Funke, Capazität der Lungengefässe 204.

Gad, Tonograph 47.
Garland, Lungenkreislauf 204.
Gaskell, Herzerregung 95.
— Vaguswirkung 201.
— Acceleranswirkung 201.
Gaule, Saugkraft der Herzkammer 91, 94.
Gefässverästelung, Wirkung auf den Puls 128, 175, 190, 191.
Geigel, Aorteninsufficienz 236.
Geschwindigkeitsmesser (Cybulski) 69.
Geschwindigkeitspulse s. Strompulse.
Goltz, Saugkraft der Kammer 91.
— Verblutung 230.
Grashey, Zeitschreibung 27.
— Schlauchwellen 154, 178.
— Dikrotischer Gipfel 163.
Graves, Pulsfrequenz im Stehen 216.
Greisenpuls 241.
Grösse des Pulses 4, 14, 60, 143, 197.
— — — durch Sphygmograph nicht messbar 39.
— — — paradoxe 184.
Gruber, Ventil 149.
Grunmach, Polygraph 104.
— Fortpflanzungsgeschwindigkeit des Pulses 127, 136—138.
— Dehnbarkeit der Aorta 135.
Guy, Pulsfrequenz im Stehen 216.

Hämautographie 2, 17, 177.
Hämodromograph (Chauveau) 69, 170.
Hämotachometer (Vierordt) 69.
Härte des Pulses 11, 38, 160, 196.
Heidenhain, Auswaschen der Blutgefässe 176.
— Vaguswirkung 201.
Heinricius, Massage des Herzens 204.
v. Helmholtz, Muskelzuckung 121.
Hemiplegie 197, 247.
Hemisystole 73, 202.
Hering, Reflex von Lunge auf Herz 205, 209.
— Blutdruckschwankung 153, 206.
Hermann, Statischer Indifferenzpunkt 213.
Hesse, Dehnbarkeit des Herzens 74.
— Systolisches Herz 75—79.
— Venöse Ostien 93.
Herzbewegung 72.
Herzcontraction, kein Tetanus 112.
Herzhebel 104.
Herzklappen s. Klappen.
Herzmuskel 72.
Herzrevolution, Phasen 83.
Herzstoss 1, 17, 102.
Herzthätigkeit und Puls 195.
Heynsius, Arterienschälle 9.
Hoffa, Vaguswirkung 201.
Hofmeister (Tübingen) Tonogramm der Froschaorta 160.
Hoorweg, Zeitschreibung 27.
— Dikrotischer Gipfel 163.
— Pulse an der Leiche 173.
Hürthle, Berussung 28.
— Tonograph 47, 51.
— Druckpuls der Kammer 85.
— Klappenschluss 102.
— Cardiogramm 111.
— Rückständige Contraction 121.
— Dikrotischer Gipfel 163, 177.
— Paradoxe Pulsgrössen 184.
— Vasomotorische Einflüsse auf die Pulsform 190.

Indifferenzpunkt, statischer, des Körpers 213.
Inspection des Pulses 3.
Insufficienz der Aorta 235.
— — Mitralis 234.
Isometrische Abschnitte der Herzzuckung 121.

de Jager, Capazität der Lungengefässe 204, 205.
v. Jaksch, Alkohol und Pulsgrösse 197.
Jaquet, Sphygmochronograph 24, 25.
— Alcohol und Pulsgrösse 197.
Johansson, Volumcurve des Herzens 115.
— Transfusion 196.

Katakroter Puls 41.
Keyt, Fortpflanzungsgeschwindigkeit des Pulses 127, 136, 138.
— Senile Gefässe 138, 245, 246.
— Stenose der Aorta 237.
Kiwisch, Arterienschälle 9.
Klappen des Herzens, arterielle 98.
— — — venöse 97.
Klappenfehler des Herzens 233.
Klappenschluss 96, 115, 147, 148, 152, 154.
— am Modell 148.
Klappenschlusswelle 154.
Klemensiewicz, Athmung und Puls 207, 208, 211.
Knoll, Hemisystolie 73, 202.
— Athmung und Puls 206—208, 211.
Körperlage und Athmung 215.
— und Blutdruck 212.
— und Puls 215—217.
Kolb, Valsalva's Versuch 210.
— Wettlauf 226.
Korteweg, Theorie der Schlauchwellen 126, 130.
Kowalewsky, Athmung und Blutdruck 205.
Krehl, Systolisches Herz 77.
— Muskeln des Herzens 79.
— Zuckung des Herzohres 90.
— Herzklappen 97, 99.
— Vorhofpuls 101.
— Cardiogramm 117—119.
— Pulse an der Leiche 154—170.
— Klappenfehler 234.
v. Kries, Druckpuls 17.
— Compensirtes Manometer 44.
— Schlauchwellen 46, 126, 139—142.
— Volumpulse 57—59.
— Strompulse 64—68.
— Tachograph 65.
— Dikrotischer Gipfel 162—163.
— Reflexionen 165, 167—169.
— Grundform des Pulses 178.
— Femoralispuls 183.
— Pulsgrösse im Tachogramm 185.
— Erhebung des Armes 221.
Kronecker, Athmung und Blutdruck 204.
Kühne, Muskelerschlaffung 92, 93.
Künstliche Pulse am Schlauch mit Klappe 148.
— an der Leiche 170.
— zur Prüfung der Instrumente 32, 51.
Kuhe-Wiegandt, Blutdruck im Fieber 230.
Kuhn, Athmung und Blutdruck 204, 205.
Kundt, Fortpflanzung des Schalls 130.
Kussmaul, Pulsus paradoxus 202.

Landois, Hämautographie 2, 177.
— Benennung der Pulse 41.
— Dauer der Systole 85.
— Dauer der Herzcontraction 121.
— Fortpflanzungsgeschwindigkeit des Pulses 127, 128.
— Secundäre Erhebungen 153, 154.
— Dikrotische Erhebung 162.
— Athmung und Puls 208.
Latenzzeit der Herzcontraction 136. S. auch Spannungszeit der Herzkammer.
Latschenberger, Athmung und Blutdruck 204.
Lenzmann, Valsalva's Versuch und Blutdruck 208.
v. Liebig, Reflexion der Wellen 178.
Loewit, Athmung und Puls 207.
Lorain, Hemiplegie 197.
— Exantheme 231.
— Klappenfehler 235.
Lortet, Geschwindigkeitspulse 144, 170.
— Bergbesteigung 226.
Luciani, Saugkraft des Herzens 94.
— Athmung und Blutdruck 204.
Ludwig, C., Sphygmograph 23.
— Quecksilbermanometer 42, 43.
— Diastolisches Herz 74.
— Herzmuskel 77—79.
— Vaguswirkung 201.
— Athmung und Blutdruck 203.
Luftkapsel, registrirende 44, 52, 58, 103.
Luftübertragung 46, 51.
Lutze, Systolisches Herz 75.

Mc. Donnell, Puls im Stehen 216.
Mach, Sphygmograph 17, 18, 29.
— Prüfung des Sphygmographen 32.
— Reibung der Instrumente 51.
Magendie, Active Diastole 94.
Magini, Punctur des Herzens 82.
Mall, Splanchnicus 219.
Manometer 42.
— compensirtes oder gedämpftes 44, 51.
Marchand, Actionsströme des Herzens 95.

Marey, Sphygmograph 17.
— Sphygmographe à transmission 44, 52.
— Luftübertragung 47.
— Herzsonde 81, 159.
— Negativer Druck in der Herzkammer 91.
— Cardiographie 102.
— Herzstoss 109, 112, 118.
— Systolische Wellen 148.
— Secundäre Erhebungen 153.
— Dikrotischer Gipfel 163, 177.
— Valsalva's Versuch 207.
— Müller's Versuch 208, 210.
— Körperliche Arbeit 223, 226.
— Körperlage und Puls 216, 217, 222.
— Dicrotus 230.
— Klappenfehler 234—236.
— Aneurysma 239—241.
— Seniler Puls 241—243.
Martius, Herzstoss 111, 117.
— Systole 120.
— Klappenschluss 148.
Marvaud, Alcohol und Pulsgrösse 197.
v. Maximowitsch, Zeitschreibung 27.
— Amylnitrit 223.
Mayer, S., Blutdruckschwankungen 206.
Messung der Curven 21.
Meuli, Erhebung des Armes 220.
Meyer, J., Herzstoss 1.
Mink, Saugkraft der Herzkammer 94.
Mittelwerth des Blutdrucks 44.
Moens, Saugkraft der Herzkammer 91, 92.
— Dauer der Herzcontraction 121.
— Schlauchwellen 126, 178.
— Fortpflanzungsgeschwindigkeit des Pulses 129—133.
— Secundäre Erhebungen 153.
Mosso, A., Plethysmograph 57—61.
— Tonus der Blutgefässe 190, 199.
— Oscillationen des Schwerpunkts 213.
Mosso, U., Temperatur und Gefässtonus 227.
Müller's Versuch 208, 210.
Münzel, Acceleranswirkung 196.

Negativer Druck in der Herzkammer 91.
Nephritis 247.
Nothnagel, Compensation der Herzfehler 237.

Oeffnungsschwingungen (Moens) 153
Oertel, Bergsteigen 223.
Oncograph (Roy) 58.
Onimus, Reflexion des Pulses 177.
Ordnungszahl der Pulswellen 186.

Palpation des Pulses 10, 41.
Paradoxe Pulsgrössen 184.
Pawlow, Verstärkende Herznerven 201.
Pfeiffer, Capazität der Lungengefässe 204.
Photographie des Pulses 28, 29, 65.
Piégu, Plethysmograph 57.
Piston-recorder (Ellis) 58.
Plethysmogramm, Discussion derselben 60.
Plethysmograph 58.
Poiseuille, Capazität der Lungengefässe 204.
Polygraph (Grunmach) 104.
Pröbsting, Tachycardie 197.
Prüfung der Cardiographen 105.
— — Sphygmographen 30.
— — Tonographen 51.
Psychosen 247.
Puls, örtliche Verschiedenheit 160.
— zeitliche Verschiedenheit 194.
Pulscurve 16.
Pulse der Aorta 144.
— — peripheren Arterien 159.
Pulsschreibung 16.
Pulsus alternans 202.
— bigeminus 202.
— celer 13, 40, 235, 241.
— dicrotus 13, 209, 210, 225, 228 bis 233.
— differens 241.
— irregularis 202.
— paradoxus 202.
— rotundus 241.
— tardus 13, 40, 242.
Pulswelle 125, 178.
— Veränderung bei der Ausbreitung 139.

Qualitäten des Pulses 5.
Quecksilbermanometer 42, 43.
Quincke, Capacität der Lungengefässe 204.

Reflexion bei Gefässerweiterung 176.
— bei verdünntem Blut 173.
— künstlicher Pulse in der Leiche 170.

Reflexion, Nachweis derselben 164.
— Orte derselben 174.
— Schematische Darstellung 181.
Reflexionen, Sammlung derselben 190.
Reibung, Wirkung auf Pulsform 140.
Reid, Actionsströme des Herzens 95.
Respiration und Blutdruck 203.
— und Pulsform 208.
Rieder, Amylnitrit 233.
Riegel, Pulsus bigeminus 202.
— Athmung und Puls 208.
— Temperatur 229.
— Amylnitrit 233.
— Klappenfehler 234—235.
— Seniler Puls 243.
— Bradycardie 246.
Rive, Reflexion der Pulswelle 178.
Rolleston, Druckpuls der Herzkammer 96.
Rollet, Herzstoss 111.
— Athmung und Puls 207, 210, 211.
Rosenbach, Stenose der Aorta 237.
Rosenstein, Herzfehler 234, 235.
Roy, Tonograph 47.
— Oncograph 58.
— Kammerpuls 85.
— Phasen der Herzrevolution 90.
— Ungleichzeitige Contraction der Herzmuskeln 95.
— Cardiogramm 110, 111, 118.
— Volumcurve des Herzens 115.
— Dehnbarkeit der Arterien 128 bis 130, 133—135.
— Senile Arterien 138, 244.
Rückstosselevation 153.
Rüdinger, Klappenschluss 100.

Salathé, Körperlage und Blutdruck 213, 214.
Sanderson, Burdon-, Sphygmograph 26.
— Actionsströme des Herzens 95.
— Cardiograph 103.
— Reflexion der Wellen 176.
Santesson, Endocard 124.
Saugkraft der Herzkammer 92.
Schallerscheinungen in den Arterien 6.
Schapiro, Körperlage und Blutdruck 217.
Schiff, Vaguswirkung 201.
— Athmung und Blutdruck 205.
Schlagvolum, berechnet aus Sphygmogramm 197.
— und Pulsform 156, 201.
Schlagzahl und Pulsform 200.
Schliep, Dudgeon's Sphygmograph 22, 71.
Schliessungsschwingungen eines Schlauches (Moens) 153.
Schmaltz, Seniler Puls 40, 244, 246.
Schreiber, Athmung und Puls 207.
Schweinburg, Athmung und Blutdruck 204.
— Amylnitrit 233.
Semiotik des Pulses 194.
Seniler Puls s. Greisenpuls.
Sklerose der Arterien s. Atheromatose.
Sommerbrodt, Athmung und Puls 206, 207.
Sonde cardiaque 82.
Spannung des Pulses s. Härte des Pulses.
Spannungszeit der Herzkammer 90, 116, 121.
Spengler, Körperlage und Puls 217, bis 219.
Sphygmochronograph 24, 25.
Sphygmogramm, Discussion desselben 35.
Sphygmograph (Béhier) 17, 20.
— (Dudgeon) 22.
— (v. Frey) 23, 24.
— (Ludwig) 23.
— (Mach) 17.
— (Marey) 17.
— mit Gewichtsbelastung 21, 243.
— , zulässige Spannung 19, 31, 243.
Sphygmographie 17.
Sphygmomanometer (v. Basch) 39.
Spitzenstoss. s. Herzstoss.
Spring, Active Diastole 94, 95.
Starke, Correctur der Curvenordinaten 28.
Stefani, Vaguswirkung 201.
Stenose der Aorta 237.
— — Mitralis 234.
Strompulse 61, 68, 165—170.
Stromstärke des Blutes 69.
Systole des Herzens 120.
Systolische Herzform 75.
Systolische Wellen 148.

Tachau, Prüfung der Manometer 45.
Tachogramm, Discussion desselben 67.
Tachograph 65.
Tachycardie 196, 229.
Tappeiner, Verblutung 230.
Temperatur und Puls 227.

Thompson, Serienphotographie des Herzens 77.
Tigerstedt, Endocard 73.
— Volumcurve des Herzens 115.
— Transfusion 196.
Tonogramm, Discussion desselben 54.
Tonographen 44—51.
Tonographie 42.
Topographie des Pulses 10, 161.
Traube, Spontane Blutdruckschwankungen 153, 205.

Urlich's Erhebung des Arms 220.

Vagusreizung 86, 110, 156, 201.
Valsalva's Versuch 38, 132, 207—211.
Venenstauung im Sphygmogramm 37.
Ventil, Durchgang der Wellen 148.
Vierordt, Hämotachometer 69.
— Reflexion 177.
— Athmung und Puls 208.
Viry, Reflexion der Wellen 177.
Volkmann, Systole 120.
— Druckgefälle in den Arterien 160.
Volumcurve 57.
Volumpuls 55.
Von der Mühll, Alcohol 197.

Wagner, Körperlage 214.
Waller, Actionsströme des Herzens 95.
— Insufficienz des Vorhofs 119.
Wasserübertragung 46, 51.
Weber, E. H., Wellenlänge 8, 181.
— Pulsverspätung 127.
— Schlauchversuche 131, 132.
— Fortpflanzungsgeschwindigkeit 154.
— Berg- und Thalwelle 154, 235.
Weber, Th., Arterienschälle 7.
— Fortpflanzung der Wellen 154.
Weber, W., Theorie der Schlauchwellen 126, 130, 131.
Weil, Arterienschälle 6—8.
— Härte des Pulses 13.
Wellen der Pulscurve 178 s. auch Erhebungen.
— kurzläufige 191.
— primäre 178.
— rückläufige (reflectirte) 167, 171, 182.
— systolische 148.
— verschiedener Ordnung 186.
Wellenlänge 181.
Wertheim, Orgelpfeifen unter Wasser 9.
Winternitz, Körperlage und Puls 217.
— Kälte 228.
— Dampfbad 231.
Wolff, J., Erhebung des Arms 220 bis 222.
Wolff, O., Auscultation des Pulses 3.
— Federspannung des Sphygmographen 32.
— Temperatur und Dicrotismus 229.
— Greisenpuls 243.
— Psychosen 247—248.
Worm-Müller, Verblutung 230.

Zadeck, Körperbewegung 223.
Zeitschreibung nach Grashey 27.
Ziehen, Seniler Puls 243.
— Psychosen 248.
v. Ziemssen, Zeitschreibung 27.
— Pulsus differens 241.
Zuckungscurve des Herzohres 90.
Zuntz, Athmung und Blutdruck 206.
Zurückwerfung der Pulswellen s. Reflexion.

GPSR Compliance

The European Union's (EU) General Product Safety Regulation (GPSR) is a set of rules that requires consumer products to be safe and our obligations to ensure this.

If you have any concerns about our products, you can contact us on ProductSafety@springernature.com

In case Publisher is established outside the EU, the EU authorized representative is:

Springer Nature Customer Service Center GmbH
Europaplatz 3
69115 Heidelberg, Germany

Batch number: 10682439

Printed by Printforce, the Netherlands